全国中医药行业高等教育“十三五”规划教材
全国高等中医药院校规划教材（第十版）

中医文化学

（供中医学、针灸推拿学、中西医临床医学等专业用）

主　编
臧守虎（山东中医药大学）　　贾成祥（河南中医药大学）

副主编（以姓氏笔画为序）
张苇航（上海中医药大学）　　郑　洪（浙江中医药大学）
段晓华（北京中医药大学）　　袁　纲（黑龙江中医药大学）

编　委（以姓氏笔画为序）
王明强（南京中医药大学）　　王珍喜（云南中医学院）
申红玲（天津中医药大学）　　冯　春（湖北中医药大学）
张晓利（河南中医药大学）　　尚　冰（辽宁中医药大学）
杨金萍（山东中医药大学）　　姜　辉（陕西中医药大学）
倪祥惠（贵阳中医学院）　　葛晓舒（湖南中医药大学）
薛芳芸（山西中医药大学）

学术秘书
张丰聪（山东中医药大学）

中国中医药出版社
·北　京·

图书在版编目（CIP）数据
中医文化学/臧守虎，贾成祥主编．—北京：中国中医药出版社，2017.12
全国中医药行业高等教育“十三五”规划教材
ISBN 978-7-5132-4260-8
Ⅰ.①中…　Ⅱ.①臧…　②贾…　Ⅲ.①中国医药学-文化-中医药院校-教材
Ⅳ.①R-092

中国版本图书馆CIP数据核字（2017）第121281号

中国中医药出版社出版
北京市朝阳区北三环东路28号易亨大厦16层
邮政编码　100013
传真　010-64405750
廊坊市三友印务装订有限公司印刷
各地新华书店经销

开本 850×1168　1/16　印张 14.75　字数 368 千字
2017年12月第1版　2017年12月第1次印刷
书　号　ISBN 978-7-5132-4260-8

定价　45.00元
网址　www.cptcm.com

社长热线　010-64405720
购书热线　010-89535836
侵权打假　010-64405753

微信服务号　zgzyycbs
微商城网址　https://kdt.im/LIdUGr
官方微博　http://e.weibo.com/cptcm
天猫旗舰店网址　https://zgzyycbs.tmall.com

全国中医药行业高等教育“十三五”规划教材

全国高等中医药院校规划教材（第十版）

专家指导委员会

全国中医药行业高等教育“十三五”规划教材

编审专家组

前言

为落实《国家中长期教育改革和发展规划纲要（2010-2020年）》《关于医教协同深化临床医学人才培养改革的意见》，适应新形势下我国中医药行业高等教育教学改革和中医药人才培养的需要，国家中医药管理局教材建设工作委员会办公室（以下简称“教材办”）、中国中医药出版社在国家中医药管理局领导下，在全国中医药行业高等教育规划教材专家指导委员会指导下，总结全国中医药行业历版教材特别是新世纪以来全国高等中医药院校规划教材建设的经验，制定了“‘十三五’中医药教材改革工作方案”和“‘十三五’中医药行业本科规划教材建设工作总体方案”，全面组织和规划了全国中医药行业高等教育“十三五”规划教材。鉴于由全国中医药行业主管部门主持编写的全国高等中医药院校规划教材目前已出版九版，为体现其系统性和传承性，本套教材在中国中医药教育史上称为第十版。

本套教材规划过程中，教材办认真听取了教育部中医学、中药学等专业教学指导委员会相关专家的意见，结合中医药教育教学一线教师的反馈意见，加强顶层设计和组织管理，在新世纪以来三版优秀教材的基础上，进一步明确了“正本清源，突出中医药特色，弘扬中医药优势，优化知识结构，做好基础课程和专业核心课程衔接”的建设目标，旨在适应新时期中医药教育事业发展和教学手段变革的需要，彰显现代中医药教育理念，在继承中创新，在发展中提高，打造符合中医药教育教学规律的经典教材。

本套教材建设过程中，教材办还聘请中医学、中药学、针灸推拿学三个专业德高望重的专家组成编审专家组，请他们参与主编确定，列席编写会议和定稿会议，对编写过程中遇到的问题提出指导性意见，参加教材间内容统筹、审读稿件等。

本套教材具有以下特点：

1. 加强顶层设计，强化中医经典地位

针对中医药人才成长的规律，正本清源，突出中医思维方式，体现中医药学科的人文特色和“读经典，做临床”的实践特点，突出中医理论在中医药教育教学和实践工作中的核心地位，与执业中医（药）师资格考试、中医住院医师规范化培训等工作对接，更具有针对性和实践性。

2. 精选编写队伍，汇集权威专家智慧

主编遴选严格按照程序进行，经过院校推荐、国家中医药管理局教材建设专家指导委员会专家评审、编审专家组认可后确定，确保公开、公平、公正。编委优先吸纳教学名师、学科带头人和一线优秀教师，集中了全国范围内各高等中医药院校的权威专家，确保了编写队伍的水平，体现了中医药行业规划教材的整体优势。

3. 突出精品意识，完善学科知识体系

结合教学实践环节的反馈意见，精心组织编写队伍进行编写大纲和样稿的讨论，要求每门教材立足专业需求，在保持内容稳定性、先进性、适用性的基础上，根据其在整个中医知识体系中的地位、学生知识结构和课程开设时间，突出本学科的教学重点，努力处理好继承与创新、理论与实践、基础与临床的关系。

4. 尝试形式创新，注重实践技能培养

为提升对学生实践技能的培养，配合高等中医药院校数字化教学的发展，更好地服务于中医药教学改革，本套教材在传承历版教材基本知识、基本理论、基本技能主体框架的基础上，将数字化作为重点建设目标，在中医药行业教育云平台的总体构架下，借助网络信息技术，为广大师生提供了丰富的教学资源和广阔的互动空间。

本套教材的建设，得到国家中医药管理局领导的指导与大力支持，凝聚了全国中医药行业高等教育工作者的集体智慧，体现了全国中医药行业齐心协力、求真务实的工作作风，代表了全国中医药行业为“十三五”期间中医药事业发展和人才培养所做的共同努力，谨向有关单位和个人致以衷心的感谢！希望本套教材的出版，能够对全国中医药行业高等教育教学的发展和中医药人才的培养产生积极的推动作用。

需要说明的是，尽管所有组织者与编写者竭尽心智，精益求精，本套教材仍有一定的提升空间，敬请各高等中医药院校广大师生提出宝贵意见和建议，以便今后修订和提高。

国家中医药管理局教材建设工作委员会办公室

中国中医药出版社

2016 年 6 月

编写说明

《中医文化学》系全国中医药行业高等教育“十三五”规划教材之一，由国家中医药管理局教材建设工作委员会办公室为适应和满足全国高等中医药院校中医文化学课程的教学需要而组织编写，供全国高等中医药院校中医学、针灸推拿学、中西医临床医学等专业使用。

本教材具有三个突出的特点：一是属于首次编写，既借鉴相关教材的成熟内容，吸纳新材料、新内容，也在编写过程中对诸多问题进行针对性的研究，具有较强的原创性、创新性；二是在章节设计和内容组织上，点、面、线结合，以点代面，以线串点，尽量体现章节、内容之间的逻辑性；三是紧扣中医文化学主题，凸显中医文化与传统文化的关系，注重从纵向、动态的角度对中医文化的起源与形成、中医文化所受传统文化的影响、中医文化的特质等进行阐述与探讨。

本教材共设10章：第一章阐述文化、中医文化、中医文化学之间的相互关系，对文化、中医文化、中医文化学的内涵、外延进行界定，阐述学习中医文化学的意义；第二章从巫文化、饮食文化、天文文化三个方面探讨中医药文化的起源；第三章从巫术思维、经验思维、意象思维的纵向角度阐述中医思维的形成及其在中医中的运用，并进行简要的评价；第四章从思想文化、制度文化、行为文化、器物场所文化四个方面介绍中医文化的主要内容；第五章、第六章、第七章、第八章分别介绍易文化、道文化、儒文化、佛文化，并从动态的角度探讨其与中医文化的关系及其对中医文化的影响；第九章探讨西方文化对中医文化的影响，中西医文化之间的差异；第十章介绍中医文化传播的历史与现状、内容与形式，分析制约中医文化传播的因素，对中医文化的传播进行展望。

本教材由主编提出编写大纲、编写思路、基本观点。具体分工如下：第一章由臧守虎编写；第二章由杨金萍、尚冰编写；第三章由臧守虎编写；第四章由臧守虎、段晓华、倪祥惠、王珍喜编写；第五章由申红玲、葛晓舒、臧守虎编写；第六章由臧守虎、王明强、薛芳芸编写；第七章由张苇航、姜辉编写；第八章由贾成祥编写；第九章由郑洪、张晓利编写；第十章由袁纲、张苇航、冯春编写。黑龙江中医药大学邸维鹏、付文第两位老师也参与了第十章的编写工作。初稿完成后，各章之间进行交叉审稿并提出修改意见，2017年3月于郑州召开定稿会，会后各编写人员再次进行修改，最后由主编臧守虎通稿、定稿，期间学术秘书张丰聪做了大量协助工作。

本教材是在全国15所中医药院校的共同努力下完成的。为保证教材的质量，各位编写人员和马晓峰编辑付出了辛勤的努力。若存在不足之处，恳请各院校在使用过程中提出宝贵意见，以便再版时进一步修订完善和提高。

《中医文化学》编委会

2017年8月

目录

第一章 绪 论

孔子云："名不正则言不顺，言不顺则事不成。"（《论语·子路》）历史上很多无谓的争论，皆因对概念的内涵、外延界定不清、理解不同而起。因此，什么是文化，什么是中医文化，什么是中医文化学，文化、中医文化、中医文化学之间存在着什么联系与区别，研究、学习中医文化学的目的和意义何在，这是作为中医文化学首先要回答的。

第一节 文化概说

"中医文化学"这一概念中包括"中医""文化""学"三个概念，因此在对"中医文化学"界定之前，首先要界定什么是"文化"，以及对"文化"的分类、层次、结构等予以简单介绍。

一、文化的内涵与外延

关于文化，目前国内外的界定众多，但细加分析、归纳，不外乎从广义与狭义、静态与动态两个方面进行界定。

（一）广义、狭义的文化

1. 广义的文化 对于广义文化的界定，以前苏联《哲学百科全书》的定义为代表，认为文化是指"人类在社会历史实践过程中所创造的物质财富和精神财富的总和"。这种界定几乎将人类社会的一切都囊括在内。

2. 狭义的文化 对狭义文化的界定，以 1871 年英国文化学家泰勒《原始文化》中的界定为代表，认为"文化或文明，就其广泛的民族学意义来说，乃是包括知识、信仰、艺术、道德、法律、习俗和任何人作为一名社会成员而获得的能力和习惯在内的复杂整体"。这种界定特指人类在历史发展过程中所创造的精神财富的总和。

（二）静态、动态的文化

1. 静态的文化 在日常用语中，无论是广义的文化，还是狭义的文化，一般情况下都是作为名词使用，给人以一种静态的感觉，为静态的文化。例如，说某人"有文化"是指他具有知识文化，"酒文化"指与酒、饮酒等相关的文化现象等，其中所说的"文化"皆属名词性的、静态的。

2. 动态的文化 考察"文化"一词的语源，它本身就是一个主谓词组，呈现出一种动态感。

在甲骨文、金文中，"文"像一个人的胸前有刻画的符号，或者是胸前悬挂着好看的贝

NOTE

壳、石块之类的饰物（图1－1）。朱芳圃在《殷周文字释丛》中说："文即文身之文，像人正立形，胸前之丿、✕……即刻画之文饰也。"可见，最早的"文"也就是"纹""文饰"之义。《庄子·逍遥游》说"越人断发文身"，《史记·吴世家》说吴太伯、太伯弟仲雍"文身断发，示不可用"，《周易·说卦》说"物相杂，故曰文"，皆其例。

人类考古学表明，最晚在旧石器时代，人类已经知道开始文饰、打扮自己，已经产生了美的观念。"文"作为人胸前刻画的符号或者好看的贝壳、石块之类的饰物，表明人类有了某种思想、观念、意识，而这种思想、观念、意识是人类通过与自然物的交织、互动来体现和反映的。换言之，从源头上说，最早的"文"产生于人类与自然的交织、互动，本来就呈现出一种动态。当"文"的这种动作相继被其他人摹仿时，表明"文"已经开始对他人产生影响；当"文"所代表的思想、观念、意识被广泛认同后，就会在一定的时期内相对地稳固下来，此时的"文"又呈现出一种相对的静态。

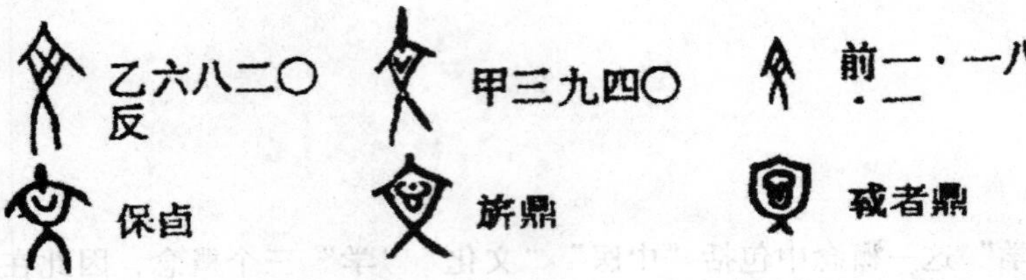

图1－1　古文中的"文"

在甲骨文、金文中，"化"像两个人摔跤的样子（图1－2）。朱芳圃在《殷周文字释丛》中说："化像人一正一倒之形，即今俗所谓翻跟头。"摔跤是两个人之间力量、技巧的相互作用，因为力量、技巧的相互作用而使两人的位置、姿态乃至精神、心理状态不断改变，由此"化"又引申出人与人之间相互作用、相互影响、相互改变、相互转化等义，如《国语·晋语》"胜败若化"之"化"，最近的例子如2008年北京奥运会柔道、摔跤图标用的即是"化"字甲骨文，都证明了这一点。总之，无论其本义还是引申义，"化"都是一种动作行为，都呈现出一种动态。

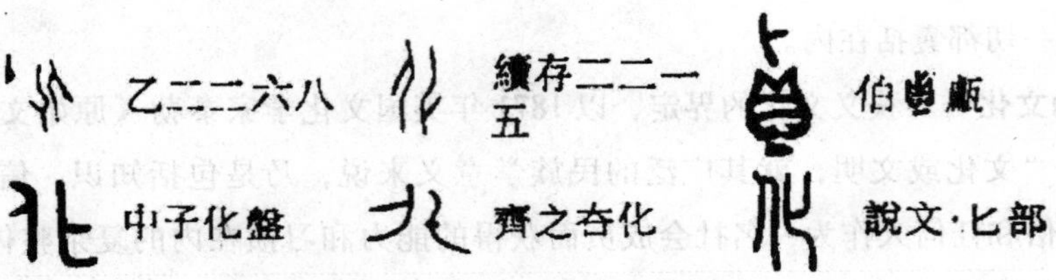

图1－2　古文中的"化"

如上所述，"文"是通过一定的物质所反映的人的思想、精神、意识，"化"是人与人之间相互作用、影响、改变，那么"文""化"合在一起就是人类思想、精神之间的相互影响、相互作用。

需要指出的是，在中国人"比类取象"的思维方式、"天人合一"的思想观念之下，本来属于人文的"文"、人文的"化"也被"移情"而扩及自然万物，用以指"天文"。如《周易·贲·象》中说："刚柔交错，天文也；文明以止，人文也。观乎天文，以察时变；观乎人文，以化成天下。"就是将"文"由"人文"扩及"天文"。同时，《周易·贲·象》这段话

NOTE

也是汉语文献中“文”“化”连文最早的语境之一。

西汉以后，“文”“化”逐渐合成一个词。如《说苑·指武》云：“圣人之治天下也，先文德而后武力。凡武之兴，为不服也。文化不改，然后加诛。”《文选·补亡诗》云：“文化内辑，武功外悠。”其中的“文化”，一是与“武力”对举，其义偏向于道德、思想、法律等狭义“文化”；二是作为主谓结构词组，取其“以文教化”“以文影响”等义。

汉语中“文化”一词，近世以来也用英文的“culture”来翻译。“culture”来源于拉丁文“cultrua”，原词也是一个动词，本义为土壤改良、植物栽培等物质生产活动，15 世纪后由耕作、培养逐渐引申出教育、发展、尊重、练习、陶冶等义。“culture”的这些含义至今程度不同地保留在与拉丁文同属印欧语系的英语、法语、德语等语言中，其引申义与汉语语境中动态的“文化”相似。

文化有广义、狭义之分，而无论是广义、狭义的文化又皆有静态、动态之分。本教材中所使用的“文化”概念兼取其广义与狭义、静态与动态。

二、文化的分类、层次、结构

（一）文化的分类

事物的分类取决于分类的标准，文化也可以按不同的标准来分类。除了上面从含义、词性的角度分为广义与狭义、静态与动态之外，还可以从历史、地理、民族、信仰、学科等众多不同的角度对文化进行分类。

从区域的角度分类，可以分为东方文化、西方文化等；从国别的角度分类，可以分为中国文化、印度文化等；从历史的角度分类，可以分为传统文化、现代文化等；从学科的角度分类，又可以分为农业文化、建筑文化、医学文化等。

以上这些分类还可以再细分。从中国历史不同时期分，可将中国文化分为先秦文化、汉代文化、近代文化等；从中国历史上的区域分，可分为齐鲁文化、吴越文化、荆楚文化、闽粤文化等；从民族的角度分，可以分为蒙古族文化、满族文化、藏族文化等。

由于分类的角度不同，分类标准的外延不同，因此不同分类的文化也有局部包容、局部重叠的情况。

（二）文化的层次

关于文化的层次，也有二分法、三分法、四分法、六分法等诸多不同的分类，从四分法的角度分类包括以下几个层次：

1. 精神文化 也称为思想精神文化、心态文化。指人们在长期的社会实践活动中孕育而成的思维方式、思想观念、价值观念、意识形态、宗教信仰、审美情趣、道德情操、民族性格等。

2. 制度文化 指人类在社会实践中建立的各种规章制度、行为规范、组织形式等，如社会制度、家族制度、政治制度、法律制度、教育制度等。

3. 行为文化 指中医实践活动中所创造、体现、反映出来的中医文化，包括医疗文化、著述文化、教育文化、传播文化等。

4. 物质文化 也称为物化文化、器物文化。指经过人类改造的自然环境和由人创造出来的一切物品，如工具、器皿、服饰、建筑物、文物、文献等。

（三）文化的结构

文化的结构层次一般情况下难以截然分开，往往是相互关联、相互交织的，按由精神到物质的次序层层递进落实，最里层的落实为中层，中层的则落实为表层，从而构成完整的文化体系。其中，精神文化反映的是人们的内心世界，是文化的最里层、最深层的核心内容、本质内容；制度文化、行为文化是介于精神文化、物质文化层次之间的层次，是心、物结合比较密切的层次；物质文化是文化最表层的有形部分，是精神文化、制度文化、行为文化的物化形式，在它们上面凝结和反映着人的观念、需求和能力。

当某种思想、精神对大多数人产生影响，被社会大众广泛认同和接受后，则落实到制度文化上，体现在行为文化中，凝结和反映在器物上。这也就是《周易·系辞》所说的“形而上者之谓道，形而下者之谓器”。因此，从根本上说，制度文化、行为文化、物质文化三个层次，都是思想精神文化在不同层次的落实和反映；因而，反过来也可以通过对制度文化、行为文化、器物文化的回溯研究，来探求最深层、最本质的思想精神文化。

举例来说，据考古发现，距今约一万八千年前的山顶洞人，在死者身旁撒有红色铁矿粉粒。这些红色铁矿粉粒是象征血液？还是代表着火？抑或是起防腐作用？在死者身旁撒有红色铁矿粉粒，这是一种行为文化。不论红色铁矿粉粒象征血液，还是代表火，抑或是起防腐作用，都表明有某种观念在背后支撑行为人的这种行为，而研究这种行为可以探得古人背后的观念。如果这种红色铁矿粉粒象征血液，则表明山顶洞人已认识到血液流失与死亡之间的关系；如果这种红色铁矿粉粒代表着火，则可能反映了山顶洞人对火的崇拜；如果这种红色铁矿粉粒是起防腐作用，说明山顶洞人可能已经认识到这种红色铁矿粉粒的防腐作用。

第二节　文化与中医文化

在对“文化”进行界定，对文化的分类、层次、结构简单介绍后，还需进一步对中医文化的内涵与外延进行界定，然后才能对中医文化学的内涵与外延进行界定。

一、中医文化与其他文化的关系

如前所述，文化有不同的分类。中医文化在起源、生成、发展的过程中，与中国传统文化、中国区域文化、印度文化、西方文化的关系尤其密切。这是在探讨中医文化的过程中需要特别关注的。

（一）中医文化与中国传统文化的关系

中国传统文化就是中国自古以来流传、传承下来的文化。中医文化是中国传统文化的一个组成部分，又植根于中国传统文化的土壤，与中国传统文化有着千丝万缕的联系，二者是源与流、干与枝、母与子的互动关系。一方面，中医文化在发生、发展的过程中深受以阴阳五行文化、易学文化、道学文化、儒学文化为代表的中国传统文化的影响；另一方面，中医文化也反过来影响、丰富了中国传统文化。

（二）中医文化与中国区域文化的关系

NOTE

中国地域广大、幅员辽阔，又是一个多民族的国家，由多民族最终融合、统一而来。如同多民族最终融合、统一为一个大的中华民族一样，中国传统文化的形成也是不同地域文化、民族文化逐步碰撞、融合、统一的结果，渗入了中国不同地域文化、民族文化的元素。作为中国传统文化的一个组成部分，中医文化在其发展过程中，也渗入、吸收、融合了中国区域文化、民族医药文化的成分，同时也在传播过程中对地域文化、民族文化产生辐射、影响作用。

（三）中医文化与印度文化的关系

以佛文化为代表的印度文化，在东汉末年传入中国以后，不仅通过与道家文化、儒家文化等不断地融合而影响中国传统文化，还落地生根、开花结果，形成了中国本土的佛教——禅宗。佛文化也不断与作为中国传统文化组成部分的中医文化产生互动影响，如在中医理论上融通，进一步丰富中医方药资源，提升医者医德境界，尤其是对中医养生文化产生了重要影响。

（四）中医文化与西方文化的关系

中国文化、西方文化本来是两个完全不同的文化体系，在本体论、认识论、方法论、思维方法、理论形态各方面都有较大的差异，甚至是方枘圆凿、扞格不入，作为中国传统文化组成部分的中医文化与西医文化同样也是如此。但自从清朝末年西方文化、西医文化传入中国以来，对中国传统文化、中医文化产生了重大冲击，甚至民国时期曾酿成“废止中医案”。虽然“废止中医案”最终未果，但折中的结果是中医教材要以西医术语来陈述、中医业医者必须要同时学习西医等，由此也开启了中西医汇通、中西医结合、中医科学化的路子，既在一定程度上丰富、发展了中医文化，也在一定程度上泯灭了中医文化的特色。

二、中医文化的内涵与外延

中医文化属于中国传统文化的组成部分，在中医文化这一概念中，“中医”无疑是对“文化”的限定，因此从字面上来理解，中医文化就是指“关于中医的文化”。

如前所述，文化又有广义、狭义之分。同样，中医文化也有广义、狭义之分。广义的中医文化包括中医思想精神文化、中医制度文化、中医行为文化、中医物质文化；狭义的中医文化特指中医思想精神文化。

因此，如果仅仅按“关于中医的文化”来理解中医文化，这也是一种广义上的中医文化，包罗了中医、中药、针灸、中医医史、中医文献等所有的内容在内，相应地中医学、中药学、中医医史学、中医文献学等学科也都包括在中医文化学之中。这样的理解，很容易使人混淆学科之间的界限，产生认识上的混乱，使中医文化学失去特定的内涵，淹没中医文化学研究的重点，难以体现中医文化学的特色。因此，在学科分化越来越细的今天，必须在“关于中医的文化”的基础上对“中医文化”进一步加以限定。

有关于此，薛公忱先生《中医文化学构想》中以“文化中医”指称广义的中医文化，以与狭义的中医文化相区别：“从表面上看，文化中医与中医文化只是两个词或概念的颠倒，似乎没有区别。其实既有区别又有联系。文化中医不仅包括中医文化，还包括整个中医药学，即将整个中医药学看作文化，因为它也是人类的创造物，属于精神产品。很显然，文化中医的外延大于中医文化，二者是整体与部分的关系。”在《中医文化溯源》一书中，薛公忱先生进一步阐述道：“所谓中医文化，不是或主要不是指中医作为科学技术本身，而是指这种科学技术特有的社会形式、文化氛围，也即中医学发展同整个社会文化背景的联系，以及中医学中所体现的特有的文化特征。”张其成先生在《中医文化学体系的构建》一文中也说：“关于中医文

NOTE

化，有两种含义：一是从广义‘文化’角度看。中医作为一门探索人体生理、病理、防病治病规律的科学，具有自然科学性质，而科学又属于大文化范畴，因而中医本身就是文化。二是从狭义‘文化’角度看。中医学理论体系形成的文化社会背景，以及蕴含的人文价值和文化特征，就是中医学的文化内涵，即中医文化，它只涉及中医学有关人体生命和防病治病理论形成发展的规律，以及文化社会印记和背景，而不涉及中医学关于人体生命和防病治病的手段、技术和具体措施。我们所称的‘中医文化’概念采用第二种含义。”

本教材所说的“中医文化”在内涵上指狭义的中医思想精神文化，即中医文化在起源、形成、发展、传播过程中所折射和反映出的文化背景、思想精神、发展规律、价值特征等。但由于狭义的中医文化是通过广义的中医文化折射、反映出来的，因此“中医文化”的外延又包括中医制度文化、行为文化、物质文化。在此基础上，我们对“中医文化”做如下界定：中医文化指广义的中医文化在起源、形成、发展、传播过程中所折射和反映出的狭义的文化背景、思想精神、发展规律、价值特征等。

第三节　中医文化与中医文化学

“中医文化”与“中医文化学”虽然只是一字之差，但二者既有联系又有区别，是两个不同的概念。“中医文化”是中医文化学的研究对象，中医文化学以广义的中医文化起源、形成、发展、传播过程中折射和反映出的狭义中医文化为研究目的。

一、中医文化与中医文化学的关系

1. 起源与形成时间早晚的不同　作为一种文化存在，中医文化早已有之，源远流长、内容丰富，可以说是与广义的文化同步起源、发展的。但作为一个专门的研究领域，中医文化自20世纪80年代才逐渐为人们所关注，虽然目前已经取得了一定的成果，但从总体上说还是处于一种自发的状态，还远未形成规范的研究学科——中医文化学。

2. 作为研究对象与研究学科的不同与联系　中医文化学以中医文化为研究对象，目的在于对中医文化进行系统的理论总结。如果没有中医文化的长期积累，就不会有中医文化学学科建立的需求与基础；而没有中医文化学，无论多么丰富的中医文化，也只能是散乱的、零碎的、静态的、死寂的、不成体系的文化知识。而以中医文化为研究对象的中医文化学，“不单纯是医学考证，更不只是史料的挖掘……中医文化研究，更注重的是文化演变史、思想形成史、认知发生（史）学等高层面的研究，即便需要史学，也只是起辅助或提供素材、线索作用，而绝非研究目的”（何裕民《中医文化学研究断想》）。迄今为止，在中医文化学还没有正式建立之前，只能说我们已经基本探明了有哪些中医文化矿藏，为中医文化学的形成提供了比较丰富的资料和研究对象。

3. 静态和动态的不同与联系　如前所述，文化有静态、动态之分。正如《周易·系辞》所说：“《易》无思也，无为也，感而遂通天下之故。”《易经》是一本文化典籍，属于物质文化，它本身不会思考、无所作为，而只有在人研究了它、领悟了其中的道理以后，才能贯通天下万物之理。文化是人创造的，是人与外在发生作用后的结果，在这个发生过程中它是互动的。但文化一旦被创造出来，就成了一种客观存在物。在没有人的继续介入之前，往往只是一种死寂的、静态的呈现；而只有通过人的介入，才能使它生动、活泼起来。正如王阳明在《传习录》中所说："你未看此花时，此花与汝心同归于寂；你来看此花时，则此花颜色一时明白起来，便知此花不在你的心外。"中医文化与中医文化学的关系也是如此。以中医文化为研究对象的中医文化学，"不唯静态的，局限于某一断面或阶段的，而应凭借过程论的观点，从动态的互动过程中作出把握"（何裕民《中医文化学研究断想》），因而更多地呈现出一种动态。

二、中医文化学的内涵与外延

基于以上对中医文化与中医文化学区别与联系的阐述，本教材所说的"中医文化学"的内涵是从动态的角度探讨、把握狭义的中医文化起源、形成、发展、本质、价值、特征等的一门学科。但由于狭义的中医文化是通过广义的中医文化折射、反映出来的，而广义的中医文化又受中国传统文化、中国地域文化、印度文化、西方文化等程度不同的影响，因此中医文化学的外延包括广义的中医文化，以及对广义的中医文化产生影响的中国传统文化、中国地域文化、印度文化、西方文化等。所以，中医文化学是研究广义的中医文化在起源、形成、发展、传播过程中所折射和反映出的本质、价值、特征、规律等狭义的中医文化及其所受其他文化影响的一门学科。

三、学习中医文化学的意义

（一）考察中医文化的发生发展

中医文化学以中医文化为研究对象，中医文化在发生、发展过程中受中国传统文化、中国地域文化、外来文化的影响。不同的文化元素融入中医文化，在时间上有先后，在影响方式上有差异，在所起的作用上有悬殊，因而使中医文化在不同的历史时期呈现出不同的面貌。中医文化受了哪些其他文化的影响？这些影响是在什么时间发生的？又是以什么形式发生影响的？考察这些问题就是中医文化学的任务之一。如作为中医理论经典的《黄帝内经》，公认非一人一时之作，成书时间不会早于西汉，其内容集其成书之前的医学、哲学、天文、地理、物候、历法、农学、阴阳五行、道家学说等多学科的知识、理论于一体。《黄帝内经》中的这些知识、理论的源头在哪里？这些知识、理论在何时融入《黄帝内经》？融入《黄帝内经》后又发生了怎样的变化？只有搞清这些问题，才能认识中医文化的起源，认识中医文化的本质，辨清中医文化的源流，真正读懂和理解《黄帝内经》。

（二）揭示和挖掘中医文化的价值

作为一门古老的医学，中医学之所以能够产生和不断发展，绵远长存直至今天，是因为有其存在的独特价值，至少包括以下几个方面：

1. 思维方式的价值 中医学以意象思维为核心的思维方法，在人自身的各组成部分之间及人与自然、人与社会之间建立起广泛的联系，将人的生命放在自然和社会环境中加以考察，从整体上去理解生命的运动和疾病的发生、诊断、治疗，以使人体恢复和保持阴阳平衡为目标，以意会、直觉为思维最高境界，使其具有不同于其他思维方法的独特价值。

2. 思想价值 作为中国传统文化的一个组成部分，中医学在借用、移植传统文化的元素构建自己的理论体系的过程中，结合中医的实际需要加以阐发，不断赋予其新的意义，进一步深化和丰富了中国传统文化思想。

3. 实用价值　在长期的医疗实践中，中医学积累了丰富的临床经验，形成了一套完整的、不可替代的防病治病方法，为中华民族的繁衍昌盛做出了巨大的贡献。尤其是针灸、推拿、气功、食补等，更是别具特色、简便易行、实用有效。

4. 伦理价值　中医文化吸收、融合了易、儒、道、佛等各个派别的道德思想，构成了完整的人文关怀、医学伦理体系，在医患关系、同道关系、医者主观修养等方面都形成一定的规范，对于教化熏陶业医者的思想品德、匡正不良的医疗风气、缓解紧张的医患关系都具有现实意义。

5. 科学价值　表现在思维方式、理论体系、治疗方法、养生保健等各个方面。例如，直觉、意会的中医思维方法，在现代意义的科学领域也得到广泛的认同和应用，很多重大的科学理论和科学发明通过直觉思维受到启示。又如，中医学与道家思想相结合而产生的内丹术，早已注意到免疫系统及其运作功能，并且发明了一套具体的操作方法，用于防病和治病，与现代医学科学关于免疫系统运作功能的认识、实验结果不谋而合等。揭示和挖掘中医文化的这些价值，才能使中医文化进一步发扬光大。

（三）丰富和完善中医文化体系

在意象的思维方式下和“天人合一”的思想观念下，中医理论体系在自然、社会、人的心身活动等各方面建立起广泛的联系，将人的生命状态与整个自然和社会环境联系起来加以考察，蕴含环境医学、社会医学、心理医学、精神医学等众多的医学模式。中国传统文化中有大量与中医文化相关的内容，这些内容有的已经被挖掘出来，但还有大量未被认识和挖掘。如《汉书·艺文志》记载，西汉成帝时方技之书为“医经”“经方”“房中”“神仙”四类，其中的“医经”“经方”固然属于医学著作，而“房中”“神仙”同样为“皆生生之具，而王官之一守也”，也属于广义上的中医文化范畴，在内容上当与“医经”“经方”相关，其中或有岐伯、俞拊、扁鹊、秦和等上古名医的医学论述遗存。但这些医学著作或者佚而不存，或者被有意无意地屏蔽。随着中医文化学科的建立，研究队伍的不断壮大，研究人员素质的提高和研究成果水平的提升，对中医理论中蕴含的众多医学模式和中国传统文化中与中医相关的内容加以认真研究，对于丰富、完善和发展现有的中医理论体系无疑具有重大意义。

（四）比较中医西医文化的异同

历史上，中医学为中华民族的繁衍昌盛做出了巨大的贡献。然而，随着西学东渐，西医进入中国，中医遇到了前所未有的挑战。至民国时期，甚至曾一度出现了“废止中医”之议。“废止中医”之议虽然最终没有得逞，但迫使中医接受科学化主张，以西医的标准对中医进行改良、整顿、革新。由于中医、西医产生、发展的文化背景、地域环境、历史条件等不同，中医在思维方式、理论体系、治病方法等各方面与西医都存在很大差异，从根本上说属于两个完全不同的文化体系。一味地以西医的标准对中医进行改良、整顿、革新，不可避免地严重扭曲中医，违背中医自身发展的规律，泯灭了中医文化的特质特色。继承发展中医文化，应在认真学习、研究中医文化的基础上，通过与西医文化等其他文化的比较，以弄清中医文化的优点与缺陷为前提，如此才能把准脉搏、找出症结、对症下药，才能准确地找到切入点、融合点，从而扬长避短，更好地实现中西医结合，更好地发展中医。

NOTE

（五）探讨中医文化的传播方法

中医文化内容广博，影响深远，历久弥新，离不开与其他文化的相互影响、相互作用，离不开一定的传播途径。由于时代的发展、中医文化的自身特点及中医文化与其他文化的差异等原因，中医文化传播也出现了与新形势不相适应的矛盾，在一定程度上制约了中医文化的传播。比如，意象思维是中医的核心思维方法，表现在中医文化典籍中多用比喻，而比喻所传达的意义具有模糊性、不确定性、多元性、开放性，给人们的理解留下太大的空间，因而很容易造成理解上的差异。比喻本身不是科学语言，将中医文化中的比喻语言转化为科学语言表述出来，使它在思维和表述上都比较接近现代文化，才能使中医文化更容易、更方便、更广泛地为现代人所接受。因此，总结中医文化传播的经验，分析制约中医文化传播的因素，探讨在新的形势下如何实现中医文化的有效传播，也是中医文化学的目的之一。

【复习思考题】

1. 谈谈你对“文化”的理解。
2. 中医文化与中医文化学有什么联系与区别?
3. 谈谈你对学习中医文化学的意义的认识。

NOTE

第二章　中医文化的起源

作为中医文化学的研究对象，中医文化源远流长。在人类文化的早期，出于对自然界纷繁复杂、神秘莫测的现象及人类自身生老病死的困惑与恐怖，激发出人们最原始本能的求知欲望，在生产生活的实践及“万物有灵”的原始思维笼罩下，逐渐萌生出对于自然万物模糊朦胧的认知。而在人类文化的源头，混杂着迷信与科学的巫文化不可避免地起到一定的引领作用，人们在论及“医源于巫”的同时，也同样思考巫文化对中医文化起源的影响；人类的生存离不开饮食，从原始的采集渔猎进化到农耕畜牧时代，人们在获得食物的同时也获得了最初的药物学知识，“医食同源”有力地说明了饮食文化对中医文化起源的重要影响；对于天地宇宙、四方方位的初步认知及对自然界寒暖季节交替的感知，产生了最初的天文学知识，“天人合一”思想使人与天地自然形成各种复杂的联系，说明了古代天文对中医文化起源的影响。中医文化的起源受早期多种文化的影响，这里主要讨论巫文化、饮食文化及天文文化对中医文化起源的影响。

第一节　巫文化与中医文化的起源

巫文化是人类文化早期一种不可避免的文化现象，巫师是人类文明萌发之际最典型的代表人物，是当时最具有知识、技术及最具有文化意义的象征性人物，巫术乃是科学与宗教的共同源头。巫文化的产生有其深切的思想根源，而巫术特殊的思维机制、巫技巫风，对医学的起源与发展产生了重要的影响。

一、巫文化概说

（一）巫——早期的文化人

巫有广义、狭义之分。“巫，祝也”（《说文解字》）。狭义的巫是指主持祝祷祭祀、行施巫术、通于鬼神之智圣聪明的人，在男曰觋，在女曰巫，又名巫师。广义的巫，应包含巫术信仰、巫术活动等在内，属于一种原始的宗教，有学者称为巫教。

1. 巫字释义　巫，祝也，能事无形鬼神（《说文解字》）。甲骨文中的巫以“工”为主要构件，“[illegible]”像手拿一个“工”，或两个“工”相交，即“[illegible]”；金文的巫像两“工”相交。巫手拿“工”进行祭祀活动，与鬼神交通，“与工同意”（《说文解字》）。“工”像人手持规矩，与巫之义相同。《说文解字·工部》：“巧饰也。象人有规矩也。与巫同意。”巫又象女巫以歌舞娱神降神，《说文解字·巫部》：“巫，祝也。女能事无形，以舞降神者也。象人两褎（袖）舞形。与工同意。”张光直认为，“[illegible]”为两“工”相交，工为矩，是“古代科学、技术、思

NOTE

想上的一个很重要的工具。那么使用矩的专家也就是掌握天、地的专家。能够掌天握地的巫就是具备圣人、智者的起码资格。”因此，巫是具备神圣智巧、聪明通天的人。

汉画像石图中伏羲、女娲手持规矩（图2－1），即所谓“工”，是神圣大巫的鲜明写照，可见持“工”者非一般人。巫是当时最有智慧魄力、具有百科知识的大人物，古代的天文、历史、音乐、舞蹈、医学等知识最初都掌握在巫的手里。巫称为“巫师”及少数民族称“师公”，皆为尊称。

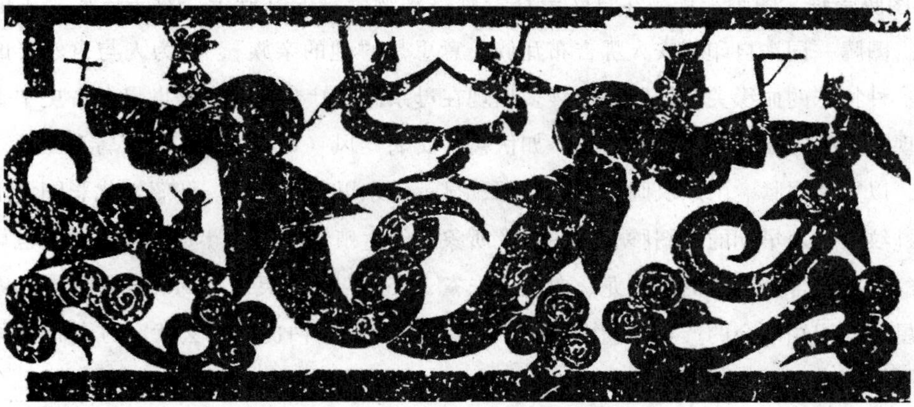

图2－1　汉画像石伏羲、女娲

巫还是最有献身精神的人，弗雷泽称早期的巫“在某种程度上成了一个公务人员”，如我国古代的大禹治水、神农尝百草。商朝曾经历七年大旱，商汤以自己作人牲，进行祈雨祭祀活动。这是一次国王参与的重大祭祀活动，商汤即国王，他在这里是一个巫者，同时也是献祭者。

2. 巫的分化及巫医　巫也有一个分化分工的过程，或称巫统。在原始社会万物有灵的神鬼思想笼罩下，祭祀活动非常普遍，“人人作享，家为巫史”（《国语·楚语》）。但随着等级观念的出现，出现了巫术垄断及专职巫师。传说颛顼时期，人神相隔，“绝地天通”，只有重黎上通于天、下通于地。马伯英将巫统分为“帝巫—大巫—巫—小巫”。《周礼》时代巫的分工愈来愈细，巫祝之官分为女祝、大祝、小祝、丧祝、甸祝等。

巫的分化包括以下三个方面：①巫——史、卜、礼等官——最大的巫是王，“君及官吏皆出自巫”（李宗侗）。②巫——道家、方士、下层位文化的巫。汉代以后，巫转为社会下层，成了以巫术行骗的巫。③巫——巫医——医。最早的医当是巫医，以后发展为专职医生。

（二）巫及巫术存在的思想根源

巫及巫术产生与存在的最根本原因是万物有灵论与鬼神观念，特别是与人的生死最相关的灵魂观念。另外，与早期的图腾崇拜、生殖崇拜、祖先崇拜有一定的关系。

1. 灵魂观念　灵魂观念的产生与梦境、影子、镜像、幻觉等有一定的关系。原始社会自从有了墓葬即有了灵魂观念，中外考古皆发现早期墓葬中洒有红色赤铁矿碎石或粉末，如我国旧石器时代晚期山顶洞人墓葬周围有红色粉末，更早的欧洲尼安德特人的遗骸周围有红色碎石片，可能是一种避邪巫术行为，与灵魂观念密切相关，红色或代表着血与生命。古人在墓棺上留孔是灵魂观念的一种表现，而墓葬中将尸身捆扎成婴儿蹲抱形式，是模仿婴儿在子宫中的形态，意味着孕育再生。

NOTE

2. 自然崇拜 人类在与大自然既依赖又对立的相处中，产生了万物有灵的观念及自然崇拜。自然界的风雨雷电、地震洪涝等灾害常危害人类，人们感到无能为力，意识到可能有一种强大的神秘力量存在，本能地产生了敬畏恐怖的心理，产生了万物有灵观念，形成了对日月山川的自然崇拜，并进行各种祭祀活动。在人类文化早期，世界各地都曾经历过这种万物有灵的阶段，弗洛伊德将“泛灵论”归结为一种思想体系，是人类最早的宇宙观。万物有灵论又称泛灵论，是神话传说的思想基础。

3. 图腾崇拜 图腾崇拜是在自然崇拜特别是动物崇拜的基础上，对于氏族祖先的追源而产生的。图腾一词来自印第安人鄂吉布瓦族，意思是“他的亲族”，认为人与自然界的某些动植物有一种特殊的血缘关系。图腾崇拜多出现在母系氏族社会时期，是世界上古史中普遍存在的文化现象。我国早期存在各种图腾，如伏羲、女娲“风（凤）”姓，以凤鸟为图腾。黄帝称有熊氏，以熊为图腾。山东汉画像石扁鹊图，显示山东以鸟为图腾。仰韶文化彩陶盆上的人面鱼纹及蛙纹，代表早期的鱼图腾、蛙图腾及所象征的生殖崇拜含义。龙、凤的图腾也可能是不同图腾的氏族融合后形成的。青龙、白虎、朱雀、玄武四神四灵观念的形成是古老的图腾崇拜与天象星宿知识相结合的产物，《伤寒论》中大小青龙汤、白虎汤、玄武汤方名带有早期图腾崇拜的影子。

4. 生殖崇拜 生殖崇拜是指对与生殖有关的男女生殖器、交媾过程以及人类的始祖神、高禖神等的崇拜。人类最初并没有认识到生殖与男女生殖器及交媾的关系，随着智慧的逐步开化，首先意识到生殖与女性生殖器有密切关系，由此产生女性的生殖崇拜。国内许多地方发现有远古时期的生殖女神像，多为丰乳、凸腹、肥臀，或夸大女阴部位。“谷神不死，是谓玄牝。玄牝之门，是谓天地根”。古人眼里，女阴孕育了生命，是伟大而神秘的，老子以女阴（玄牡）比喻天地之根，是大道之母。在对生殖过程的认知中，男性的重要性越来越被认识，逐渐产生了男根的崇拜，许多柱形、山形的男根象征成为人们祭祀崇拜的对象。而男女交媾的过程同样受到重视，汉画像中的伏羲、女娲交尾图，体现了男女交合化生人类的涵义。

5. 祖先崇拜 祖先崇拜主要出现在父系氏族时期，由于生产方式由原始的采集、渔猎进化为农业、畜牧业，男性在社会生产经济中逐渐占据主导地位。随着部落及部落联盟的扩大，男性的领导地位及重要性越来越凸显，作为创世英雄的男性逐渐被推崇为人类祖先。“国之大事，在祀与戎”，商周时期祭祖成为国家大事。祭祀祖先除了表示追崇之意外，还带有神秘互渗的思维特点，即希望得到祖灵护佑，又害怕祖灵作祟致病。甲骨文中有很多卜辞，占问疾病是否有祖灵作祟。周武王病重，周公旦曾“植璧秉珪”以祭祖灵，乞将病魔移于己身，否则“屏璧与珪”（《尚书·金滕篇》）。从病因说的角度，祖先鬼神作祟是一种重要而又令人恐惧的致病原因。

（三）巫术心理及巫术思维机制

巫术包含巫术心理、思维机制及巫法巫技。在人类早期的蒙昧阶段，不论何种民族，都存在巫术行为及巫术心理活动。巫术对人们的影响，不单单是表面形式上的祝禁、祈禳等操作之术，而是更深层次的观念意识、思维方式的渗透，巫术心理及思维机制对人们的意识深层产生重要影响，“深刻地说明着人类早期的原始心态和对客观世界的控制意识”（《中国巫术》）。巫术有其特殊的心理活动及思维机制。

NOTE

1. 因果律　混淆事物的原因与结果之间的关系，很多根本不是因果的事情，古人将它联想成一种因果关系，并且扩大这种因果联系。法国社会人类学家斯特劳斯认为巫术是以一种完全彻底的、囊括一切的决定论为前提，故原始思维是“关于因果律主题的辉煌的变奏曲”。因果律影响下，一些难以理解的、神秘莫测的，特别是与吉凶祸福有关的事件，被赋予了因果关系，即所谓的“因果律滥用”。避灾防祸的本能使人们寻求各种应对之法，如禁忌、崇拜等。很多事物被当作不吉之物加以避讳，比如女性的避讳。古代的女性禁忌，其实是因果律滥用的一种结果，其中一个因素是古人所谓“女性是祸水”的思维作祟。

2. 集体表象与实质之间的混淆　将氏族集体感知的、表象的东西看作事物的本体。原始人常常混淆集体表象与实质之间的区别，最典型的是将梦中镜像当作实质的东西。如大家都做相同的梦即梦见死人，梦中常常有灵魂出窍的感觉，原始人因为有共同的梦的体验，故认为梦中所见到、所体验的东西都是真实的，正是这种集体表象致使世界各地的不同先民共同产生了灵魂鬼神观念，同时认为鬼魂能作祟致病招灾。《左传·成公十年》载“晋侯梦大厉”，病入膏肓而亡，即反映了鬼魂致病的观念。

3. 象征律　古人认为图画、塑像、木偶、祖先牌位等象征生命实体的东西，与生命实体有密切联系，原体的灵魂依附于这些象征物上，甚至姓名也是人格的一部分，牌位是死人灵魂所寄。如西方照相技术传入我国之初，很多国人不敢照相，害怕照相将人的灵魂摄去。利用图画、木偶诅咒害人的巫术在古代颇为盛行，汉武帝时此风颇烈。武帝晚年惑于巫蛊，由于年老多病，夜梦桐木人相击而疑心被人蛊诅。江充等人借机构陷太子，在太子宫中挖出巫蛊小人，从而引发了历史上最大的巫蛊之祸（《汉书·江充传》）。

4. 互渗律　互渗律认为世间万物是联系的、同一的，人与人、人与物或物与物之间存在一种神秘的联系，通过这种神秘的联系，可以相互感应，交互作用，交互渗透，不受空间的限制。早期人们认为植物生产与人类性交似乎有一定的关联，故古人常在春天燕子回归时祭祀高禖之神（有女性崇拜及生殖崇拜之意）。“奔者不禁”（《周礼》），即允许人们在野外祀高禖之神时野合，暗喻以男女交合促进大地丰产。这里有原始“互渗律”及交感巫术的心理因素在内。

汉儒董仲舒的“天人感应”，中医理论“人与天地相参也，与日月相应也”，尽管有很大的不同，但也包含了互渗律的思维机制。比原始“互渗律”更进一步的是“感应”，同类相应也可能是这种产物。

5. 交感巫术　交感巫术是两种事物之间通过模仿或接触达到相互感应，认为“物体通过某种神秘的交感可以远距离地相互作用”（《金枝》）。在形式上分为两种（图2－2）。第一种是顺势巫术，或模拟巫术。基于相似律原理，相类的事物之间可以发生同类感应现象，即“同类相生”或“果必同因”，通过模仿就实现任何他想做的事。顺势交感的巫术或思维机制，在中国古代思想体系及中医学思想体系中十分常见。“类同相召，气同相合，声比相应”，“水流湿，火就燥，云从龙”，“人副天数”，这些都出现在《周易》、道家、儒家思想中。中医学“同气相求”的病因说，五行学说各行之间脏腑经络的生理病理及治法方药之间的相类推演关系，也笼盖在这一思维机制之中。交感巫术的第二种形式是接触巫术，基于接触律的思维机制，即“物体一经互相接触，在中断实体接触后还会继续远距离的互相作用”。云南省楚雄双柏县法脿乡小麦地冲彝族居民有表现虎图腾的“老虎笙”舞，通过模仿虎的动作以达到驱邪

NOTE

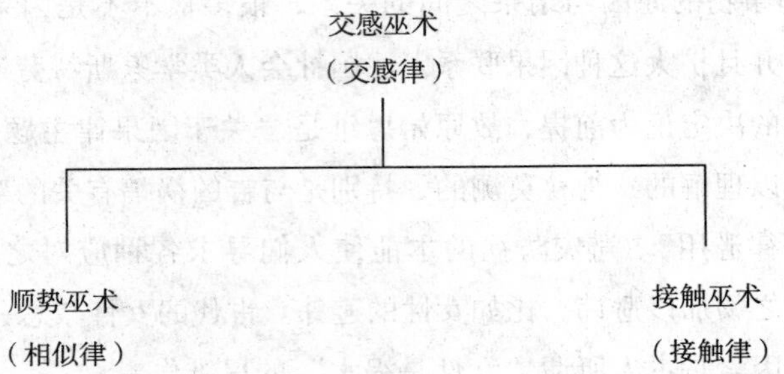

图2－2 交感巫术

作用，或获得虎祖虎神的庇护，属于交感巫术中的模仿巫术。

6. 具体性的科学 斯特劳斯将巫术思维与科学思维比作获取知识的两种平行的科学思维方式，巫术对应知觉和想象的平面，另一个则远离感知和想象。巫术思维更注重感性直观的认识，可称之为“具体性的科学”。在某种程度上，可能将巫术思维理解为一种感性思维，这是古代先民最原始的思维方式。

（四）巫术种类

巫术有消极、积极之分，禁忌（趋吉避凶）、崇拜、祭祀属于被动的消极巫术，占卜、梦占、星占属于较积极的预测巫术，而解除、巫祝、禳除等属于主动的禳除行为。巫术从善恶的角度讲，有致人以祸的，如厌胜、巫蛊、诅咒，国外称为黑巫术（凶巫术）；有避邪趋吉的，即白巫术（吉巫术），如禁忌。人类对出血的恐惧，是由于最初看到出血与死亡的联系，故对见血产生了一种禁忌心理。女性禁忌尤为明显。女性被视为不祥之人，特别是女子经血等常被看作不洁之物，所以女子妊娠、生产皆为禁忌，女子即使难产而死也不被同情。“在原始部落，妇女在月经期间被加上了禁忌，无可否认的，对于血的迷信恐惧扮演了一个重要角色”（《图腾与禁忌》）。一些重大的活动，禁止女性参与或看见。古人所说的“酒色”，针对的对象是大多数男子，“色”“近女室”甚至被作为一种病因（马伯英《中国医学文化史》）。医学方面也有禁忌，如合药时的避忌（合药须在某个吉时，不能触犯诸神，合时勿见鸡犬及妇人），还有针灸避忌、胞衣埋藏的方位禁忌等。怀孕的妇女有诸多的饮食禁忌，如不能吃兔肉，认为吃了兔肉，生出的婴儿易得兔唇。“一位生有小孩的妇女必须避免食用某种兽类的肉，因为她害怕动物们所具有某些不为喜欢的特质（懦弱），可能经由她的喂养而传到小孩身上”（《图腾与崇拜》）。

古代驱傩逐疫的仪式是禳除巫术。古人常在疫病易发季节举行逐疫祛疾之傩。《礼记·月令》记载，周人于季春、仲秋、季冬疫病易发季节分别举行“国傩”“天子傩”及“大傩”，“命方相氏帅百隶索室殴疫以逐之”（郑玄注），目的是祛除疫邪。汉代朝廷“大傩”的傩祭傩舞场面空前浩大，汉代画像石中有多幅表现驱疫杀鬼的傩舞傩祭图。祓除熏浴是通过洗浴洁身以避疫除病的巫术，周代已有岁时用香薰草药洗浴祓除制度，由女巫专职此事（《周礼·春官·女巫》）。

二、巫文化与中医文化

（一）巫术思维对中医理论的渗透

巫及巫术思维对中医理论，如病因说、阴阳五行与气的理论等，产生了较为深远的影响。

1. 病因说　古代病因说中受巫文化影响最深的是神鬼致病说。古人认为疾病或是精魅恶鬼作祟，或祖先的魂灵报复，或是上天惩戒。《神农本草经》中有客忤、中恶、鬼击、鬼注、蛊毒等病名，并有药物避疫杀鬼的记载，如“辟毒疫温鬼”“辟鬼气不祥”等，反映了邪鬼致病的思想。古人认为，疫病由瘟疫邪鬼作祟所致。《释名·释天》曰：“疫，役也，言有鬼行役也。”《汉书仪》记颛顼有三子夭亡，化为疫鬼，一居江水为疟鬼，一居若水为魍魉蜮鬼，一居人宫室区隅善惊人小儿为小鬼，为典型的疫鬼致病说。

风邪致病说与巫术神仰中的风神作祟有一定的关系。王国维考证，甲骨文中“风”“凤”相同，郭沫若谓“古人盖以凤为风神”。在殷人眼里，自然现象的风是天帝有意识的操控，甲骨文中有“帝其令风”及“不其令风”，还有杀风、以狗祭风的卜辞。殷人认识到风能引起人体疾患，甲骨文中“祸风”的卜辞有十余条，其中有因祸风而死亡的病案。“祸风”指风邪所致疾病，初具病因学的性质。祸风理论对以后的风邪致病理论有一定的影响。

2. 阴阳与《易》　阴阳概念的形成非常复杂，甲骨文中已有“阳”字。《诗》曰：“既景乃冈，相其阴阳。”《国语·周语上》载周幽王大臣伯阳父以阴阳二气的运动解释当时陕西地区地震的成因。但与阴阳概念的形成关系最密切的是《周易》。《周易》“中孚”九二爻辞“鸣鹤在阴，其子和之”涉及“阴”字。《周易》中的阴爻（--）、阳爻（—），先后天八卦及推演的六十四卦，无不言阴阳的消息变化。《周易·说卦》曰：“立天之道，曰阴与阳。”《易经》阴阳是与卜筮结合在一起的，卦爻辞中休咎吉凶等预测，带有明显的巫术痕迹。秦始皇焚书，《诗》《书》皆毁，“所不去者，医药、卜筮、种树之书”，《易经》作为阴阳卜筮之书保存下来。

3. 五行与五脏的关联　五行与五脏的关联，最初与祭祀献祭动物的脏器有关。《礼记·月令》及《吕氏春秋·十二纪》皆叙述四季祭祀时所用动物脏器，初步将五行、五季、五脏、五味进行了联系。春对应东方木，其味酸，其祀户，祭先脾；夏对应南方火，其味苦，其祀社，祭先肺；季夏末，其味甘，中央土，其祀中溜，祭先心；秋对应西方金，其味辛，其祀门，祭先肝；冬对应北方水，其味咸，其祀行，祭先肾。这里五脏五行的对应关系与中医不完全相同，但医学五行五脏的由来可能与其有一定的渊源关系。

4. 气理论的形成　气是中医理论的重要组成部分。气的概念反映了世界的物质性与本体性，但气又是一种哲学概念。气理论的形成与呼吸之气、风气、云气、蒸煮食物时冒出的食气等相关，同时亦与祭祀时取动物脏器时的血气、燎祭时的烟气、导引时以意调息的内身体验有关，后者则有较深的巫术内涵。何裕民认为，“无论气论从今天看来多么深邃，多么富含辩证思维的火花；然而，其源头中带有浓厚的巫术韵味，在很大程度上是发轫于巫术的祭祀（燎云、占风、气雨、祭生气），却是无法抹去的历史事实”。

5. 以象推用的象思维　中医思维中注重外在表象，将表象与事物的实质联系在一起。有人将其归结于巫术思维的象征律。这种表现在中药学理论的形成方面尤其突出，“如所谓外征的原理，直至于近世犹为医学界所称道；这种原理便是说植物或矿物由其外表的象征，可知其能治何症”（陈邦贤《中国医学史》）。如空青法木色青而主肝，丹砂法火色赤而主心，云母法金色白而主肺，雌黄法土色黄而主脾，磁石法水色黑而主肾。毛羽之类，皆生于阳而属于阴；鳞介之类，皆生于阴而属于阳。“凡天地万物，皆有阴阳大小，各有色类，寻究其理，并有法象”（《蜀本草》）。麻黄发表出汗，“其形中空”，“轻清成象”（李杲）。“药类法象”理论法

NOTE

象自然界风、热、湿、燥、寒，将药分为五大类——风升生、热浮长、湿化成、燥降收、寒沉藏，更将“象”思维发挥到极致。

（二）巫医

巫医是医的前身，从巫分化而来，“毉”的字形说明医与巫的重要关系。甲骨文中有“小疒臣”的记载，说明商代已有专职巫医。早期文献记载的巫医中巫咸最有名，为诸巫之首。巫咸曾为黄帝卜筮，又以鸿术为帝尧时医。

1.《山海经》操不死之药的巫医 《山海经·大荒西经》记十巫于灵山采药，当是巫医，“有灵山，巫咸、巫即、巫朌、巫彭、巫姑、巫真、巫礼、巫抵、巫谢、巫罗十巫，从此升降，百药爰在”。巫咸为巫医之首，巫咸也可能是一个世袭的专职巫师阶层。巫彭亦为巫医中有影响者，“古者巫彭初作医”（《说文解字·酉部》）。《山海经·海内西经》记载开明东有巫彭、巫抵、巫阳、巫履、巫凡、巫相等皆操不死之药，此六巫亦为巫医。

2. 扁鹊、苗父的巫医身份 扁鹊善于针砭之术，汉画像石中扁鹊鸟身的形象，是东夷鸟图腾文化背景下善针砭之鸟医的重要代表。扁鹊鸟的形象隐喻巫医身份，鸟嘴与作为针砭用的石针形状相类似，可能为半人半鸟医者善针砭之取象比类，这实际上有着交感巫术的深切内涵。《史记·扁鹊仓公列传》所载扁鹊师从长桑君特殊的师授过程，扁鹊饮上池水及隔垣视物，非一般人所能为。《列子·汤问》中扁鹊为鲁公扈、赵齐婴二人行施的换心术，近于巫术行为。刘敦愿认为，“扁鹊应是扁鹊氏之省，应是某个以巫医技术为其专长的氏族，在特定的时期与地区曾经享有盛名，影响深远”。苗父能用祝法治病，为上古时之巫医。

3. 南巫 由于地理、气候因素的差异性，致使南北之巫不同。南方因特殊的湿热气候，使瘟疫瘴气甚于北方，故南方巫术巫医现象更为严重，“巫医势力的消长，和当时地理上是有关系的。我国巫医势力自昔盛于长江流域……加上疫病横行，当时又无必效之药，故巫医盛行，其名最著”（范行准《中国医学史略》）。孔子所说“南人有言曰：人而无恒，不可以作巫医”，是指南方之巫。

4. 巫与医分化 巫医是最早的医生，但以后巫与医逐渐分化。《周礼》中就有明确的医学分工，将“巫祝”列入“春官宗伯”，医列入“天官冢宰”，且有“医师”之设，医师下分为食医、疾医、疡医、兽医。这标志着医与巫的分化及专职医生的出现。从此，医、巫职业各自分途。

（三）巫技与医技

许多医技与巫技有着密不可分的渊源关系，如针砭之术、艾灸、斋戒与心斋、气功、诊法中的望诊、占梦等。

1. 巫医与针砭术的发源 针砭之术是早期的医疗技术之一，出现于石器时期。将石器打磨尖利，用于砭割放脓及针刺治疗。由于砭石尖利的形状类似鸟嘴，按原始互渗律及相似律的巫术思维，砭石治疗模仿尖利鸟嘴啄食树上虫子的样子，获得了鸟嘴一样的功能。国外雅库特人用碰触一下啄木鸟的嘴来治疗牙痛，这与模拟鸟嘴的砭针治病有同样的巫术内涵，属于交感巫术。善于针刺的扁鹊就是鸟医的形象。《说文·石部》曰：“砭，以石刺病也。”《广雅·释器》曰：“石针谓之柴。”王念孙云：“柴者，锐末之名。鸟喙谓之觜，义相近也。”东夷地区考古发现龟甲卜骨与针锥同葬，证实巫医与针刺的密切关系。

NOTE

诸巫名号与针刺有一定的关系。《左传》中的“针巫氏”以“针”为姓，以巫为职官名，因以“技术传家”，故姓“针”氏（《左通补释》），是以“针”术见长的巫族世家。孔健民认为针巫之官以官为氏，如巫马氏亦同此类。

2. 医的字形与针砭之术　医的初文“殹”“尹”“伊”等皆与针砭之术有关。“殹”的甲骨文作、，于省吾先生谓其义是指人内腑有疾，用按摩器治之，可见“殹”最初与医关系密切，特别是形如人手持尖利之器施行针刺之术。康殷通过对金文中“殹”及其异形字的考证，说明医的初文当是“殹”，代表早期的针刺之术。金文中“殹”字的字形有、、、，其中由变化而来，而是尖利的针刺工具，故其义即指针刺人体之状，“这种针刺人形即像用针刺以治疗病患者之形也，也即医疗之意。由此形、声方面推测，殹即古医字。”康殷并指出，伊、尹为“殹”的变文，即（伊）为省文，“变针刺人腹为针刺人背之状”，（尹）为省文。《针灸甲乙经序》：“伊尹以亚圣之才，撰用《神农本草》，以为《汤液》。”伊尹撰《汤液经法》，作为早期医学的发源人物之一，“伊尹”文字字形与医学最初的治疗手段即针刺有关。

3. 祝法与祝由　祝禁即巫者以言祝祷或乞求鬼神驱祸或降灾。传说巫咸祝树树枯，祝鸟鸟坠（《世本》）。“巫咸能以祝延人之疾。”（《论衡·言毒》）苗父以祝法治病，“以菅为席，以刍为狗，北面而祝，发十言”（《说苑》），应该是一种移咎转病之法。长沙马王堆出土的西汉帛书《五十二病方》有祝、唾之法，特别是许多外科病用祝祷转灾。如疣病用祝法：“令尤（疣）者抱禾，令人呼曰：‘若胡为是?’应曰：‘吾尤（疣）。’置去禾，勿顾。”《灵枢·官能》曰：“疾毒言语轻人者，可使唾痈咒病。”祝由通过祝说病由以除病。《灵枢·贼风》曰：“先巫者，因知百病之胜，先知其病之所从生者，可祝而已也。”《素问·移精变气论》曰：“余闻古之治病，唯其移精变气，可祝由而已。”这个病由，从巫术的角度言，最初应是指鬼神致病之类。抛开鬼神色彩，祝说病由是从心理精神因素说解病由。

4. 禹步　“禹于是疏河决江，十年不窥其家，生偏枯之病，步不相过，人曰禹步。”（《太平御览》引《尸子》）大禹治水十年，生偏枯之病，行步不便，巫模仿其行步之状行巫术，称禹步。一说模仿鸟跳行巫术。《五十二病方》载用“禹步”治疣、肠颓、魃等。

5. 相法与四诊　古代有相人、相马、相牛等相法，而中医四诊中的望诊也应该有早期相术的影子。扁鹊隔垣视物，透视人的内脏，不是普通的诊法，是带有巫术性质的相术。《黄帝内经》“阴阳二十五人”阐述不同体质人的外表形态与性格特点、健康状态、季节病的易感性等相关性，其实也是相术应用于中医望诊的一种突出表现。

6. 梦占　鬼魂观念的产生与梦有密切关系，同时，梦的发生确实与人的身体状况甚或疾病有一定关系。缘于鬼神观念与原始的因果律，人们常将梦见的鬼魂当作直接致病的病因。出于避祸的心理，人们急于想知道梦兆预示了什么？预测梦兆的梦占术由是产生。甲骨文中有占梦的卜辞，《周礼·春官》记载周代设占梦官以占梦。《黄帝内经》有数篇言及梦与疾病的关系，去除巫术成分，更是对体内阴阳脏腑气血盛衰的解释。如《灵枢·淫邪发梦》《素问·脉要精微论》论及阴阳盛虚与梦象，《素问·方盛衰论》论五脏气虚所见梦状。梦在一定程度上反映了人们的身体状态及精神心理状态，可能是某种疾病的预兆。

NOTE

7. 巫舞　舞蹈与生产、狩猎、祭祀、健身等有一定的关系。舞蹈可以疏通血气，通利关节。古人狩猎时，模仿动物跳舞，有原始互渗的意义。《吕氏春秋·古乐》载："昔葛天氏之乐，三人操牛尾，投足以歌八阙：一曰载民，二曰玄鸟，三曰逐水草，四曰奋五谷，五曰敬天神，六曰建帝功，七曰依地德，八曰总禽兽之极。"此八种舞蹈所表达的内涵不同，敬天神、建帝功应该有巫舞的成分。古代岩画中常有表现生殖崇拜的大型舞蹈画面，属于巫舞。

（四）巫药

在原始的采集、渔猎时代，人们寻找食物的同时获得了许多药物学知识，但在巫术神鬼思想背景下，早期的药物不可避免地带上神秘的巫药色彩。《山海经》中记载巫咸等灵巫持药或操不死之药，并记载许多可治病的植物药、动物药、矿物药，这些药特别是动物药的描述带有明显的神鬼色彩，如九尾狐"食者不蛊"，鬿钩鸟、跂踵鸟"见则其国多疫"，青耕鸟"可以御疫"。《逸周书·大聚》曰："乡立巫医，具百药以备疾灾。"《楚辞》中提到许多具有迷幻作用的香草，既用于请神悦神，又有避秽解毒的作用。帛书《五十二病方》中许多药物的应用兼杂浓重的巫术色彩，治蛊的药有动物类药如蝙蝠、乌雄鸡、蛇，有植物类药如东向桃枝、桃苻，以及女子秽类如女子布。《神农本草经》载"杀蛊毒""鬼疰""杀精魅邪恶鬼""辟毒疫温鬼""辟不祥""不梦寤魇寐"等功效的药物，初步统计达60余种。

酒有一定的兴奋、麻醉作用，巫师做法时借酒力达到一定的迷幻"通神"状态，故酒在某种程度上也属于巫药。酒通行血脉，为百药之长，酒促进了汤液的出现，医的繁体字"醫"说明了酒与医药的密切关系。艾用于温灸及古代作为阳遂取火的燃料（名"冰台"）、祭祀时香料、灼龟占卜的燃料，以及端午采艾悬艾燃艾的风俗，无不渲染着艾的巫药色彩。

随着人类理性意识的觉醒，巫文化逐渐衰落，但是并没有消失，在相当长的历史时期内一直留存在中国传统文化中。战国中后期之后在《老子》所描述的"抟气致柔，能婴儿乎"（第十章）、"长生久视"（第五十九章），以及《庄子》"真人""至人""神人"等养生方法、目标、境界的鼓动、引诱下兴起的科学与巫术混杂的方术文化，就是巫文化的一种变体和延续。秦汉时期，秦始皇、汉武帝等对于方术及从事方术的方士，先是痴迷崇信，继则严厉打击，方士因此转入地下活动，其所崇信的方术多为东汉末年兴起的道教组织所接受，继续对中医文化产生影响。

第二节　饮食文化与中医文化的起源

饮食文化与中医文化有着内在的渊源。神农尝百草的传说，揭示了药食同源的密切关系。人们对饮食五味的感知，滋生出药物的四气五味概念。由于肠道疾病的侵扰及健康卫生意识的萌芽，人们逐渐滋生了饮食卫生保健意识，由此产生了饮食养生理论及脾胃脏腑理论。五味调和思想衍生出天地人和谐统一的中和思想，进而指导人们养身治国平天下。

一、药食同源

药食同源揭示了药物的起源与食物之间有着密不可分的关系，最初的内服药物是从食物中分化出来的。

（一）神农尝百草——从食物中分化出的药物

关于药物的起源，古人无不归功于神农，而神农尝百草的传说，说明了药物学知识源于古人的亲尝体用，同时也揭示了药食同源的密切关系。神农尝百草的传说较早见于汉代文献，如《淮南子·修务训》载："古者民茹草饮水，采树木之实，食蠃（螺）蛖（蚌）之肉，时多疾病毒伤之害。于是神农乃始教民播种五谷，相土地宜燥湿肥墝高下，尝百草之滋味，水泉之甘苦，令民知所辟就。当此之时，一日而遇七十毒。"神农尝百草的最初目的，是通过亲尝探知何种食物宜食，何种有毒不能食，从而教民知所宜食而避其毒。在原始的采集、狩猎过程中，人们逐渐获得关于植物、动物的初步认识，在满足基本生活需求的同时，还意外地发现某些动植物有一定的治病作用，相反有的有毒可致病甚至导致死亡，在长期的总结实践过程中产生了初步的药物学知识。人们将发现药草的功劳归功于神农，于是产生了神农尝药的传说。神农未必单指某一个人，可能是某一个氏族。我国第一部药物学专著《神农本草经》是托名于神农。晋《帝王世纪》载："炎帝神农氏，长于长江水，始教天下耕种五谷而食之，以省杀生。尝味草木，宣药疗疾，以救夭伤人命，百姓日用而不知，著《本草》四卷。"古代将神农尊为农神及医药之神（图2－3），说明神农在原始农耕及药物学方面的双重贡献，同时也说明饮食与医药之间密不可分的关系。

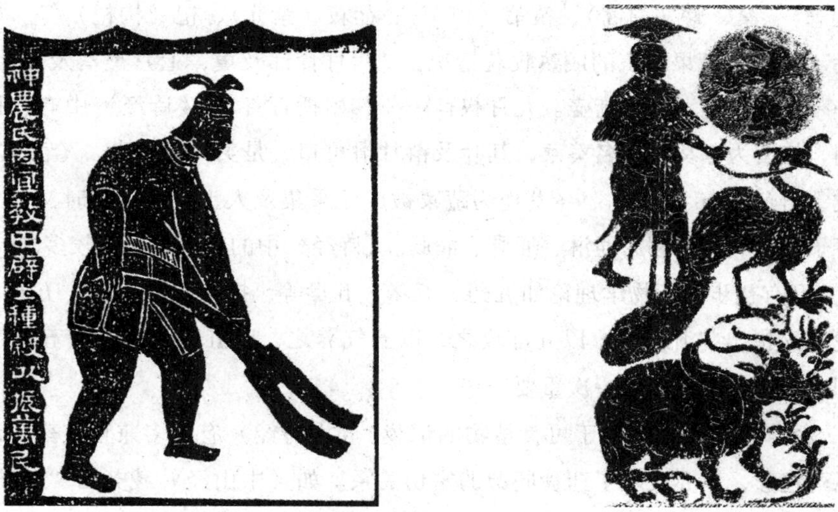

图2－3　汉画像石神农图

随着原始农耕及原始畜牧业的发展，作为粮食种类的动植物越来越多，入药的动植物亦随之增多，药物学知识日益丰富。约八千年前，华北平原的磁山人和裴李岗人从狗尾草的籽实中培选出小米。距今七千年左右的浙江余姚河姆渡村新石器时代遗址发现有稻谷、谷壳、稻秆、稻叶及其他谷类作物的堆积，同时出土骨耜及刻有稻穗纹的陶盆，稻穗纹旁刻有猪的纹饰。中国新石器文化遗址中黍、稷及稻谷发现较多，周代以后出现外来的小麦（称"来"）。考古发现菽、芝麻、大麻原产于中国。古代的"五谷"一是指麻、黍、稷、麦、菽，一是指黍、稷、麦、菽、稻。我国培植蔬菜的历史可上溯至六七千年前，河姆渡遗址发现有葫芦籽，西安半坡遗址出土的一个陶罐中贮存有芥菜或白菜的菜籽。河姆渡遗址还发现薏米，有学者推断可能当时的长江下游已开始人工栽培菱角和薏米。薏米早期作为粮食，同时也是一味重要的中药。甘肃岷县山那树扎遗址仰韶文化晚期有炭化植物遗存，如黄芪、香薷、紫苏、萹蓄、地肤等。考

NOTE

古发现紫苏出土较为普遍，数量较多，有可能最初是粮食作物或调味品。《礼记·内则》记载芗（紫苏）作为调味品，“鲂鱮烝，雏烧，雉，芗无蓼”。郑玄注：“芗，苏荏之属。”临淄齐故城出土植物遗存有枸杞、苍耳、地肤、委陵菜，或为食或为药，如枸杞“春食叶，夏食子，秋冬食根并子也”（《雷公炮炙论》）。动物药的发现与原始狩猎及畜牧业有关，旧石器时代原始人猎获的动物种类比较多，从北京山顶洞人遗址中发现，山顶洞人常猎获鹿类、野猪、野牛、羚羊、狗獾、狐狸、刺猬、野兔、鼠类和鸵鸟，捕获青鱼。约八千年前的磁山、裴李岗人已开始驯养猪、狗、鸡、黄牛。商周时期有人工养鱼的池塘，如甲骨文卜辞“在圃渔，十一月”。

早期文献中有许多兼食兼药的记载。如殷商甲骨文记载药物的卜辞中有禾、粟、麦、菽、麻、葑、黍、马、牛、羊等；有枣、鱼等治病的卜辞，如“丙戌卜，贞：疛，用鱼?”（《库》一二一二）“甲戌卜，贞：出（有）瘧（疟），秉枣?”（《明》一〇五）河北省藁城县台西村出土30多种植物种仁，有作药用的桃仁、郁李仁、杏仁，本身来自于可食用的桃、杏等。

《诗经》反映的历史时代约为西周至春秋中期，其中植物题材居多，反映了农业发展、果蔬栽培与药物的密切关系。其庄稼类有稻、谷、麦、菽、黍、稷、麻、苴（麻子）等，果蔬类有葵、韭、枣、壶（葫芦）、薁（野葡萄）、郁（郁李仁）、芹、木瓜、荠、菲（萝卜），草木类有葽（远志）、桑、蘩（白蒿）、萑苇（芦苇）、荏菽（紫苏）、杞（枸杞）等。如《豳风·七月》描写不同时期瓜果稻蔬的成熟收获情况：“六月食郁及薁，七月烹葵及菽。八月剥枣，十月获稻……七月食瓜，八月断壶。九月叔苴……其始播百谷。”《诗经》中有些植物既可入药又兼食用，如葵为冬葵，亦名葵菜，其叶及苗甘滑可口，是美味的菜蔬。《管子》云：“桓公北伐山戎，出冬葵布之天下。”冬葵作为蔬菜被广泛采集及人工栽培，同时又是一味重要的中药，冬葵子性滑利，可利尿通淋、通乳、润肠。《诗经》中的动物类也比较多。

《周礼》已有初步的药物学理论如五药、五味、五毒等，提出“以五味、五谷、五药养其病”的理论，又提出“凡疗疡，以五毒攻之，以五气养之，以五药疗之，以五味节之”的治疗用药原则，是药物学理论的一次重要升华。

《尔雅·释草》中有许多关于可食植物的记载。《山海经》有许多兼食兼药的动植药，虽有浓重的巫药色彩，但亦反映了药食同源的密切关系。如《中山经》载尧山“其草多藷、萸、茉”。藷即山药，可充粮，萸即芋。《南山经》载柢山“有鱼焉，其状如牛，陵居，蛇尾……其名曰鯥……食之无肿疾”。鯥即穿山甲，可治肿疾。

《楚辞》托物寓志，以香草香木比喻高洁的情操或忠臣君子，以恶草比喻奸佞小人。许多香药实为药食兼用，“奠桂酒兮椒浆”，椓、桂、椒等可作调味品或香美的酒浆，亦为药用。《楚辞》所载兼食兼药的香草香木类非常多，如茝（白芷）、江离（芎䓖苗）、茹（柴胡）、蘘荷、菊、兰（泽兰）、蕙、荷、蒲（香蒲）、木兰、甘棠等。有些香草可常佩带，或作香熏洗浴，有辟秽解毒杀虫之功。《九章》曰：“播江离与滋菊兮，愿春日以为糗劳。”江离与菊皆芳香之品，兼药兼食。江离又名靡芜，为芎䓖苗，气味芳香，芎䓖嫩苗及叶可啖。柴胡亦可食用，《离骚》曰：“揽茹蕙以掩涕兮。”茹即柴胡，又名地薰、香薰、山菜、茹草，气味芳香，幼苗可茹，又名芸蒿，《吕氏春秋》言其“菜之美者，阳华之芸”。蘘荷亦名苴莼，《周礼》名嘉草，气味芳香，可作调味品，“耘藜藿与蘘荷”，“醢豚苦狗，脍苴莼只”。蘘荷可用作香料烹煮肉类，又芳香辟秽解毒，《周礼》载以其攻治蛊毒。

NOTE

阜阳汉简《万物》是早于《神农本草经》的一本药物学著作，其中记载“鱼与黄土之已痔也”“姜叶使人忍寒也”。《黄帝内经》所载半夏秫米汤的秫米是一种粮食作物。《神农本草经》中有较多可兼食用的药物，如草木类、虫兽类药皆有可食者，果菜米谷类绝大多数可食，明显可见药食同源的密切关系。

（二）药物的分类——五谷五畜五菜与五药

饮食物的种类与药物的自然属性分类关系十分密切，药物的分类是在饮食物不同物类逐步细化分类的基础上衍化产生出来的。随着农业及畜牧业的发展，动植物的种类日益增多。《国语·鲁语》记载烈山氏子柱“能植百谷百蔬”，说明当时谷物菜蔬已十分丰富。人们开始将不同的物种进行分类，产生了最初的分类学，于是有五谷五畜、六谷六牲之分。《周礼·天官冢宰·膳夫》曰：“凡王之馈，食用六谷，膳用六牲，饮用六清。”《周礼·天官冢宰·疾医》曰：“以五味、五谷、五药养其病。”《素问·脏气法时论》有五果、五畜、五菜之称。

古代本草学也称博物学，涵盖了自然界的万事万物，而对诸多事物自然属性的分类萌芽较早，并随着人们对事物认识水平的提高而逐渐成熟。《周礼·天官冢宰·疾医》的“五药”即草、木、虫、石、谷五类。《尔雅》的“释草”“释木”“释虫”“释鱼”“释鸟”“释兽”“释畜”实际上是按草、木、虫、鱼、鸟、兽、畜进行分类。三国（吴）陆机《毛诗草木鸟兽虫鱼疏》将《诗经》中的物类按草、木、鸟、兽、虫、鱼进行分类。《神农本草经》受道家思想影响，按上、中、下三品分类，但三品中各类药物按玉石、草木、虫兽、果菜、米谷排列，暗含按事物自然属性分类。南朝梁陶弘景采用了当时早已十分流行的自然属性分类方法，“分别科条，区畛物类”，将本草按自然属性进行分类，共分七大类，即玉石、草木、虫兽、果、菜、米食、有名未用，开创了本草分类的新局面，以后唐宋诸家本草多采用这种分类方法。被誉为大百科全书的《本草纲目》完全按自然属性分类，“不分三品，唯逐各部，物以类从，目随纲举”，按金石部、草部、谷部、菜部、果部、木部、器部、虫部、鳞部、介部、禽部、兽部、人部等进行分类，其分类法对现代药物及生物的纲目科属分类法具有十分重要的意义。由此可见，药物的自然属性分类与饮食物分类有着密切关系，从分类学角度体现了药食同源的密切关系。

（三）饮食五味与药之五味

1. 药之五味理论发端于饮食五味　“饮食男女，人之大欲存焉。”饮食是人类最基本的生活需求，随着物产的丰饶及饮食物种类的增多，人们对饮食的要求也越来越高，饮食不但要满足人们的口腹之欲，还要对身体有益。对饮食物要求的不断提高及对口感美味的追求，首先产生了饮食五味观念，即酸、苦、甘、辛、咸。《荀子·礼论》曰：“礼者，养也。刍豢稻粱，五味调香，所以养口也；椒兰芬苾，所以养鼻也。”饮食五味不仅是宜于口、嗜于口，且要达到调和阴阳、滋养荣卫的作用。而不同的滋味对人体的影响亦不同，五味各入五脏，发挥不同的功用，于是在饮食五味的基础上逐渐总结出药物的五味，加之寒热温凉，最终形成药物的四气五味理论。

古人很早就重视食物的滋味，伊尹以善于烹调滋味而为商王重用，易牙以善于调味得宠于齐桓公。古人调和羹汤注意用不同品味的调味品，“若作和羹，尔维盐梅。”盐即咸味，梅即酸味。《周礼·天官冢宰·疾医》的“五味”即醯、酒、饴蜜、姜、盐之类调味品，也指代五种不同的滋味。“五味”一词常见于先秦文献，《老子·第十二章》曰：“五味令人口爽。”《诗经·邶风·谷风》云："谁谓荼苦，其甘如荠。"已经意识到荼味苦，荠味甘。《楚辞》中的许多香辛之品常可作调味品。《楚辞·招魂》中祭祀的食物五味俱全，如"大苦咸酸，辛甘行些""和酸若苦""鹄酸"等。

西汉史游《急就篇》提到的"芜荑盐豉醯酢酱""葵韭葱薤蓼苏姜""芸蒜荠芥茱萸香""老青蘘荷冬日藏"皆调味品，同时皆可作药用。如芜荑辛香，可作辛味品，常可作酱。豉是用蒸煮后的黑大豆发酵制成，为苦味调味品。醯酢即现在所说的醋，又名"苦酒"，最初是酿酒过程中的一种副产品，其味酸，具有收敛、清热解毒的作用。帛书《五十二病方》中有苦酒外敷治胻伤、美醯和他药外熨治犬噬伤等记载。我国古代把葱、薤、韭、蒜、兴蕖（阿魏）五味蔬菜称为五辛，因其气味辛烈，有刺激性气味，亦可作调味品。《礼记·内则》指出调和菜酿采用不同的调味品："脍，春用葱，秋用芥。豚，春用韭，秋用蓼。脂用葱，膏用薤，三牲用藙（指茱萸），和用醯，兽用梅。"姜也是一味重要的调味品。《论语·乡党》曰："不撤姜食。"

2. 药食五味的作用 古人通过口尝感知到食有五味及药亦有五味，又通过长期地观察与体验，发现不同气味有不同的阴阳属性及作用。《素问·至真要大论》载："帝曰：五味阴阳之用何如？岐伯曰：辛甘发散为阳，酸苦涌泄为阴，咸味涌泄为阴，淡味渗泄为阳。"说明古人已由被动地尝知五味，上升到主动利用五味来调养脏腑、去除疾病。《周礼·天官冢宰·疾医》曰："五味、五谷、五药养其病。"《周礼·天官冢宰·疡医》曰："以酸养骨，以辛养筋，以咸养脉，以苦养气，以甘养肉，以滑养窍。"医学中将五味与五行、五脏等结合起来，形成一个较为系统的药物学五味理论，即酸入肝、苦入心、甘入脾、辛入肺、咸入肾。《素问·脏气法时论》提出利用五味以缓和五脏所苦："肝苦急，急食甘以缓之……心苦缓，急食酸以收之……脾苦湿，急食苦以燥之……肺苦气上逆，急食苦以泄之……肾苦燥，急以辛以润之。"《素问·脏气法时论》同时提出通过饮食特殊的滋味调理脏腑："肝色青，宜食甘，粳米、牛肉、枣、葵皆甘；心色赤，宜食酸，小豆、犬肉、李、韭皆酸；肺色白，宜食苦，麦、羊肉、杏、薤皆苦；脾色黄，宜食咸，大豆、栗、藿皆咸；肾色黑，宜食辛，黄黍、鸡肉、桃、葱皆辛。"并且指出五行相克的药食五味禁忌："肝病禁辛，心病禁咸，脾病禁酸，肾病禁甘，肺病禁苦。"

（四）食物烹制加工与药物的炮制剂型

食物的烹饪加工及火的利用，不但改变着人们的饮食结构、饮食习俗，同时对药物的加工炮制及剂型产生重要影响，再一次揭示药食同源的密切关系。考古发现北京人遗址中有大量用火的遗址，人类自能用火以来，便有了早期的烹饪历史。在饮食器具未生产出来之前，人们"掘地为臼，以火坚之"，或在石头上烧烤，"中古未有釜甑，释米捋肉，加于烧石之上而食之耳"（《礼记》郑玄注）。后世的"石烹法"乃其遗存。大约在新石器时代，出现了陶器如鼎、鬲、甗、甑、釜、鬶等。陶器的出现使烹饪手段更加多样化，烹、煮、蒸、烤等技法相继出现，这些加工技法对药物的煮、蒸、炮、炙产生直接影响。在陶器的烧制过程中人们产生了对矿物质的认识，由此逐渐萌生出金石类药及其煅炼加工方法。在国内各处新石器时期的遗址中出土了较多的谷物加工工具，如黄河流域文化遗址出土的碾盘、碾棒，长江流域文化遗址出土的木杵、陶杵、陶臼、石臼。这些谷物加工工具的发明同时促进了药物加工工具的产生，常用的捣药工具杵、臼、碾等由此产生，并随之产生了药物的加工方法。《古史考》载："黄帝时

NOTE

有釜甑，饮食之道始备。”《礼记·内则》提到八珍的做法，有淳熬、淳毋、炮（豚牂）、捣珍、渍、为熬、糁（或肝膋）等，说明饮食加工方法已经比较复杂精细。《诗·小雅·瓠叶》云：“有兔斯首，炮之燔之。”日益精致的饮食加工器具及繁复的加工方法，同时促进了药物炮制器具及炮制方法的逐步完善，由此脱胎产生了中药炮制学。

汤液的出现与饮食物的加工及酒的发明有关。《黄帝内经》“汤液醪醴”即指包括酒剂在内的汤液一类的剂型。“伊尹以割烹要汤”，伊尹善庖厨而作《汤液本草》，说明汤液与庖厨有一定的关系。《针灸甲乙经序》载：“伊尹以亚圣之才，闵生民之疾苦，作《汤液本草》。”

二、饮食养生与中医文化

饮食卫生与饮食养生是饮食调护的重要内容。饮食卫生减少了疾病尤其是各种肠道寄生虫病的发生，而饮食养生更注意合理饮食对人身健康的促进作用。古人非常重视饮食养生，《周礼》中有专掌帝王饮食的职官，又有膳夫、庖人、内饔、餐饔、亨人、渔人、凌人、醢人等不同的分职，周代的医官有专门的食医。

（一）饮食卫生

上古时期未有火化熟食，人们生食草木之实，渴饮鸟兽之血，茹毛饮血，与动物无别，各种肠道疾病侵蚀着人们的健康。《韩非子·五蠹》曰：“上古之世……民食果蓏蚌蛤，腥臊恶臭，而伤害腹胃，民多疾病。”火的发明是饮食历史上一次伟大的革命，利用火将食物制成熟食，可以改善饮食卫生的条件，消灭食物中的病菌及寄生虫，缩短消化过程，减少肠道疾病的发生，从而获得人体需要的营养，增强体质。有学者认为，“烹调的发明，与人体肠道缩短、大脑开始发育有直接的关系”（《人类简史》）。熟食改变了人体结构，缩短了肠道长度，最重要的是促进了大脑的进化与发育。

“古者伯益初作井”（《说文》），井的发明与利用是保证饮食卫生的重要条件，井的使用不但使人们汲水方便，更保证水源的洁净、用水的卫生。《管子·禁藏》曰：“当春三月，萩室熯造，钻燧易火，杼井易水，所以去兹毒也。”在距今 5500～5899 年的浙江余姚河姆渡遗址发现有最早的木构水井，井内有汲水的陶器，井上设有井架。在河北藁城台西遗址发现我国商代两眼水井。井四周一般用井栏围住，将水与外界隔离，井上设置井盖，更加保证水不被污染。《管子·度地》云：“宫中皆盖井，毋令毒下。”为了保证饮用水的卫生，要定期清理井底淤泥，一般在春天三月时清理水井。《周易·井》载有“井泥不食”，即井中有泥不能食用；“井渫不食”，即水井污染，不能食用；“井洌寒泉，食”，即井水经过改造、疏浚，水泉清洌，可以饮用。为了保证用水卫生，古人还建造专门的输水管道，1977 年河南登封战国阳城遗址内发掘出陶水管道，并有贮水池，经研究是作为输水之用。

古人注意食物保健卫生，不吃腐烂变质、色味俱恶的食物。孔子在《论语·乡党》中提出“八不食”，其中包括“食饐而餲，鱼馁而肉败不食，色恶不食，臭恶不食”，以及“失饪不食”，即生熟烹调失宜的不吃。为了食物保鲜及不腐败，古人发明了储冰技术。《周礼·天官冢宰》载周代有专管冰窖的“凌人”。《诗·豳风·七月》曰：“二之日凿冰冲冲，三之日纳于凌阴。”河南新郑故城遗址，发现一座长约九公尺、宽约三公尺的狭长形半地下建筑，底部有五眼深井，在地下建筑及深井中发现有牛、羊、猪、鸡等动物的骨骼及许多陶片，可能是一座大型地下冷藏库。《吴越春秋·勾践归国外传》载：“勾践之出游也，休息食宿于冰厨。”

NOTE

（二）饮食养生

合理的饮食给人体提供必需的营养和能量，促进身体健康；而不当的饮食嗜好及饮食习惯不但无益于健康，反而导致疾病的发生。因此古人很重视饮食养生。孔子十分讲究饮食精细，“食不厌精，脍不厌细”（《论语·乡党》）；指出肉食类不能多于谷类主食，“肉虽多，不使胜食气”；“不多食”“食不语”；强调顺时育物，“不时不食”，非季节性的食物不能食。《礼记·内则》指出四时宜用五味以养气，“凡和，春多酸，夏多苦，秋多辛，冬多咸，调以滑甘”。

正常饮食能保证人体基本的生理生活需求，但饮食不当则招致疾病，“食饮之不时，饥饱之不节，百姓蹈疾病而死者，不可胜数”（《墨子·非攻》）。“五味令人口爽”（《老子·第十二章》），如过嗜五味，令人味觉失灵。“肥肉厚酒，务以自强，命之曰烂肠之食”（《吕氏春秋·本生》），过食厚味必伤肠胃。饮食丰厚会致胃脘痞胀，气不通达，不利于长生（《吕氏春秋·重己》）。饮食过饱过饥都能伤身，过饱伤形，过饥则骨枯血涩（《管子·内业》）。《素问·痹论》指出：“饮食自倍，肠胃乃伤。”

古人十分重视饮食的节制和禁忌，强调饮食以充虚强体为主，不可过极。饮食适口即可，不可害生，“其为饮食酏醴也，足以适味充虚而已”（《吕氏春秋·重己》）；“口虽欲滋味，害于生则止”（《吕氏春秋·贵生》）；即使味道再好，若吃了使人喑哑，则不要吃（《吕氏春秋·本生》）。《吕氏春秋·尽数》提出饮食养生的一系列原则：饮食宜清淡，“凡食，无强厚味，无以烈味重酒，是以谓之疾首”；要按时饮食，“食能以时，身必无灾”；不要过饥过饱，“凡食之道，无饥无饱，是之谓五脏之葆”；饮食时要心情愉悦，“口必甘味，和精端容，将之以神气，百节虞欢，咸进受气”。

三、饮食与和思想的产生

（一）五味调和

饮食是国之大事、“八政”之首，“八政：一曰食”（《尚书·洪范》）；饮食乃万物之始，人事之本，国之首务（《尚书大传》）。饮食之中寓含治国治政之道，其中的饮食中和思想，特别是由礼乐之和、饮食之和喻伸的“和而不同”思想，不仅是饮食之道、养生之道，更是治国大道。

和，调和、和谐、中和之义。《周礼·天官冢宰·食医》云：“食医掌和王之六食、六饮、六膳、百羞、百酱、八珍之齐。”郑玄注：“和，调也。”《逸周书·大开武解》注：“可否相济曰和。”饮食中和主要表现在五味调和。《吕氏春秋·本味》曰：“和之美者，阳朴之姜，招摇之桂，越骆之菌，鳣鲔之醢，大夏之盐。”烹饪时要想达到五味调和，必须掌握水火疾徐之候、五味先后多少，使水火相济，阴阳相和，五味相须，从而熟烂适中，五味和中，而无不过或不及。如《吕氏春秋·本味》云：“凡味之本，水最为始，五味三材，九沸之变，火为之纪……调和之事，必以甘酸苦辛咸，先后多少，其齐甚微，皆有自起……故久而不弊，熟而不烂，甘而不哝，酸而不酷，咸而不减，辛而不烈，淡而不薄，肥而不腴。”

最能体现五味之和者是和羹。《说文》曰：“羹，五味之和也。”《诗·商颂·烈祖》曰：“亦有和羹，既戒既平。”汉代郑玄在《郑笺》中释为：“和羹者，五味调腥热得节，食之于人，性安和。”和羹通过加用各种不同的调味品，最终达到五味和中。古代的铏、盉是专门调味的器具。《仪礼·公食大夫礼》注："铏，菜和羹之器。"盉，王国维认为是调和水酒之器。《说文》认为盉是和羹调味之器，"盉，调味也。从皿，禾声"。段玉裁注："调声曰龢，调味曰盉。"

在我国古代，盉、龢、龠、龤、籥皆与和有关。"和中"思想不仅包含五味之和，同时也包含礼乐之和。如龠为三孔竹管乐器，"似和众声也"；龢亦为和声乐器（《说文》）。盉、龢为"和"的重要字源，龢、和、盉可通用，代表了音乐之和、饮食之和。《尚书·尧典》曰："帝曰：'夔！命汝典乐……八音克谐，无相夺伦，神人以和'。""八音克谐"的和美乐章，与饮食之和有异曲共工之妙。通过八音克谐，达到性情中和，直而温，宽而栗，刚而无虐，简而无傲，最终达到天人相和的境界。由此可见，"和"包含了礼乐之和、美术之和、建筑之和、天人之和，以及更深意义的中庸之和。

（二）七情和合

七情和合，是指中药配伍中七种配伍原则，即单行、相须、相使、相畏、相恶、相杀、相反。通过相同相佐或相杀相制的作用，达到药物配伍的和谐，从而更好地发挥疗效，减轻或消除药物的毒性。如配伍中的相须相使，是两种以上的药物配伍使用时，其作用相互补充，相得为宜，更好地发挥疗效，或性能、功效相类似的药物配合使用，增强其原有疗效。《本草经集注序》曰："其相须、相使，不必同类。犹如和羹，调食鱼、肉、葱、豉各有所宜，共相宣发也。"

（三）五味调和与和而不同的中和思想

五味调和是指通过不同的味道相合以达到和谐。五味调和的饮食文化与八音克谐的礼乐文化，共同喻伸出和而不同的中和思想，成为中国传统文化的一个核心思想。

"和而不同"见于《左传·昭公二十年》。齐侯认为梁丘据与其想法相和，遭到晏子反对。晏子认为据与齐侯只是相同，非为和。指出和与同有本质上的区别。"和如羹焉。水、火、醯、醢、盐、梅，以烹鱼肉，燀执以薪。宰夫和之，齐之以味，济其不及，以泄其过。"和如和羹，烹鱼肉时需要不同的调味品相配，宰夫通过调和诸味，不使太过或不及，从而达到五味相和，君子食之，可平其心。"故《诗》曰：亦有和羹，既戒既平……先王之济五味，和五声也，以平其心，成其政也。声亦如味……君子听之，以平其心，心平德和。"调和五味如同调和五声，先王通过五味调和，五声相和，以平其心，和其德，成其政。"君臣亦然。君所谓可而有否焉，臣献其否以成其可；君所谓否而有可焉，臣献其可以去其否。是以政平而不干，民无争心。"君与臣的关系如五声五味之和，君臣意见不一定完全相同，臣子提出反对意见帮助国君纠偏反正，从而达到政平而不干。"今据不然。君所谓可，据亦曰可。君所谓否，据亦曰否。若以水济水，谁能食之？若琴瑟之专一，谁能听之？同之不可也如是。"梁丘据只是一味趋从国君的想法，就象以水济水及单一琴瑟之音，发挥不到谏诤的作用。如《论语·子路》所说："君子和而不同，小人同而不和。"

无独有偶，《国语·郑语》中史伯提出"和实生物，同则不继"的观点，曰："夫和实生物，同则不继。以他平他谓之和，故能丰长而物归之；若以同裨同，尽乃弃矣。故先王以土与金木水火杂，以成百物。是以和五味以调口，刚四支以卫体，和六律以聪耳，正七体以役心，平八索以成人，建九纪以立纯德，合十数以训百体……夫如是，和之至也。于是乎先王聘后于异姓，求财于有方，择臣取谏工而讲以多物，务和同也。"此观点与"和而不同"有着相同的

NOTE

内涵和寓意。

所谓和实生物，是指多种事物相互作用以达到统一协调和合，才能产生万物；单一雷同的事物不能促进事物的持续发展。以一种事物与另一种事物相互制约协调谓之和，即以事物之间错综复杂的关系形成多样性的统一，能多方发展而使万物统一。若单以同一种事物辅助，则用尽废弃，不利于事物的持续发展。所以先王以土与金、木、水、火相互杂糅，以生成百物。如同调和五味以适口味，强健四肢以卫体，调和六律以聪耳等。和实生物强调“择臣取谏工而讲以多物”，务求谏臣与国君的政见和而非同，以此纠偏反正。和实生物与和而不同寓含了深刻的哲理，都包含了矛盾的多样性与统一性，而最初从饮食之道、礼乐之道中的和合喻伸出的治国治政大道，成为中国传统文化一个重要的核心，也成为中医中和思想的一个重要内涵。

第三节　古代天文与中医文化的起源

中国古代是天文学最发达的国家之一，天文学知识和方法是中医学“天人合一”思想形成的基础，而且还渗透到中医学的基本理论和概念中。中医学借助天文学研究方法和知识阐释人生命形成、人体结构组成及生命活动的规律。

一、中国古代的宇宙观

中华民族的先祖自从具备了人类自身的思想意识，就开始对周围世界进行想象、观察和认识，开始思考万物所依存的空间是什么、如何开端和延续，从而产生了古代的宇宙观。

宇宙概念在中国古代是指空间和时间的统一体。《墨经·经上》曰：“宇，弥异所也；久，弥异时也。”宇，是空间概念；久，是时间概念，又是“宙”字所体现的含义。战国时代的《尸子》对于“宇宙”有明确的定义，即“四方上下曰宇，往古来今曰宙”。东汉时期的张衡在他的天文著作《灵宪》中将宇宙阐释为“宇之表无极，宙之端无穷”。

中国古代宇宙观的特征是宇宙演进论。早在春秋时期就出现了宇宙生成的论点。《老子》认为天地万物由“道”生成，即道是构成宇宙的本原，并指出“道生一，一生二，二生三，三生万物”（第二十五章），这是一种由构成宇宙本原的道而逐渐演化万物的模式。《易传》认为，天地万物由“太极”生成，提出“太极生两仪，两仪生四象，四象生八卦”的模式。西汉时期成书的《易纬·乾凿度》把宇宙的演化分为四个阶段：①太易阶段，宇宙空间是一种“未见气”的状态；②太初阶段，“气”开始产生；③太始阶段，“形”开始产生；④太素阶段，“质”开始产生。《黄帝内经》则认为宇宙早期呈现无边无际的“太虚”状态，由太虚的“肇基化元”而演化万物。南宋时期理学家朱熹提出宇宙的“元气漩涡”论，认为宇宙本初是由元气构成，元气旋转运动而产生天地万物。

中国古代宇宙观还体现了一种宝贵的思想特点，就是以“天人合一”为核心的人与自然和谐统一的天人观，把“究天人之际”作为面对自然的重要课题去思考，强调“以人合天”。《老子》第二十五章提出“人法地，地法天，天法道，道法自然”的思想，对于今日人类对周围及外空间环境而言，仍有先导启迪的意义。

二、中国古代的宇宙结构学说

（一）“盖天说”

“盖天说”是中国古代最古老的宇宙结构学说之一。远古时代，人们仰观天文，依据直观想象，依象推理进行思考，而形成“盖天说”。这种学说是把天想象为半球形的盖子覆罩在大地之上。大地如覆碗，也呈半圆形，人类万物居于天地之中。雨水落地，江河之水流向四周边缘。大地在极远处似与天相接。为解释天象运动，又把天和地想象为两个同心圆。盖天说为了解释天体的东升西落和日月五星在恒星间的位置变化，想象设计出一种模式：极星及北斗居于天之中，恒星附着在天盖内壁上，日月五星又运行于恒星之间。天之中距地 8 万里，天盖的边缘距地的边缘处较天顶为近，天高为 2 万里。天盖以极星为中点绕大地由东向西运转，形成直观上的东升西没。日月五星在随天盖由东向西旋转的同时，又自行由西向东慢慢运动。为使其得到形象化说明，又把天盖想象为旋转的磨盘，把日月行星想象为在旋转运行的磨盘上反向爬行的蚂蚁。很显然，在磨盘上爬行的蚂蚁有两种运动：一是随磨盘旋转，另一是逆旋转方向缓慢爬行。

“盖天说”虽然认为大地像倒扣着的碗，中间高四周低，然而具体考虑和测定时又把大地作为平面对待，认为天是圆的，地是方的。“盖天说”为解释一年四季太阳在天空的时高时低，设计出“七衡六间图”，说明太阳在不同季节的运行轨道及日出点和日没点。“盖天说”的学者还设计并绘制出一幅盖图，是最早的全天星图。

“盖天说”的主要观测仪器是表，又称髀。利用勾股定理做出定量计算，测定夏至、秋分、冬至日影的长度及其间的伸缩度，并以此计算冬至日及夏至日的日道半径。然而这些计算之中的参数部分皆以想象为基础，所以“盖天说”仍然具有明显的原始假说特征。

（二）“浑天说”

“浑天说”是古代先哲在认识天地结构的过程中提出的一种学说，比“盖天说”前进了一步。“盖天说”认为天地为半圆形。“浑天说”则认为天像一个圆球包裹着大地，地在天圆之中，天球一半在地下，一半在地上，日月五星天体在天球上运动，又随天球旋转。

“浑天说”近似于希腊的“天球说”，即以地球为中心的球面运动。“浑天说”的概念在战国时期已经出现，公元前 4 世纪天文学家石申在“浑天说”的基础上编制出量表。“浑天”最早见于西汉扬雄的《法言·重黎》，认为较完整的“浑天说”由西汉早期的落下闳开创，西汉中期的天文学家鲜于妄人利用“浑天说”做过实际测量，耿中丞以形象的方法对“浑天说”进行了表述。

对“浑天说”认识最深刻、记载最完善的是东汉时期张衡编著的《灵宪》和《浑天仪注》，标志着“浑天说”已经成熟。这一时期“浑天说”发展很快，而且按“浑天说”制造的浑象和浑天仪广泛应用于天文研究和实际测量中。张衡在他的《浑天仪注》中形象地描述了浑天结构：浑天就像鸡卵。天体圆如弹丸，大地如同鸡子中的蛋黄。天大而地小，天表里有水，天地各自依靠大气而立，载水而浮。浑天的周长为“三百六十五度四分度之一”，以中间平分，则其中的一半“一百八十二度八分之五”覆盖在大地之上，另一半环绕在地下。南端为天南极，北端为天北极。北极是天之正北，也是天之正中。北极“出地上三十六度”。“北极上规径七十二度”四季显现而不隐藏于地下。南极是地的正中，在正南，“入地三十六度”。

“南极下规七十二度”常年隐伏于地下而不显现。南北两极相距“一百八十二度半强”。天体运转如同车轮，运行不息，其形浑浑，所以叫“浑天”。“浑天说”还有一个思辨上的进步，即认为“浑天体”不是宇宙的界限，“浑天”之外还有另外的世界。

“浑天说”起初认为，大地不是悬浮在空中，而是浮在水上。这种说法受到“盖天说”学派的批评后又有所发展，认为大地浮在气中，故而才有可能回旋游动。这就是“地有四游”的朴素地动说的先导。“浑天说”认为全天恒星都布在一个“天球”上，而日、月、五星则附在这个天球背景上运行，这与现代天文学中的天球概念十分接近。“浑天说”采用球面坐标系来度量天体的位置及其运动。如对于恒星的昏旦中天、日月五星的运行及顺逆去留，都采用“浑天说”体系来描述。所以，“浑天说”不仅仅是一种宇宙结构学说，也是一种观测和测量天体视运动的计算体系。

（三）“宣夜说”

“宣夜说”约在战国时期产生，没有留下完整的文献资料。东汉时期的郄萌记述了先师流传下来的“宣夜说”，主要观点被收入《晋书·天文志》。“宣夜说”认为根本不存在有形质的天，认为天是无形的无限空间，因为无限高远才显现出苍色。为证明其说，引证远方的黄色山看上去呈青色，万丈深谷看上去呈黑色，都是因为无限遥远而人“目瞀精极”所造成的假象。以此证明，天并不存在一个有形的体和有颜色的天壳。日月星体自然地悬浮于无限的太空之中。星体的行止都是气的作用。日月五星也没有缀附在天球上随天一起绕地运动。如果是这样，就不可能出现太阳每天东行一度，月亮每天东行十三度。日月五星或消失或往来，或顺行或逆行，进退各不相同，就是因为它们没有根系在天球上，而各有轨道和速度。宣夜说阐述了宇宙是茫茫无涯、无穷无尽的空间，而日月星体则漂浮于这寥廓的太虚之中。这比盖天说和浑天说认为日月星体附着在天球同一层面上，有了很大进步。浑天说学派的张衡，其“宇之表无极，宙之端无穷”的观点，实质上是受了“宣夜说”的影响。“宣夜说”之所以消亡而失其传承，可能是因为缺乏历法学所需要的实际测量，在古代又缺乏有力的理论证明，故此仅仅保留在思想领域而成为一种思辨的假说。

三、天文与中医药学

（一）宇宙观对中医哲学的渗透

宇宙观是哲学范畴，任何一门学科的形成和发展都必须以某种哲学为指导思想，然后形成其自身的认识论和方法论。古代天文学家首先要考虑宇宙是什么？如何构成？宇宙万物如何演化？如何运动？早期的天文思想受泛神论的影响，认为天地自然、山川湖海、风雨雷电，甚至草木都有其内在的神在支配它们的各种运动变化。而其中又以天神最为崇高，支配天地间的一切，以巨大的力量驱动着天空景物的运动、气候的变化、季节的交替、万物的荣枯。这种思想无疑影响了中医哲学。中医经典理论经典《黄帝内经》中就体现了这种思想，如《素问·天元纪大论》云：“太虚寥廓，肇基化元，万物资始，五运终天，布气真灵，总统坤元，九星悬朗，七曜周旋，曰阴曰阳，曰柔曰刚，幽显既位，寒暑弛张，生生化化，品物咸章。”

早期天文学家认为构成宇宙的是“气”，作为本原物质的气又演化为万物。这种思想也必然反映在中医理论中，产生了中医学的人体生命“元气说”。受天文学中的日、月运动和日、月之象的影响，中医学产生了阴阳学说，这种学说春秋后期已有高度的发展，作为认识论和方

NOTE

法论来解释宇宙万物，最终又成为中医学认识人体、认识疾病的方法。在对宇宙万物的生克制约和物类品性差异认识的基础上，又产生了中医学的五行学说。这种学说为中医脏腑生理和病理的生克制化关系提供了说理工具。

（二）中医理论体系形成的天文学背景

中医学是中华民族在同病魔斗争中逐渐发展起来的一门科学，其源头几乎同社会文明一样古老。但是，作为一门科学的形成，不仅需要积累大量的医疗经验，而且有赖于人们对自身与整个自然界的关系达到一定的科学认识水平。在这方面，天文学占有举足轻重的地位，因为唯有它才能为人们提供一幅宏大而直观的宇宙图景。在中医理论体系形成以前，我国古代天文学已经取得了丰硕的成果，因而自然成为中医理论体系构建的重要依据。

据《大戴礼·夏小正》，远在三千多年前的夏朝，我国天文学已经产生实用价值，编制出了“夏历”。夏历将一年分成12个月，以某些星宿的出没、北斗柄的回转来确定节气。在商代甲骨文中，已有日食的记载（到汉代进一步正确地说明日食的成因）。到西周，我国天文学已经形成以天极星为座标的二十八星宿概念，并以此来确定太阳在恒星中的视位置。而之所以取二十八宿，为的是同月亮运行的平均周期相一致。战国时期石申的星表，描绘了木、火、土、金、水五大行星的运行状态，编制出二十四节气。长沙马王堆三号汉墓帛书中记有29幅彗星图。至迟在秦汉时代，已经出现更具系统性的天文学假说，诸如“浑天说”和“宣夜说”。汉代科学巨匠张衡还根据“浑天说”制成浑天仪，用它精确地测量了黄道与赤道的交角。他在《浑天》中指出：“赤道横带浑天之腹，去极九十一度十九分之五。黄道斜道其腹，去赤道表里各二十四度。故夏至去极六十七度而强，冬至去极百一十五度亦强也。然则黄道斜截赤道者，则春分、秋分之去极也。”由此可见我国古代天文学成就之一斑。如此发达的天文学，自然就为以《黄帝内经》为代表的中医经典提供了宇宙观背景。《黄帝内经》中的《天元纪大论》《五运行大论》等七篇大论，是由唐代王冰补入的，尽管很可能属于后人伪托，但就其思想主旨而言，是同《黄帝内经》相一致的，集中地反映了天文学在医学中的影响，其中不仅蕴含大量的天文学知识，而且接受了当时最具科学性的“宣夜说”。

中医理论注重天文学，其目的在于弄清天人之间的关系，结合人的生存大环境来认识人体生理、病理及防治疾病的规律。中医理论把人当作一种自然的存在物，运用天文学等学科的知识科学地揭示人与外部自然的关系。《素问·阴阳应象大论》曰：“天有精，地有形；天有八纪，地有五里（理），故能为万物之父母。”所谓八纪，指立春、春分、立夏、夏至、立秋、秋分、立冬、冬至这八个节气，五里指五行化育之理。《素问·天元纪大论》云：“在天为气，在地成形，形气相感而化生万物矣。”人也为天地形气所化生，不仅源于自然，而且始终生活在自然之中，必须随着自然的变化而变化。《灵枢·岁露论》曰：“人与天地相参也，与日月相应也。”天地、日月的运行对人体生理、病理都有影响。《素问·阴阳应象大论》云：“天有四时五行，以生长收藏，以生寒暑湿燥风。人有五脏化五气，以生喜怒悲忧恐。”人如果不能积极适应天时及其节气的变化就会产生病变，而其防治疾病的原则自然就可以从中推导出来。因此，中医理论体系的形成离不开古代天文学及气象学的成就。

（三）中医经典理论中的天文学成就

1.“宣夜说”在《黄帝内经》中的体现　《黄帝内经》为中医理论经典，又是中医文化的百科全书，内容几乎涉及其成书时代的各个学科，古代天文学的基本知识在《黄帝内经》

NOTE

中几乎都有所反映。《黄帝内经》对于宇宙结构学说的认识更接近“宣夜说”。“宣夜说”较之“盖天说”和“浑天说”有三个方面的进步：其一是打破了宇宙是盖形或球形等有形质的说法，而认为宇宙是“虚空”的，这与《黄帝内经》称之为“太虚”是一致的。其二是认为天体各有自己的运动规律，无所附着，无所缀系。其三是认为宇宙是无限的空间。《素问·五运行大论》中有一段接近“宣夜说”的精彩论述：“天垂象，地成形，七曜纬虚，五行丽地。地者，所以载生成之形类也；虚者，所以列应天之精气也。形精之动，犹根本与枝叶也，仰观其象，虽远可知也。帝曰：地之为下否乎？岐伯曰：地为人之下，太虚之中者也。帝曰：冯乎？岐伯曰：大气举之也。”

另外，《黄帝内经》中尚保留了似乎业已失传的天文资料，这就是《素问·五运行大论》中所引述的《太始天元册》之文：“丹天之气，经于牛女戊分；黅天之气，经于心尾己分；苍天之气，经于危室柳鬼；素天之气，经于亢氐昴毕；玄天之气，经于张翼娄胃。所谓戊己分者，奎壁角轸，则天地之门户也。”这是所谓《黄帝内经》的“五气经天说”，而古代天文学未见有相关资料。

2. 日月运行在《黄帝内经》中的体现 关于日月运行，《黄帝内经》采用了古代天文观测的成就和数据，用以说明日月运行对天地阴阳升降的决定性作用，从而阐释其对人体阴阳变化的影响。《素问·六节藏象论》曰：“天度者，所以制日月之行也；气数者，所以纪化生之用也。天为阳，地为阴；日为阳，月为阴；行有分纪，周有道理。日行一度，月行十三度而有奇焉。故大小月三百六十五日而成岁，积气余而盈闰矣。立端于始，表正于中，推余于终，而天度毕矣。”这段文字不但说明了日月运行分度，而且指明了太阳的回归周期和置闰的原理。但这个置闰是指立表测日影而四年置闰一日。古天文学黄道的周天度数是365. 25日。平年是365日，差1/4日而天度不毕，积四年而盈满一度，置闰一天，放在第四年成为闰年366天，这样才会“天度毕”。

这里所说的“日行一度”是指太阳每昼夜绕黄道一周而越过一度。《黄帝内经》中对太阳的运行还有另一种描述，《灵枢·卫气行》和《灵枢·五十营》两篇出于“天人相应”的思想，认为卫气和营气在人体内的运行与太阳在二十八星宿之间的昼夜运行同步。值得注意的是，《黄帝内经》中所涉及的二十八星宿，星宿与星宿之间视作等距离。这实质上已经失去了天文学的实际意义，随意把宏观天象附会于主观想象，这是《黄帝内经》引用天文学不成功的地方。

“月行十三度而有奇”是指月亮绕地球一周约为27. 32天，是为恒星月的天数，平均每天运行的度数为365. 25度除以27. 32得13. 36度，故称“月行十三度而有奇”。古人所测得的恒星月日数与现代天文学基本一致。

另外，《黄帝内经》已经注意到月象的盈亏与潮汐的关系，以及对人体气血的影响。《灵枢·岁露论》中谈到“人与天地相参也，与日月相应也。故月满则海水西盛，人血气积，肌肉充，皮肤致，毛发坚，腠理郄……至其月廓空，则海水东盛，人气血虚，其卫气去”。《素问·八正神明论》中还谈到针刺之法应“法天则地，合以天光”“必候日月星辰”“月生无泻，月满无补，月廓空无治”，这是谈针刺治法应参照月象的盈亏而制定原则。《素问·缪刺论》还提出上半月月象渐生阶段逐渐增针、下半月月象渐亏阶段逐渐减针的方法。

NOTE

3. 天极星和北斗在《黄帝内经》中的反映　天极星和北斗在《黄帝内经》中的反映见于《灵枢·九宫八风》。这是利用北斗在北极运转一周而作为年钟的方法，来占验年周期八个重要节气的风向，用以预测气候的正常与否，从而占测气候致病的情况。其方法是将北极星为中心轴，通过斗星运转的八个区设立八宫，另加极星所居的中央一宫共为九宫。八宫实质为二十四节中八节斗柄所居的区域。八节指“二至”“二分”“四立”。这是《黄帝内经》利用北天天文与历法非常完美的结合，其中有其科学的一面，但也有占星术的色彩。

4. 五星在《黄帝内经》中的反映　古人所能直观观察到的所谓运行的天体，除了日月以外，还有水星、金星、火星、木星、土星五大行星。古人开始命名五大行星时有其亮度和色彩的原因，但后来完全将其纳入五行体系，甚至认为五星是五行在天的本原精气。《黄帝内经》涉及五星的见于多篇，主要是《素问》中的“运气七篇”，其中把五星运行的徐、疾、顺、逆、留、守、还等现象都依据天文学描述得非常真切。但实际运用中仍具有占星术倾向，这无疑会使其价值有所失色。

（四）借助于天文学的阴阳五行学说

“阴阳”范畴是中医理论体系的纲领。为什么中医学如此注重这对范畴？其在中医学中特定含义的依据又是什么？追根究源，应当说是来自人们的生产、生活经验，尤其是同我国古代天文学的高度发达相联系的。

《说文解字》云：“阴，暗也”“阳，明也”。阴阳本来是指阳光之向背，后常以日月为阴阳之代表。而日月之运行，月借日光以明，以及日、月、地之间的关系，都是天文学的研究对象或研究结论。因此，医学及哲学的“阴阳”范畴是与古代天文学相关的。中医学认为，人之阴阳本于天之阴阳。《素问·金匮真言论》曰：“夫言人之阴阳，则外为阳，内为阴；言人身之阴阳，则背为阳，腹为阴；言人身脏腑中阴阳，则脏者为阴，腑者为阳……以应天之阴阳也。”所谓天之阴阳，主要是指日月。《灵枢·岁露论》云：“人与天地相参也，与日月相应也。”《素问·六节藏象论》曰：“天为阳，地为阴；日为阳，月为阴。行有分纪，周有道理。”这些论述有力地证明中医学的阴阳范畴受到古代天文学的强烈影响。

《黄帝内经》从阴阳范畴进一步引申出三阴三阳概念。三阴三阳即太阳、阳明、少阳、太阴、厥阴、少阴。将其分成手足两大系列，构成中医的十二经脉学说，成为中医生理学、针灸学的理论支柱；将三阴三阳概念用于外感病的证型分类，则形成六经辨证。三阴三阳概念与天文学的联系也是密切的，这种联系不仅表现在它来源于阴阳范畴，而且表现在它同天时存在着对应关系。《素问·天元纪大论》曰：“阴阳之气，各有多、少，故曰三阴三阳也。”说明三阴三阳概念是阴阳范畴量化的结果。在一昼夜之中，阴阳二气经历着盛衰的变化。《灵枢·营卫生会》云：“夜半为阴陇，夜半后而为阴衰，平旦阴尽，而阳受气矣。日中为阳陇，日西而阳衰，日入阳尽，而阴受气矣。”人体阴阳二气的运行及其胜复与日夜交替的现象相对应，太阳始于平旦（早晨），阳明盛于日中，少阳应于日西，太阴始于合夜（日入），少阴盛于夜半，厥阴终于平旦。在一年二十四节气中，人体阴阳的变化与天时也是相应的。如《素问·天元纪大论》所说，一年之主气始于厥阴，依次经过少阴、太阴、少阳、阳明而终于太阳，各主四个节气。

在中医理论体系中，阴阳与五行密切相关，共同构成中医理论体系的基础。五行分属于阴阳，但比阴阳更具体，更直观，从而能够借助类比推理，建立更复杂、更实用的医学模型。在

NOTE

中医的五行学说中，因而也渗透着许多古代天文学的内容。《素问·阴阳应象大论》曰："东方生风，风生木……南方生热，热生火……中央生湿，湿生土……西方生燥，燥生金……北方生寒，寒生水。"《素问·天元纪大论》曰："天有五行御五位，以生寒、暑、燥、湿、风。"五位即五方，这说明金、木、水、火、土五行与燥、风、寒、暑、湿五气存在相生关系，并与包括"中"在内的五方位存在对应关系。然而，五方的确定及五气的变化规律的发现，都依赖于天文学。五行还与五时相联系。春属木，夏属火，长夏属土，秋属金，冬属水。《素问·六节藏象论》曰："春胜长夏，长夏胜冬，冬胜夏，夏胜秋，秋胜春，所谓得五行时之胜，各以气命其藏。"这是用五行生克胜复来说明五时之间的关系（并涉及五脏之名的问题）。而天时概念及其具体测定，则属于天文学的内容。

值得一提的是，古代中医还将五行与天文学上的五星相联系，认为它们也存在着对应关系。尽管这方面的思想其合理性还有待于证实，但是有力地说明古代中医的五行学说与天文学的密切联系。《黄帝内经》认为，这五星的出没与人体的生理病理变化存在某种对应关系。《素问·气交变大论》云："岁木不及，燥乃大行……民病中清，胠胁痛，少腹痛，肠鸣溏泄，凉雨时至，上应太白星，其谷苍。上临阳明，生气失政，草木再荣，化气乃急，上应太白、镇星，其主苍早。复则炎暑流火，湿性燥，柔脆草木焦槁，下体再生，华花实齐化，病寒热疮疡、痱胗痈痤，上应荧惑、太白，其谷白坚。"在五行生克乘侮关系中，金克木，克制过分则为凌乘。木气本身不及，势必为金气凌乘，表现为燥气流行，在天象上可见明亮的金星。又由于木能生火，木受金抑而诉诸火，以致金、火相对，在天象上同时可见金星和火星。《素问·气交变大论》曰："收气不行，长气独明，雨水霜寒，上应辰星。"当燥金（收气）为火热（长气）所胜之后，又有寒水克制火热，在天象上见水星明亮。如此之论，不一而足。这些都反映了五行学说与天文学的密切联系。

（五）五运六气学说及其医学价值

五运六气学说是在大量天文观察的基础上，为预测气候的变化规律而建立起来的推演系统，体现了我国古代天文学及气象学的重大成就。尽管这一系统尚需进一步证实，但它具有一定的科学性却是可以肯定的，因为从古至今它已经获得若干可检验的实例的支持。五运六气学说在古代中医理论中不仅受到高度重视，而且获得广泛的应用和发展，《黄帝内经》七篇大论充分地探讨了五运六气学说及其在医学中的应用。

我国古代医家特别是唐代以后的医家把精通运气学说视为行医的必要条件之一。《素问·六节藏象论》强调曰："不知年之所加，气之盛衰，虚实之所在，不可以为工矣。"宋代更是将运气学说被列入医生的考试科目之一。在官方的支持下，医生研究运气学说蔚然成风。例如，明代张景岳在其《类经·运气类》中谈到自己的学习体会时说："自余有知以来，常以五六之义，逐气推测，则彼此盈虚，十应七八。"表明中医理论与天文学及气象学密不可分的联系。

所谓五运，亦即木、火、土、金、水五气的运行；六气则为风、热（暑）、湿、火、燥、寒。五运六气皆有阴阳属性，将五运之"火"一分为二（君火、相火），这样，就形成厥阴风木、少阴君火、少阳相火、太阴湿土、阳明燥金、太阳寒水的匹配。五运又分中运、主运和客运。中运统司一岁之气；主运一般以木、火、土、金、水五行相生的次序分司一年五季；客运则以中运之气为始，亦以五行相生的次序分司五季。这样，其中就有三者（中、主、客）之

NOTE

间的异同和协调制约关系。六气则分主气和客气。主气以风、火、热（暑）、湿、燥、寒为序，分司一年二十四节气；客气包括司天、在泉和左右四间气，循风、火、湿、热（暑）、燥、寒之序，以司天之气逆推二位为初气。其中，司天之气统司一年，与司天之气对应的在泉之气分主下半年。然而，五运之中运和六气之司天则是由干支纪年法推算出来的。我国古代采用干支纪年法，以甲、乙、丙、丁、戊、己、庚、辛、壬、癸十天干，与子、丑、寅、卯、辰、巳、午、未、申、酉、戌、亥十二地支相配合，60 年为一轮，称为甲子。这种纪年法体现着古人对天文气象大循环周期的认识。因此，在这种认识的基础上，就可以对各年气候变化的主流做出预测。五运六气学说同这种认识及其预测要求是一致的。五运以土、金、水、木、火为序，分两轮依次配十天干。例如甲年和己年为土运，乙年和庚年为金运。五运之中运即以此确定。六气以热、湿、火、燥、寒、风为序，亦分两轮依次配十二地支。例如子、午年皆为热气司天，丑、未年皆为湿气司天。但是，要预测每年气候变化的主流，还必须考虑到阴阳属性和运气之间的关系。运气有太过、不及和平气三种类型。凡天干为奇数属阳年，反之则属阴年。阳年为太过，同气流行；阴年为不及，相克之气流行。天干还受地支的制约，或说中运受司天之气的制约，凡太过之运遇相克之气，不及之运遇相生之气或同气，皆可转化为平气。而平气表现为气候平和，疫疠较少。

运气的差异，势必影响人体而引发一定的疾病。古代中医借用五行模式说明五脏之间的相互制约关系及种种生理病理机制，用五运六气学说推知疾病流行的可能性之大小，以及传变的某些特点。例如，木运太过之年，木克土过甚，联系人的五脏，则为肝气太盛，脾土受累。临床表现为肠鸣泄泻，腹胀胁痛，食欲不振，身体沉重，心烦易怒，头晕目眩等症状。如《素问·气交变大论》所曰：“岁木太过，风气流行，脾土受邪，民病飧泄，食减、体重，烦冤、肠鸣，腹支满……甚则忽忽善怒，眩冒巅疾……反胁痛而吐甚。”又如金运太过之年，燥气流行，金克木，则肝受累。临床表现为两胁下、少腹（小腹部两侧）痛，或眼睛红肿热痛，眼角溃烂，耳聋等症状。即《素问·气交变大论》所说：“岁金太过，燥气流行，肝木受邪，民病两胁下少腹痛，目赤痛，眦疡，耳无所闻。”

应当指出，五运六气学说由于包含多种参变因素，因而它并不是一种机械性的推导模式，它可以接纳适当的补充和修正。例如，太过或不及之运气也可能通过交运之气获得校正。在五运六气学说中，人们不难发现中国古代天文学、气象学和医学之间十分融洽的关系，它表明中国古代天文学在医学中有较高程度的应用，从而对中医学产生了较大的影响。

总之，无论从中医学的理论体系，还是从阴阳、五行及运气学说来看，都反映了中医学与古代天文学的密切联系。古代中医依托于古代天文学及其成果，它就必然地对中医学的发展产生深远的影响。

【复习思考题】

1. 中医文化的起源除本章所论外，是否还有其他方面？
2. 你是否同意“巫医同源”的观点？
3. 饮食文化对中医文化的影响有哪些？
4. 中国古代天文学是早期最发达的科学技术之一，对中医文化的影响有哪些？

NOTE

第三章 中医的思维方法

文化是人类在认识客观世界的过程中所创造的，自然离不开人的思维活动。不同的思维方法形成不同的精神、制度、行为，决定不同的文化形态。因此，要学习和了解中医文化，首先应学习和了解中医思维方法。

如同人类的进化过程一样，人类思维也经历了一个从无到有、从简单到复杂、从低级到高级的过程，其形成及发展受人类进化水平、大脑发育水平、生活环境、语言文字、文化传统等多种因素的影响，在不同历史阶段表现出不同的水平和特点，因而很难脱离具体的历史阶段给思维下一个准确的定义。

中医文化是中国传统文化的一个组成部分，在其发展过程中深受中国传统文化影响，在思维方法上也呈现出与中国传统思维的一致性、同步性，并且在中医药具体实践活动中进一步深化发展了中国传统思维方法，形成了自己别具一格、独具特色的理论体系和诊断、用药、治疗等临床技能。

关于中医的思维方法，从起源、工具、媒介、条件、特点、目的等不同的角度，目前有巫术思维、经验思维、象数思维、整体思维、变易思维、中和思维、意象思维、直觉思维、虚静思维、顺势思维、功能思维、辨证思维、逻辑思维等众多不同的表述及分类，在具体内容的表述上不免发生繁复、重叠、混乱等现象，不利于从总体上把握中医思维方法。

以上众多中医思维方法中，巫术思维、经验思维、意象思维是贯穿于中医思维历史发展过程中的主要思维方法。其中，巫术思维是中医思维的前导，经验思维是中医思维的基础，意象思维是中医思维的核心，其他思维方法是意象思维不同角度、不同程度的体现和延伸。换言之，其他思维方法都不同程度地反映、体现在意象思维方法中。因此，为了展现以意象思维方法为主的中医思维方法历史发展和形成的过程，本章从纵向的、历史的角度，按巫术思维、经验思维、意象思维的顺序对中医思维方法进行阐述。

第一节 巫术思维

医巫同源，巫术思维是人类思维发展中的一个必经阶段，也是中医思维发展过程中的必经阶段，对中医文化产生了重要而深远的影响。了解巫术思维，有助于了解中医思维的产生发展及中医文化中的巫文化内容。

一、巫术思维概述

NOTE

巫术思维是普遍存在于人类早期的一种思维方法，是一种非理性、非逻辑的思维方法，也可以称为原始思维、原逻辑思维等。

在人类社会的初期，由于受认识水平的局限，人们对于电闪雷鸣、流星陨石、冬去春来等自然现象，以及人的生、老、病、死等不能做出科学合理的解释，认为万事万物福祸、吉凶、生死、寿夭等的背后都有一个神灵在支配和决定，因而产生了万物有灵的观念。出于对神灵或恐惧或感激等矛盾而复杂的心理，又先后产生了图腾崇拜、英雄崇拜、祖先崇拜等现象。为了求得众神的庇护、保佑，达到趋吉避凶、趋利避祸的目的，进而产生了祭祀、祈祷等原始巫术活动及其与之伴随的巫术思维。

巫术思维过程中依重感知、想象，以互渗律、相似律、象征律、因果律、同时律等为思维基础，认为一切事物之间存在一种神秘的联系和可以被感知的神秘力量，这些神秘的力量可以不受时间和空间的限制，通过接触、传染、转移等方式在事物之间相互渗透、感应而产生不可思议的作用。因而可以通过模仿其他事物的行为以实现模仿者想要达成的任何意愿，或者通过一个物体对一个人施加影响而达到祈福或诅咒的目的，只要该物体曾被施受者接触过皆可以施加这种影响。而在这种巫术施加的同时或之后发生的事件，便自然而然地被视为巫术作用后的结果，这种结果其实只是关于事物认识的表象，当这些表象被氏族集体成员共同感知和接受时则形成集体表象或曰集体无意识心理，成为氏族集体共同信奉的“真理”。

二、巫术思维的运用

（一）解释人的生命来源

由于早期的人类不了解生命的成因，因而从巫术思维的互渗律、相似律、象征律等角度解释生命的产生。一是认为自己氏族祖先是某一种动物或植物所生，因而对这种动物或植物加以崇拜，把这种动物或植物作为自己部族的崇拜图腾。如《诗经·商颂·玄鸟》云：“天命玄鸟，降而生商。”《史记·殷本纪》云：“殷契，母曰简狄，有娀氏之女，为帝喾次妃。三人行浴，见玄鸟堕其卵，简狄取吞之，因孕生契。”皆以玄鸟为商人的崇拜图腾，视玄鸟为其祖先。二是从事物之间神秘力量的感应角度解释生命的产生。如《史记·周本纪》载：“姜源为帝喾元妃。姜源出野，见巨人之迹，心忻然说，欲践之，践之而身动如孕者。居期而生子……”是说姜源在野外践踏了巨人的足迹而怀孕，因而生下周人的祖先后稷。三是在不同事物之间建立同源、同构关系，以自然事物之生与人之生相互比拟、象征。如《周易·系辞》云：“天地氤氲，万物化醇；男女构精，万物化生。”《老子·第六章》云：“谷神不死，是谓玄牝。玄牝之门，是谓天地之根。”皆属此类。

（二）解释和诊断疾病的成因

在巫术思维下，对于疾病的成因，尤其是那些看不见、摸不着的致病因素如外感风邪、内伤七情等，以及由这些因素所引起的类似今天西医的肺炎、肝炎之类的内科疾病，初民不能也不可能做出合理的解释，往往就归之于神灵降灾、鬼魂附体等神秘力量。这在殷墟卜辞中有大量的反映，如甲骨文中常见“殷王的病是不是由于上帝降灾?”“殷王的疾病是不是因为亡臣的鬼魂作祟引起的?”之类的卜问。又如后世医药文献中常见“客忤”“中恶”“鬼击”“鬼注”“蛊毒”等病名，也都是属于此类。《左传·成公十年》云：“公疾病，求医于秦，秦伯使医缓为之。未至，公梦疾为二竖子……”这也是对疾病的巫术思维式解释。正如马克思·韦伯《中国的宗教：儒教与道教》中说：“这或许是对发热梦魇的一种泛神论式的理性化解释——

不过与其他的理性化相较之下，还是较为原始的。”《左传·昭公元年》载医和解释晋平公蛊病之成因云：“非鬼非食，惑以丧志……淫溺惑乱之所生也。于文，皿虫为蛊。谷之飞变为蛊。在《周易》，女惑男、风落山谓之蛊。皆同物也。”其中虽然排除了鬼神致病的因素，但从文字之蛊、谷物之蛊、卦象之蛊的角度解释晋平公因女色过度所患之疾，也运用了巫术思维中的多重相似律、象征律。

（三）在疾病治疗中的运用

既然巫术思维将致病因素归之于鬼神，因而在面临疾病时，往往也只能像《伤寒论·序》所说的那样，“卒然遭邪风之气，婴非常之疾，患及祸至，而方震栗，降志屈节，钦望巫祝，告穷归天”，在治疗方法上以向鬼神祈祷、祝由、禁咒等为主，有时也配合药物、针刺乃至气功等，以辟毒疫温鬼、辟鬼气不祥、杀精魅邪恶鬼、除邪逐鬼为目标。如《周礼·秋官》载“庶氏掌除毒蛊，以攻说禬之，嘉草攻之”，这是以药物（嘉草）熏蒸配合言语祈祷以治病。1973年长沙马王堆出土的汉代帛书医籍中，仍充斥着大量巫术治病的方法，如《五十二病方》载疗疣病之法云：“令尤（疣）者抱禾，令人嘑（呼）曰：‘若胡为是?’应曰：‘吾尤（疣）。’置去禾，勿顾。”以祝由之类的巫术方法治病，在《黄帝内经》中仍有遗存，如《灵枢·官能》云：“疾毒言语轻人者，可使唾痈咒病。”其中所说的“唾痈咒病”与马王堆帛书医籍所载的疗病方法如出一辙。又如《灵枢·贼风》载：“其毋所遇邪气，又毋怵惕之所志，卒然而病者，其故何也？唯有因鬼神之事乎？岐伯曰：此亦有故邪留而未发，因而志有所恶，及有所慕，血气内乱，两气相搏。其所从来者微，视之不见，听而不闻，故似鬼神。黄帝曰：其祝而已者，其故何也？岐伯曰：先巫者，因知百病之胜，先知其病之所从生者，可祝而已也。”另外《黄帝内经》中还4次出现了“方士”之称，如《素问·五脏别论》曰：“黄帝问曰：余闻方士，或以脑髓为脏，或以肠胃为脏，或以为腑。”再如《素问·至真要大论》云：“帝曰：善。夫百病之生也，皆生于风寒暑湿燥火，以之化之变也。经言盛者泻之，虚则补之。余锡以方士，而方士用之尚未能十全，余欲令要道必行，桴鼓相应，犹拔刺雪汗，工巧神圣，可得闻乎？岐伯曰：审察病机，无失气宜，此之谓也……帝曰：论言治寒以热，治热以寒，而方士不能废绳墨而更其道也。”方士是巫医向医发展过程中的一种变体，在战国末期盛极一时，而在《黄帝内经》中只出现4次，在一定程度上反映出由巫医向医发展的脉络。

（四）在药物中的运用

巫术思维中药物的使用多是为了配合巫术活动，因此所用药物不可避免地带有神秘的巫术色彩。由于巫术活动的目的在于沟通、讨好神灵，辟除鬼气、不祥，因此所用药物也需要具备或被认为具备致幻、愉悦、驱鬼、除秽、解毒等方面的功能。这些药物包括了植物、动物、矿物、汤液各类，基本上都被后世药物著作承袭和收录。或者说，后世药物著作的诸多药物，其前身本来就是巫药。例如，酒有芳香之气，饮后有使人兴奋、麻醉的作用，巫术活动中巫师饮酒并向神灵献酒，一方面可以讨好取悦于神灵，一方面祭师可以在精神上达到麻醉、迷幻的状态，可以达到与神灵合一的境界，从而更好地与神灵沟通。在长期的巫术活动中，人们逐渐发现酒也有止痛、活血等作用，因而后来作为百药之长在医疗活动中广泛运用。“医”字的繁体作“醫”，“醫”的或体字又作“毉”，即反映出酒与巫、医的密切关系。又如丹雄鸡，马王堆帛书《五十二病方》用以治蛊，《神农本草经》谓其“通神，杀毒，辟不祥。头主杀鬼，东门上者尤良”。又如裩裆，《神农本草经》云其“主阴易病，当阴上割取，烧末，服方寸匕。童

NOTE

女裩益佳。若女患阳易，即须男子裩也”，属于以秽治秽的巫术类型。又如青龙、白虎、朱雀、玄武四神灵的形成，是原始思维中图腾崇拜与天象星宿相结合的产物，而《伤寒论》中以之命名方剂，也带着巫术思维的痕迹。其他如采药、制药过程中，规定一定的时间、举行一定的仪式、向所采之药进行祷告，则是受巫术禁忌观念的影响。

（五）在禁忌避讳中的应用

根据巫术思维，一切事物之间存在神秘的联系和互渗力，为了避免亵渎给自己带来福祉的神灵，或者为了避开可能给自己造成灾害的恶鬼，因而产生了禁忌的观念。这种巫术禁忌的范围非常广泛，几乎涉及先民生活的各个方面，渗透进了中国传统文化、中医文化中，其中最典型的是名讳。《周礼·春官·小史》曰：“则诏王之忌讳。”郑玄注云：“先王死日为忌，名为讳。”意思是说，帝王死后便将其名字昭告天下以晓喻臣民，不可再称说先王的名字，以防止亵渎先王或给自己带来灾害。这种源于原始巫术的禁忌，到了阶级社会以后，逐渐发展演变为对尊者、长者名字的避讳。无论讲话还是读书、写字时，遇有尊者、长者名字中的字，不可直接说出来、写出来，而要以音义相近的字、空缺符号“□”代替，或者省缺字中的某一笔等，形成了独特的避讳文化。这种避讳在中医文化典籍中也大量存在。如《太素·真脏脉形》曰：“真脏见，乃予之期日。”杨上善注云：“古本有作正脏，当是秦皇名正，故改为真耳。”这是因避秦始皇的名讳而改脏名。又如《太素·经脉同异》曰：“手太阴之脉，出于大指之端，内屈循白肉，至七节后大泉。”萧延平按：“《灵枢》《甲乙经》……‘大泉’均作‘太渊’，唐人讳‘渊’作‘泉’。”这是因避唐高祖李渊的名讳而改穴位名。再如清代医籍中“玄参”“玄胡索”“玄明粉”等药名中的“玄”皆改为“元”或缺笔书写，是为了避康熙帝的名讳。名讳禁忌之外，其他如妇人生育时产房位置的禁忌、胞衣埋藏方位的禁忌，治病合药时一定在某个时辰、勿见鸡犬及妇人等禁忌，针灸时气候等禁忌，在中医药典籍中也有大量的留存。

三、巫术思维的评价

据《国语·楚语下》所载，在由最初的“夫人作享，家为巫史”转为颛顼“绝天地通”后，巫逐渐成为一个专门的职业。巫者往往由具备丰富知识的聪明人来充当，具有很高的宗教地位、社会地位，有时氏族首领或君王就是最大的巫者。从这个角度上可以说，巫者是当时的文化知识精英，巫文化是当时历史条件下的先进文化，而巫术思维也是当时一种先进的思维方法。

巫术思维依重感知、想象和互渗律、相似律、象征律、因果律、同时律等，认为事物之间存在广泛的神秘联系和相互影响，能够在较大的范围内进行想象，初步形成关于自然和人类的一些总体看法，其中蕴含着后世意象思维、整体思维、直觉思维等思维方法，以及“天人合一”“类同则召，气同则合，声比则应”（《吕氏春秋·召类》）等思想的萌芽。但巫术思维毕竟是一种初级的非理性思维方法，其所遵循的因果律不是按事物内在的逻辑规则去发现事物之间的关系，而是以“与之同时或过后发生的事件……作为它们作用后的结果”，往往混淆事物原因和结果的关系；其所遵循的互渗律下“现象或形式就是事物的全部”，因而“任何符号、标记与那一实在的事物相等同”（列维·布留尔《原始思维》），往往混淆事物表象与事物实质之间的区别，在想象中构建现实世界，把想象的事物当作实际存在的事物。

巫术思维指导下的治病巫术，主要适用于疑神疑鬼、妄想幻觉、惊恐迷惑之类的精神、心

NOTE

理、情志疾病，其内在的机制是通过祝由、暗示、移情等作用于人的心理、精神，由心理、精神影响人的生理，从而消除患者的心理、精神疑惑，进而调整患者的生理机制，最终达到使患者平复如故的效果。这与现代心理学如弗洛伊德的精神分析、梦的分析、催眠术等有异曲同工之处，在一定程度上“证实了在异质的、无因果关联的过程中，盈满意义的等价性质可同时呈现”（荣格《东洋冥想的心理学——从易经到禅》）的同时性原理，因此有其科学、合理的成分在内。也正因此，祝由术一直保留在中医体系中，直到明代国家医疗机构中还设有祝由科，至今在民间也有广泛的应用。因此不能一概盲目地斥之为迷信，而应剔除其糟粕，汲取其精华，在认真研究的基础上，将其中科学、合理的成分移植到现代心理学中加以运用。

巫术治病中配合巫术所使用的诸多药物，功能上固然多有想象与迷信的成分，但在长期的、反复的巫术活动中，也有不少药物是被验证有一定功效的。对此马克思·韦伯《中国的宗教：儒教与道教》指出：“药剂学及与之相关的药理学，都曾有过相当的经验性成果，它们完全以泛神论的方式被理性化。”也正因此，这些药物一直留存在后世的药物著作中。如何裕民先生《走出巫术丛林的中医》中说：“把可经验的知识与巫术神仙的内容混杂在一起，可以说是《神农本草经》的基本特点，也可以说是迄止清末中医本草学的基本特点。”但这些源自于巫药的药物，究竟在多大程度上有治病的功效？在何种情形下才会发生这种功效？仍有待于以后的科学研究和临床实践加以验证。

尤其应该指出的是，不少本是源于巫术活动中的药物，如桃木、艾草、雄黄等，成为上祀节、端午节、重阳节、春节等中国传统文化节日的符号和不可或缺的道具。如《荆楚岁时记》记载南楚风俗云：五月五日端午，采艾作人形，悬于户上，可避疫除秽。又如王安石《元日》诗云：“爆竹声中一岁除，春风送暖入屠苏。千门万户曈曈日，总把新桃换旧符。”这些节日插艾草、桃枝的风俗流传延续至今，也反映出相关巫药的功用已经得到历史的检验和大众的文化认同。同时，巫药元素加入到传统文化节日中，既起到祛除病邪、预防疫病的作用，又增添了节日的气氛和情趣，也是中医文化呈现出的一种独特风景。

第二节 经验思维

《素问·举痛论》曰：“善言天者，必有验于人；善言古者，必有合于今；善言人者，必有厌于己。”正是人类认识经验的不断积累，以及在经验基础上经验思维的不断发展，使巫术思维及巫术文化逐渐淡化，而中医思维及中医文化日益走向科学。

一、经验思维概述

顾名思义，经验思维就是建立在经验基础上的思维方法，是一种从实际经验出发思考问题和解决问题的思维方法，是人类认识和把握自身与客观世界及其关系的一种最普遍、最基本的方法，同时也是其他思维方法的基础。

经验就是人类在实践活动中获得的认识、知识，包括直接经验、间接经验。直接经验是每个人从亲身实践中获得的认识、知识，间接经验是通过一定渠道从他人那里获得的认识、知识。从根本上说，最初的经验都是直接经验，也即都是人亲身通过实践直接获得的。当这些直

NOTE

接经验通过口耳相传，或者通过文字书于竹帛，再被他人通过学习等途经获得则成为间接经验。

经验与理论相对而言。经验来源于对个别事物的认识，尚处于对事物认识的初级阶段，还没有真正升华、抽象为理论，因而不能透过事物现象揭示事物的本质，但已经带有初步的抽象概括性，是感性认识为主和一定程度理性认识的综合，因而经验可能呈现为形象形态，也可能呈现为概念形态，或者是形象形态、概念形态二者交织的形态。

经验一旦被人认识和接收后，储存在作为思维器官的大脑中，成为以后思维活动赖以进行的工具或曰媒介，参与之后的思维活动。当认识主体在面对新的认识对象尤其是类似的认识对象时，这个工具或曰媒介就会重新被激活、被唤醒，作为认识新事物思维活动的基础和解决新问题的知识背景。同时，新的认识活动中所获得的新的认识、经验也会不断地补充、储存在大脑中，不断地检验和修正大脑中已经储存的旧经验、旧知识，从而不断地推动认识水平、思维水平的进一步发展、提高。

在中医药学、中医文化发轫之初，在以《黄帝内经》《神农本草经》《伤寒论》为代表的中医理论、药物、治疗体系基本确立之前，经验思维与巫术思维有过较长同步发展、交织发展的历史时期，因而经验思维也是中医思维的一种最基本方式和其他思维方法的基础；在以《黄帝内经》《神农本草经》《伤寒论》为代表的中医理论、药物、治疗体系基本确立之后，经验思维又是临床实践活动中验证其他思维方法及其所获得的认识、知识正确与否的重要方法。

二、经验思维的运用

（一）在生命知识及规律认识中的运用

正如《周易·系辞》曰："古者包牺氏之王天下也，仰则观象于天，俯则观法于地，观鸟兽之文与地之宜，近取诸身，远取诸物。"经验的获得离不开具体实践活动中的观察感受，人体自身是人类经常接触和观察的对象，作为以人为主要诊治对象的中医学更是如此，其关于人体的知识也离不开观察、经验。如《素问·上古天真论》云："女子七岁肾气盛，齿更发长。二七而天癸至，任脉通，太冲脉盛，月事以时下，故有子。三七肾气平均，故真牙生而长极……"其中对于男女生命不同阶段的生理特征、生理周期的描述与实际情况基本相符，应该就是基于实际观察的结果。虽然受儒家"身体发肤，受之父母，不可毁伤"（《孝经·开宗明义章》）等思想的影响，中医的确没有发展出专门的解剖科学，但这并不排除儒家孝思想产生之前，先民们有机会可以观察到人体内部结构的情况。在古代常见的以活人作为祭祀的过程中，在残酷的战争杀戮过程中，在以腰斩、分尸等刑法处决犯人的过程中，在弃尸荒野的尸体腐烂时，古人都有可能直接观察到人体内部结构，从而获得关于人体内部的知识。《史记·殷本纪》载："纣怒曰：'吾闻圣人心有七窍。'剖比干，观其心。"《灵枢·经水》曰："八尺之士，皮肉在此，外可度量切循而得知，其死可解剖而视之。"皆表明了这一点。即使在儒家孝思想产生之后，也仍不排除一些特殊、偶然的情况下，仍有机会直接观察到人体内部结构，从而不断地积累关于人体内部的知识。

（二）在中药性味功能发现中的运用

药食同源，在中药文化中，几乎所有的植物、动物都被认为是可以入药的，说明早期药物及其性味功能的发现与人类的日常生活经验有着密切的联系。出于祖先崇拜、英雄崇拜等心

NOTE

理，文献中往往将这些发现的功劳归于帝王，实则是对于先民们在长期生活中发现的一种高度概括。如皇甫谧《帝王世纪》载："炎帝神农氏……尝味百草，宣药疗疾，救天伤人命。"《淮南子·修务训》载："古者民茹草饮水，采树木之实，食蠃蛖之肉，时多疾病毒伤之害。于是神农乃始教民播种五谷……尝百草之滋味，水泉之甘苦，令民知所避就。当此之时，一日而遇七十毒。"这些都是说炎帝神农在发现药物时都是经过亲口品尝的。反之，对于没有经过验证性味功效的药物，则不会轻易地服用。如《论语·乡党》载："康子馈药，拜而受之，曰：'丘未达，不敢尝。'"是说季康子馈赠孔子药物，孔子虽然拜受，但说自己不熟悉其药性，所以不敢服用。《礼记·曲礼下》也规定："君有疾，饮药，臣先尝之；亲有疾，饮药，子先尝之。"国君、双亲患病服用药物时，一定先经过大臣、儿子的品尝验证，在确信没有毒副作用时，再给国君、双亲服用。这些都从反面说明早期药物性味功能的发现，是建立在个人经验基础上的，同时反映了古人对于经验的重视。又《礼记·曲礼下》云："医不三世，不服其药。"对于其中的"三世"，或认为是指《黄帝针灸》《神农本草》《素女脉诀》为代表的三个时代的医学之书，或认为指经过三代传授的世医，但不论是哪一种理解，同样反映了对于经验的重视。

（三）在疾病认识与治疗中的运用

先民在与大自然的搏斗中，在险恶环境的劳作和生活中，最容易造成外伤。从认识的一般规律讲，早期人类对于疾病的认识，应始于野兽撕咬、棍棒、石块、弓箭等作用下造成的皮肉翻裂、伤口流血化脓等外伤，相应地按摩、针砭、艾灸、原始外科手术等外治法也是最早产生的。这首先可以从作为思想文化活化石的汉字中得到印证。如甲骨文的"疾"字就是一个人腋下中箭的形状，说明"疾"的最初意义就是指"箭伤"。又如"医"字繁体字作"醫"，由"医""殳""酉"作为构字部件。其中"医"有将箭封存，以防造成箭伤之义；"殳"就是人手持木棒击打的意思；"酉"本是酒坛子，代表有解痛疗伤作用的酒。"医""殳""酉"三者会意，表明"醫"的造字与外伤有关。第二，世界范围内的人类学、考古学也证明了这一点。考古发现越来越多新石器时代各种形状的砭石，如1963年在内蒙古多伦旗头道洼新石器时代遗址中发现的一枚经过磨制的石针，一端有锋，呈四棱锥形，可作针刺之用；另一端扁平有弧刃，可作切肿排脓之用。甚至穿颅术（又称作"钻孔术"或"环钻术"）在新石器时代也已出现，如1995年在山东省广饶傅家大汶口文化遗址发掘出土了一具5000年前的成年男子颅骨，上有近圆形缺损，是人工开颅手术所致（图3-1）。第三，文献记载也可以证明。如《史记·扁鹊仓公列传》载："上古之时，医有俞跗，治病不以汤液醴洒、镵石挢引、案扤毒熨，一拨见病之应，因五脏之输，乃割皮解肌、诀脉结筋、搦髓脑、揲荒（肓）爪幕（膜）、湔浣肠胃、漱涤五脏、练精易形。"类似的记载也见于《说苑》。其中所说的"割皮解肌、诀脉结筋、搦髓脑、揲荒（肓）爪幕（膜）、湔浣肠胃、漱涤五脏"都属于现代外科手术的范围，表明俞跗之时已有外科手术产生，而俞跗是外科医生的杰出代表。外科手术的产生进一步证明，古代对于人体的了解不仅限于外部，对于人体内部组织器官的认识也应该已经有足够的累积。

（四）在中医理论体系形成的运用

经验是理论的基础，理论是对经验的升华。中医引进和借鉴传统文化的概念和其他思维方法，对长期积累的医疗经验进行归纳总结，建立起自己的理论体系。医疗经验的积累首先是个体医生经验的积累，在个体医生对临床经验不断积累的基础上，通过归纳总结出某一疾病的群

NOTE

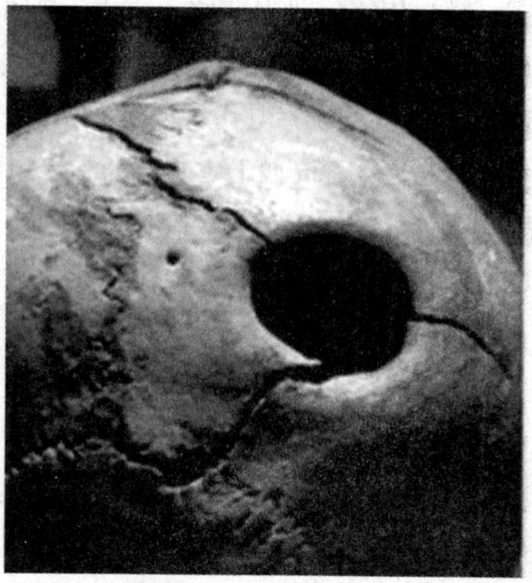

图3－1　大汶口文化遗址出土的带有圆形缺损的颅骨

体共性特征，从而形成自己独特的学术观点，这种学术观点被医生群体采用以后逐渐变成了学术思想，这种学术思想被传承而流传下去，在临床实践中不断得到检验和修正，被进一步凝练升华为中医理论。但由于经验思维方法只限于对表象经验进行初步的归纳总结，不能进一步分析、揭示表象经验背后的本质，所建立起来的中医理论往往呈现为一种经验之间表面的链接。如《素问·金匮真言论》云："东方青色，入通于肝，开窍于目，藏精于肝。其病发惊骇，其味酸，其类草木，其畜鸡，其谷麦，其应四时，上为岁星，是以春气在头也。其音角，其数八，是以知病之在筋也。其臭臊。"其中通过五行将肝脏及病症与他事物联系在一起，而未说明其联系的内在依据。又如，对于"风热袭肺"理论的陈述，只是发热、微恶风寒、头痛、无汗或少汗、咳嗽、胸闷、口微渴、舌苔薄白、舌边尖红、脉浮数等一系列疾病表象经验的罗列；在"辛凉解表，宣肺泄热"的治法上，也只是金银花、连翘、桔梗、薄荷、牛蒡子等方药的组合，而对于风热为何袭肺，金银花等何以能辛凉解表、宣肺泄热的内在机制则缺乏分析和阐述，只有靠其他临床实践者自己的推测、领悟来填充和弥补，这样构建起来的病与证的理论，无疑仍然是经验型的。

（五）在中医理论体系发展中的运用

在以《黄帝内经》《伤寒杂病论》《神农本草经》为代表的中医药理论体系建立后，历代医家一方面在其指导下进行临床实践，另一方面也不断地以实际临床经验验证、丰富和完善中医理论，经验因此也成为中医理论不断发展的不竭动力。如著名的金元四大家刘完素、张从正、李杲、朱震亨，几乎是生活在同一时期，理论渊源也多出《黄帝内经》《伤寒论》诸书，但对于同类疾病的观点与采取的治疗方法却有较大的差异，并发展出了各具特色的理论。刘完素认为疾病多因火热而起，在治疗上多运用寒凉药物，因此被称为寒凉派。张从正认为邪去而正安，治病应当着重于驱邪，在治疗上丰富和发展了汗、吐、下三法，被称为攻下派。李杲认为人之生以胃气为本，因此在治疗上长于温补脾胃，因而被称为补土派。朱震亨认为人体阳常有余、阴常不足，因此治疗中以滋阴降火为治则，故被称为养阴派。这种各具特色的不同观点、理论及派别的形成，就与各位医家不同的、具体的临床实践密切相关。对此范行准《中国医学史略》中指出："实由各人所处的地位不同，在医学上遂有不同的看法，这样自然有不同

NOTE

的理论而发生了学派上的论争。如刘完素、张从正之主攻伐，是因他们平民出身，平日所接触的又多是广大的劳苦人民。而张元素、李杲等人多是士大夫阶级或贵族出身，他们服务的对象也是贵族或有钱的地主富翁。他们生病，只有温补之药才容易接受，医家也自然不敢投以病家认为虎狼之药硝黄之剂。”这也就是说，金元四大家独特的学术思想，都是在各自具体的医疗经验基础上形成的。就这样，中医学经由实践经验——理论总结——临床验证——理论创新的路子，使中医理论不断得以丰富、完善与深化。

三、经验思维的评价

经验思维是人类思维中最普遍、最基本的方法，也是中医思维中最普遍、最基本的方法，在长期的中医医疗实践中发挥着重要作用，积累了大量的经验成果，不仅为后人临床实践所借鉴，也为意象思维等思维方法积累了大量的感性材料，提供了坚强的经验事实参照，是意象思维等思维方法的基础。

经验思维在具体实践活动中根据实践活动的变化实际来观察问题、发现问题和思考问题，一般来说并不受预定理论原则的直接指导和制约，而主要遵循实践活动的现实原则来自由进行，带有自发性、实用性的倾向，而这种自发性、实用性又源于实践活动的变动性，随着主体实践行为活动的变化而展开，因而较少受思维定势的约束，表现出一定的自由性、灵活性和随机性，蕴含着某些创新思维的契机，是中医理论不断丰富、发展和完善的不竭动力。但经验思维也有其诸多缺陷与不足，主要表现在以下几个方面：

第一，作为经验思维基础的经验与实践主体的人的感受密不可分，而对于同一认识对象不同的实践主体有不同的感受，所得出的认识有个体性差异，因此往往导致对同一药物性味的判断、同一脉象的感受、同一疾病的诊断也不相同。如磁石一药，《神农本经会通》载其“味辛、咸，气寒，无毒。一云：有小毒。一云：味甘、涩，平”。类似这样的对同一药物性味功能描述上的差异，令人无所适从。

第二，由于经验是实践主体的人在某一时空中的经验，因此只适用于与之相适合的特定的有限时空范围，而一旦超出这个范围就失去了其适用意义。相应地也导致经验思维具有保守性、封闭性，难以快速、有效地大面积传播和推广。从而也决定了传统中医教育以师带徒为主的传授方式，而这种教育方式本身也反映出经验思维的弊端，如传授过程中进一步固化经验，强化其保守性、封闭性、个体性，随着传授者的去世经验很容易失传等。

第三，经验思维源于对实际问题的发现、观察和思考，虽然在有限的时空内对认识对象的本质有一定程度的发现和反映，思维过程中也具备了初步的归纳性、概括性，但仍处于人类认识和思维的低级阶段，对事物的认识没有经过复杂、精密的思维过程，也没有穷尽认识对象的无限层次，因而也不可能从根本上真正地揭示事物的本质，带有较大的局限性、片面性。

第四，经验虽然是形成理论的起点，但是经验一旦载之于典籍，又具有稳定的、保守性的一面，因此也决定了经验思维本质上是一种面向过去的思维。如果把已往的经验定型化和把特殊的经验普遍化，而不去怀疑其在当下的可靠性，加以无限地推广和泛化，就会犯操古方以治今病的经验主义错误，对创新经验与新理论的产生起到阻滞作用。

第三节　意象思维

在巫术思维的前导下，在经验思维的基础上，中医文化经过长期的发展，形成了自己的核心思维方法——意象思维方法，建立起了以《黄帝内经》《神农本草经》《伤寒杂病论》为代表的中医理论、药物、临床体系。

一、意象思维概述

意象思维是思维主体运用带有直观、形象、感性的文字、图像、符号等工具或媒介来认识事物的思维方法。

意象思维方法是中国传统思维的核心思维方法，也是最具有中国文化特色的思维方法。文字语言是思维的工具或曰媒介，汉字的图画性、形象性、表意性从根本上决定了中国传统思维以意象思维方法为主；意象思维方法在突出运用于《易经》、道家文化、文学艺术等领域的过程中，得到进一步的发展和强化；中医思维受传统思维方法尤其是意象思维方法的影响，在中医药理论体系构建、临床实践过程中全面、深入地运用意象思维方法，形成了独具特色的中医文化。

巫术思维、经验思维是意象思维形成的前导和基础。但相对于巫术思维、经验思维来说，意象思维能够在较大范围内的事物之间建立起广泛的联系，能够将事物的表象与本质结合起来，通过以表知里、司外揣内的方法，从已知的事物去推知未知的事物，从事物的表象推知事物的内在本质，无论在思维的广度上还是深度上都是一个巨大的进步。

由于意象思维在人体与自然、人体与社会、人体各部分之间建立起广泛的联系，因而在一定程度上体现出整体思维、逻辑思维的特点；又因为事物运动是绝对的，意象思维在广泛联系的基础上，从运动、变化的角度阐述人体生理、病理、用药、治疗的规律及其变化，因而也在一定程度上反映出变易思维、顺势思维、辨证思维的特点；又因为意象思维的取象比类也包括事物动态功能之间的类比，因而又反映出功能思维的特点；又因为意象思维发展到极致必然走向直觉思维，而意象思维、直觉思维都需要内外环境的虚静，所以直觉思维、虚静思维也可包含、统摄在意象思维之中；又因为无论哪一种思维方法，都是以使人体达到“阴平阳秘，精神乃治”（《素问·生气通天论》）、“气血冲和，万病不生”（《丹溪心法》）的中和、健康状态为最终目的，所以一切中医思维方法又必然延伸、发展到中和思维。换言之，整体思维、逻辑思维、功用思维、变易思维、顺势思维、辨证思维、直觉思维、虚静思维、中和思维等都与意象思维有着程度不同的联系，是意象思维不同角度、不同程度的反映和延伸，都应该包含、统摄在意象思维中，这在以《黄帝内经》《神农本草经》《伤寒杂病论》为代表的中医理论、药物、临床经典中都已经得到充分的运用和反映。

二、意象思维的形成

“意象”由“意”“象”二词组成，其中“象”是名词，而“意”则兼具名词、动词二性。名词的“意”与“象”组合为“意象”，指思维的对象，也即“有意义的象”，此时的

NOTE

“意象”是一个名词词组，“意”是名词作状语。动词的“意”是从思维主体的角度而言，是由思维主体发出的，指思维主体会意的思维活动，此时的“意象”是一个动宾词组，指“对‘象’的思维”。下文中所说的“意象”也兼具名词词组、动宾词组词性。

从动词的“意”与名词“象”的结合而言，正是思维主体与思维对象接触、结合的过程；而“象”又有一个由具体的“大象”到“物象”“表象”“意象”等词义演变的过程，因此动词的“意”与名词“象”的结合又是一个意象思维不断发展、深化和形成的过程。

（一）由大象到物象

“象”的本义就是指动物之中的大象，如《说文》解释为“象，长鼻牙，南越大兽，三年一乳”。众所周知，黄河流域是中华民族的发祥地。研究表明，古时黄河流域温度、湿度、雨量远高于现在，相当于亚热带气候，草木因此生长茂盛，动物也繁殖得多。《孟子·滕文公上》追述这种情景时说：“当尧之时，天下犹未平，洪水横流，泛滥于天下。草木畅茂，禽兽繁殖，五谷不登，禽兽逼人。兽蹄鸟迹之道，交于中国。”这些动物中也包括大象在内。在山西、陕西、河南等地旧石器时代遗址中，出土了不少大象化石。甲骨文有不少猎象、驯象和向宫廷进贡大象的记载，殷商故墟也有象形的雕刻器出土，还发现埋有大象、象骨的象坑。《史记·龟策列传》载：“教为象廊，象箸而羹。”《吕氏春秋·古乐》载：“商人服象，为虐于东夷。”《论衡·书虚》载：“舜葬于苍梧下，象为之耕。”作为黄河流域的中心河南省至今仍简称为“豫”，而“豫”也就是大象，如《说文》云：“豫，象之大者。”这些都表明，最晚在商代之时黄河流域仍有大象生存。相对而言，这时的“象”就是未经人的思维加以干预的象，是自然界中客观存在的、真实的、具体的大象（图3－2）。

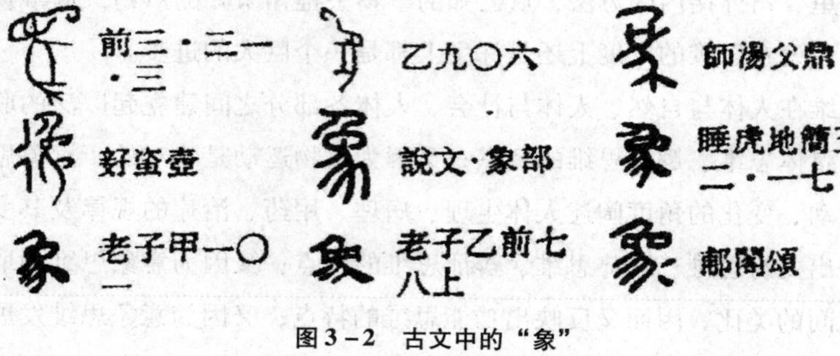

图3－2　古文中的“象”

随着气候的变化，黄河流域的气候再没有原来那么温暖湿润，草木也没有原来那么茂盛，所以大象逐渐地向南迁移，黄河流域从此再也没有活生生的大象存在了。人们见不到大象，于是根据死象的骨骼想象大象活着时候的样子，因此就有了“想象”“意象”之词。正如《韩非子·解老》云：“人希见生象也，而得死象之骨，案其图以想其生也，故诸人之所以意想者，皆谓之‘象’也。”

正如“想”“意”二字字义所昭示的，想象、意象是对不在眼前的事物想出它的形象，已经不再是纯粹的感性认识活动，而是在对已有事物认识的基础上，经过新的配合而创造出新形象的心理过程。也就是说，“想象”“意想”的“象”已经不是自然界中客观存在的、真实的、具体的大象，而是在具体的大象形象基础上加入了人的主观认识和创造力在内的“象”，是认识主体与认识客体相结合的产物，已经具有了一定的“意”的成分。由此，“象”也转化为一种文化符号，由具体的大象泛指一切物象、形象，成为具有一定象征、意象意味的“象”。

《左传・僖公十五年》云："龟，象也。"《周易・系辞》云："象也者，像此者也。"其中的"象"都是这种意义的"象"。

（二）由物象到表象

物象是人们通过感官所认识的对象，是客观事物表露于外的形象、现象，由客观事物的空间形式、质地、色彩、气味、声音等属性组合而成。客观事物的形式、质地、色彩、气味、声音等作用于眼、口、耳、鼻等认识主体的感觉器官，从而在认识主体大脑内产生直觉形象。直觉形象在经过认识主体的多次感觉、知觉后，为认识主体的大脑所摄取、留存，并且经常在大脑中再现，从而形成关于事物认识的表象。人在实践过程中接触到的人和事，丰富的经历和经验，诸如自然界的天象、气象、各种景物之象，社会生活中的兴旺之象、衰败之象及风土人情、市井百态之象，以及中医所论治的对象即人的面象、舌象、声象、脉象、藏象等，皆可以内化为表象。

物象与表象虽然都属于感性认识的结果，但二者既有一定的联系，又有一定的区别：物象是表象的来源，表象则是物象在人的大脑中的再现；物象受事物在主体面前呈现样式的制约，表象已经在一定程度上摆脱了事物的束缚；物象相对来说比较鲜明、完整和稳定，表象往往只反映事物的大体面貌、主要特征而不反映细节，但它反映同类事物的一般形象，已具有初步的概括性和抽象性，表现出人的认识已经由个别、部分向全体、整体的发展，从直接认识向间接认识过渡，是认识中由生动的感性形象向抽象思维推进的一个中间环节，是形象思维和抽象思维的共同基础。

例如，作为中医理论体系构建的基本概念阴阳、五行、气等，都是这样一些源自于具体物象又具有一定概括性和抽象性的表象。即以阴、阳而论，阴原指山之北、水之南，阳原指山之南、水之北，但后来从其他众多事物中归纳、概括、抽象出的与阴、阳共同的属性、功能等也都归于阴、阳，凡是具有静的、冷的、向下的、向内的、晦暗的、收敛的、柔弱的等属性的事物皆归之于阴，凡是具有动的、热的、向上的、向外的、明亮的、亢进的、强壮的等属性的事物皆归之于阳，从而使阴、阳逐渐成为具有高度概括性的概念，运用于中医理论构建和思维过程中的各个方面。正如《素问・阴阳离合论》云："阴阳者，数之可十，推之可百，数之可千，推之可万，万之大不可胜数，然其要一也。"因此，绝对不能因为阴、阳的概念是以原来具体的阴、阳物象来表达的，就将阴、阳概念简单地对等于原来具体的阴、阳物象。阴、阳概念是如此，其他概念也是如此。

（三）由表象到取象

"取象"是取事物的表象，取象的目的是在不同事物之间进行类比。如《周易・系辞》所说："圣人有以见天下之赜，而拟诸其形容，象其物宜，是故谓之象……古者庖牺氏之王天下也，仰则观象于天，俯则取法于地，观鸟兽之文与地之宜，近取诸身，远取诸物，于是始作八卦，以通神明之理，以类万物之情。"取象比类就是在发现不同事物之间相似性的基础上，通过联想、比喻、象征、类推等方法，以已知事物的结构、状态、特征、功能等模拟、比附、认识、说明、领悟未知事物的方法。只要事物之间在结构、状态、特征、功能等某一方面具有相似性，或者被思维主体主观上认为具有相似性，这种取象比类就有可能发生。

在"以我知彼，以表知里"（《素问・阴阳应象大论》）、"故远者，司外揣内；近者，司内揣外"（《灵枢・外揣》）、"视其外应，以知其内藏，则知所病矣"（《灵枢・本脏》）、"夫有病于内者，必有色于外矣”（《淮南子·俶真训》）等观念的指导下，中医取象比类不仅运用于事物的外部之间，也运用于事物的外部与内部之间、内部与内部之间。如《素问·金匮真言论》云：“东方青色，入通于肝，开窍于目，藏精于肝。其病发惊骇，其味酸，其类草木，其畜鸡，其谷麦，其应四时，上为岁星，是以春气在头也。其音角，其数八，是以知病之在筋也。”《素问·阴阳应象大论》云：“北方生寒，寒生水，水生咸，咸生肾，肾生骨髓，髓生肝，肾主耳。其在天为寒，在地为水，在体为骨，在脏为肾，在色为黑，在音为羽，在声为呻，在变动为栗，在窍为耳，在味为咸，在志为恐。”皆属此类。通过这样交叉、多重的取象比类，使人体成为一个意象的集合体。

如上所见，取象比类具有以下特点：一是通过联想来建立物象与表象之间的联系，因而在富有想象力和创造力的同时，也具有比较强烈的主观色彩；二是通过比喻、象征建立物象与表象之间的联系，而比喻、象征“在本质上是双关的或模棱两可的”（黑格尔《美学》），所传达的意义具有模糊性、不确定性、多元性、开放性；三是在个别或具体的事物与现象之间做横向的推衍，即从个别走向个别，从具体走向具体，从表象走向表象，相互比类的事物之间主要还是一种表象上的类似。

表象虽然已具有初步的概括性和抽象性，但毕竟只是眼、耳、手等感觉器官所获得的关于事物的感性认识，只是对事物表面的、局部的、片面的认识，而不是对事物的全部和本质的认识。正如《公孙龙子·坚白论》中说：“坚、白、石，三，可乎？曰：不可。曰：二，可乎？曰：可。”通过抚摸、敲击，固然可以知道石头是坚硬的，但不能知道石头是白色的；通过眼睛看，看到的仅仅是石头的白色，而不能知道石头的坚硬；而只有通过看、摸二者的结合，才能既知道石头的白色，又知道石头的坚硬，才能真正地认识石头。又如盲人摸象的故事所说，摸着大象腿的说大象像根柱子，摸着大象尾巴的说大象是一根绳子，摸着大象身体的说大象像一堵墙……所摸到的“象”也只是大象的部分、局部，而不是大象的全部，因而不可能全面地认识大象，更不能真正地从本质上认识大象。

（四）由取象到意象

如何才能全面、真正地认识事物？《老子·第十四章》曰：“视之而弗见，名之曰微；听之而弗闻，名之曰希；捪之而弗得，名之曰夷。三者不可致诘，故混而为一。”既然通过眼、耳、手等感觉器官的视、听、捪等无法认识事物的整体，那么只能把它作为一个整体来认识。又如荀子所说，感官“能各有接而不相能也”（《荀子·天论》），感官虽然能够各自认识事物，但所得到的认识是孤立的、分散的、片面的，不能形成关于事物总体的正确认识。要在感官各自的认识基础上得出一个整体的认识，必须有待于作为“天君”的心，因为“心居中虚以治五官，夫是谓之天君”（《荀子·天论》）、“心者，君主之官也，神明出焉”（《素问·灵兰秘典论》），作为“天君”“君主之官”的心能够统摄作为一般“天官”的耳、目等感官，对感官所获得的感性认识进行辨别、分析、归纳，从而最终形成概念和判断。

具体到中医临床实际中，中医四诊法中的望、闻、问、切，正是这样一些感觉器官的认识活动，所得到的认识同样也是孤立的、分散的、片面的。要在望、闻、问、切的基础上得出一个关于人体生理、病理情况的整体认识，同样也要通过作为“天君”的理性认识器官——心。心对人体色象、声象、脉象等各种感官认识的“象”所反映出的“意”进行综合分析判断，才能得出完整的、符合患者生理、病理实情的“意”。正如《说文解字·叙》云：“会意者，

NOTE

比类合谊，以见指撝”也正是在这种意义上，《素问·金匮真言论》云：“故善为脉者，谨察五脏六腑，一逆一从，阴阳、表里、雌雄之纪，藏之心意，合精于心……是谓得道。”《灵枢·九针十二原》云：“小针之要……以意和之，针道毕矣。”《灵枢·本神》云：“所以任物者谓之心，心有所忆谓之意。”《后汉书·方术列传·郭玉传》云：“医之为言意也。”《说文解字》云：“意，志也。从心察言而知意也。”（图3－3）

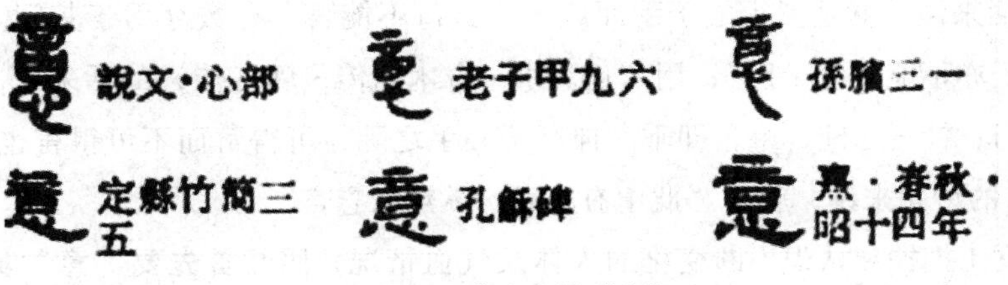

图3－3　古文中的“意”

意象与思维中所取的表象有着本质的区别。首先，它已不是对客观事物形象的直接反映，也不是对个别事物形象的反映，而是主体以表象为原料，经过分析、综合、抽象、概括等，按照主体的目的重新建构起来的形象，它比表象更深刻，更鲜明，更能反映事物的本质，属于理性认识阶段。其次，意象是表现主体思想和情感的形象，是一种赋予了事物新的价值和意义的形象。在意象形成的过程中，表象只是提供了形象的原形，是意象思维加工的原材料，至于这些材料如何重新建构，建构成什么样的形象，则是由人的思想、目的、情感来决定的。第三，意象既是已往形象思维的成果结晶，又是加工新形象的思维过程，通过它们不仅能够对物象特征进行选择、识别、解释，还可以由表入里，从已知进入未知。总之，意象是对事物共同性的形象信息抽象与概括的结果，是由表象概括而成的理性形象，是事物的表象与思维主体对其深层之理解的辩证统一。

（五）由法象到意象

《周易·系辞》曰：“圣人立象以尽意，设卦以尽情伪。”王弼《周易略例·明象》曰：“象者，所以存意。”立象的最终目的是为了“尽意”“存意”，也就是表达和保存关于事物认识的成果。而这些认识成果又以文字、图像、符号等大大小小、形形色色的象记录、保存在文化典籍中。《周易·系辞》曰：“见乃谓之象……制而用之谓之法。”学习这些文化典籍时，在很大程度上就是学习大大小小、形形色色的象，学习过程中将这些象内置于我们思维器官的大脑中，成为我们进一步思维和认识事物的媒介和参照。因此，这些保存在文化典籍中的意象也可称之为“法象”。

然而，正如《庄子·天道》曰：“世之所贵道者书也，书不过语，语有贵也。语之所贵者意也，意有所随。意之所随者，不可言传也……古之人与其不可传也死矣，然则君之所读者，古人之糟魄已夫！”世人所看重和称道的就是书，而书并没有超越言语，言语确有可贵之处。言语的可贵之处在于它能够传达意义，而意义是随从于象的，象却是不能用言语来传达的。既然古人和他们不可传授的象都已经死掉了，那么如今所读的书都是古人的糟粕而已。这也就是说，古代典籍中所记载保存的“法象”只是对已往事物的反映，如果机械地、盲目地、呆板地墨守、照搬和信从，在认识上也不可能真正地与当下的事物相符合。

《庄子·大宗师》曰：“夫知有所待而后当，其所待者特未定也。”知识必须与所针对的对

NOTE

象相符合才是正确的知识，但是它所针对的对象却是变动不居的，是一直处在运动变化中的，作为中医诊治对象的人体及气血的变化也是如此。更由于思维中所涉众“象”之“意”的多媒性、模糊性、复杂性，意象思维过程中患者当下的病情对于医生的诊断来说，“它能够引起许多思想，然而却不能有任何明确的思想即概念与之完全相适应”（康德《判断力批判》），因而意象思维过程中所得到的“意”也是无法用语言来表达的，至少是“言不尽意”。用《庄子·天道》的话来说，就是“得之于手而应于心，口不能言，有数存焉于其间。臣不能以喻臣之子，臣之子亦不能受之于臣”；用《后汉书·方术列传·郭玉传》的话来说，就是“腠理至微，随气用巧；针石之间，毫芒即乖。神存于心手之际，可得解而不可得言也”；用陶渊明《饮酒·其五》的诗句来说，就是“此中有真意，欲辨已忘言”。

因此，要真正把握和认识不断变化的人体及气血情况，固然首先要“意”典籍中的相关“法象”，也即通过学习参透和领悟典籍中的“法象”所象征和揭示的疾病的一般规律，作为下一步思维和认识事物的媒介和参照。作为临床实践经验总结成果的中医著作名称中，常冠以“心悟”“心法”之类的字眼，如刘完素《伤寒标本心法类萃》、窦材《扁鹊心书》、朱丹溪《丹溪心法》、万全《万氏秘传片玉心书》《痘疹世医心法》、吴谦《伤寒心法要诀》、程钟龄《医学心悟》、尤怡《金匮要略心典》、黄元御《四圣心源》等，都表明刘完素等历代名医都是在用心领悟医学及前人的医学著作，同时也提示后人阅读理解这些著作时也需要用心，由此可见心、意在中医思维中的重要性。但更重要的是在领悟到“法象”所象征和揭示的一般规律后，破除法象的束缚，以有法为无法，在实际临床过程中，根据不同患者的不同情况、同一患者病情不断变化的情况，聚精会神、专心一志，领悟到患者当下病情的变化，从而得出“不徐不疾”（《庄子·天道》）、与病证符合若契的诊断结论，然后在此基础上灵活运用方药加以施治。如汪昂《医方集解·序》中说：“善师者不陈，得鱼者忘筌。远用之妙，在于一心。何以方为……吾愿读吾书者，取是方而圆用之，斯真为得方之解也已。”

三、意象思维的运用

中医意象思维的运用，反映在在人体与自然、人体与社会、人体自身之间建立起广泛的联系，取自然、社会之象由表入里、司外揣内地类推、阐释、说明人体的构成、生理功能及病理变化，指导疾病的诊断、用药、治疗等各个方面。

（一）在人与自然之间建立广泛联系，以自然之象类推、说明人体的构成、生理功能及病理变化，指导对疾病的诊断、用药、治疗

《老子·第二十五章》曰：“人法地，地法天，天法道，道法自然。”自然包括天、地在内，所以人与自然的联系也包括人与天、地的联系在内。

1. 以天地自然之象比拟人体 这种比拟在《黄帝内经》中比比皆是、随处可见，但比拟之全面，莫过于《灵枢·邪客》中的一大段话：“天圆地方，人头圆足方以应之。天有日月，人有两目；地有九州，人有九窍；天有风雨，人有喜怒；天有雷电，人有声音；天有四时，人有四肢；天有五音，人有五脏……此人与天地相应者也。”在这种比拟的基础上，中医构建起自己的理论体系。例如，在马王堆帛书《足臂十一脉灸经》《阴阳十一脉灸经》的描述中，人体经脉还只有十一条，但到了《黄帝内经》中就变成了十二条，即将原先五脏中的心经分为心经与心包经，有着明显的为了和一年十二月之数相配而比附的痕迹。

NOTE

2. 从天地自然之象类推人体生理病理　自然气候有春、夏、秋、冬之分，表现出春温、夏热、秋燥、冬寒，以及春生、夏长、秋收、冬藏的规律。人体也是如此，如《素问·宝命全形论》云："人以天地之气生，四时之法成。"《素问·阴阳应象大论》云："天有四时五行，以生长收藏，以生寒暑燥湿风。人有五脏化五气，以生喜怒悲忧恐。"《灵枢·顺气一日分为四时》云："春生夏长秋收冬藏，是气之常也，人亦应之。"在季节气候规律性变化的影响下，人体脏腑功能的旺衰、气血运行的涨落、津液代谢的快慢也都呈现出同步性。如《素问·离合真邪论》云："天地温和，则经水安静；天寒地冻，则经水凝泣；天暑地热，则经水沸溢；卒风暴起，则经水波涌而陇起。"

由于中国地域广大、幅员辽阔，不同地区不仅有地势高低的差异，同一季节中气候也有较大的差异。这种差异也影响到人的生理功能，如《素问·阴阳应象大论》云："天不足西北，故西北方阴也，而人右耳目不如左明也。地不满东南，故东南方阳也，而人左手足不如右强也。"《素问·五常政大论》云："阴阳之气，高下之理，太少之异也。东南方阳也，阳者其精降于下，故右热而左温。西北方阴也，阴者其精奉于上，故左寒而左凉……故治病者必明天道地理。"

《黄帝内经》中除了散论天时、地理对人体的影响外，《素问·天元纪大论》等"七篇大论"还集中地将五运（即来自东、南、中、西、北五方的五种气流）与六气（即风、寒、暑、温、燥、火六种气候变化要素）分别配以阴阳、五行、天干、地支等，阐述气平、气太过、气不及的变化，以及对人体脏腑气机、易患疾病、患病部位、疾病传变等的影响，创立了五运六气学说（图3－4、图3－5）。《灵枢·九宫八风》中则将五行与《周易》后天八卦相结合，发展扩充为九宫图，以太一游宫象征气候变化，对八方之风对人体的影响、易患疾病、患病部位等进行推测（图3－6）。《伤寒论》中也将六经病与四时、昼夜气候的变化相联系，用以指导用药和推测疾病的转归。这些都反映出古代医家对于天时、地理与人体密切关系的认识。

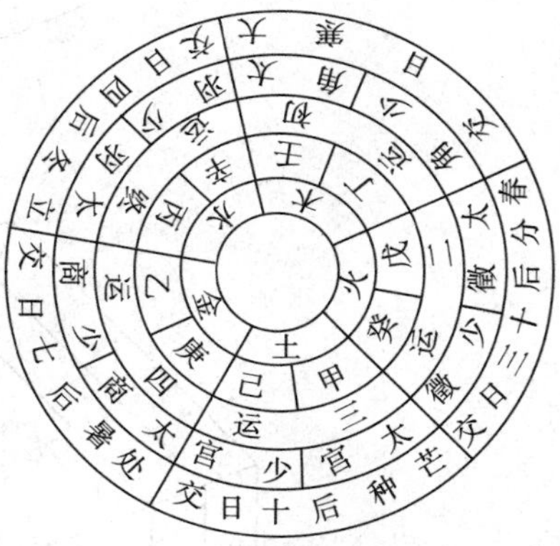

图3－4　五运图

3. 顺应天道地理以治疗疾病　天气不仅影响人的生理功能，也影响病理的变化。这种影响甚至具体而微到一天之中气候的变化，如《灵枢·顺气一日分为四时》云："朝则人气始生，病气衰，故旦慧；日中人气长，长则胜邪，故安；夕则人气始衰，邪气始生，故加；夜半人气入脏，邪气独居于身，故甚也。"因此在疾病治疗中，也应因时制宜、因地制宜，如《素问·脏气法时论》云："合人形以法四时五行而治。"气候影响疾病，常表现为春夏易于热化，秋冬易于寒化。因此治疗时，春夏之令宜抑阳助阴，药宜寒凉，慎用温热；秋冬之时，助阳抑阴，药宜温热，慎施寒凉。顺应昼夜阴阳消长以治疗疾病，还反映在服药时间的选择上。一般来说，上午阳气渐旺，因此治疗阳分、气分病变，具有温阳、益气作用的方药宜清晨、上午服，可借助人体阳气欲盛之势，强化药物的作用；黄昏时阴气渐盛，因此治疗阴分、血分病变，具有滋阴、养血作用的方药宜黄昏、夜晚服，可顺应人体阴气欲盛之势，彰显药物的疗效。

NOTE

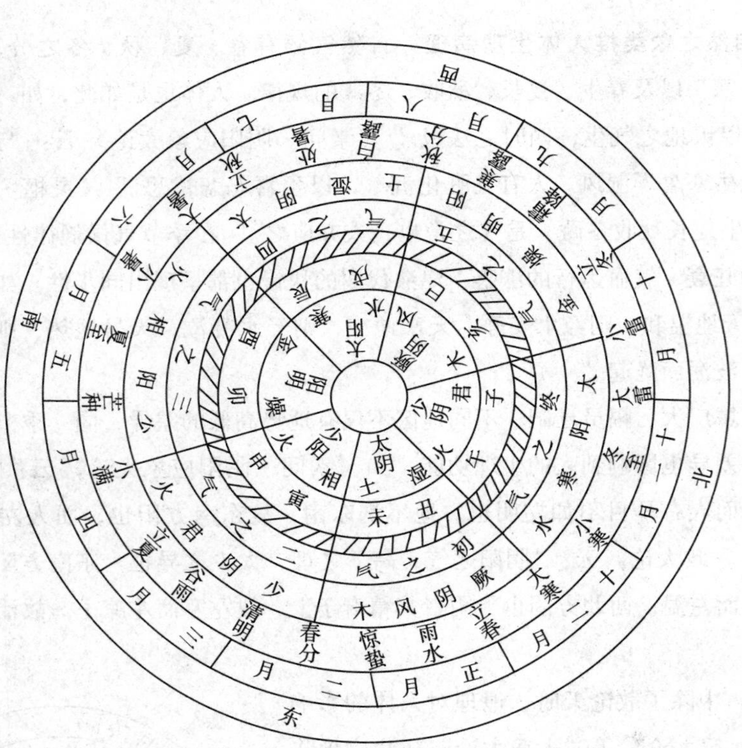

图 3-5　六气图

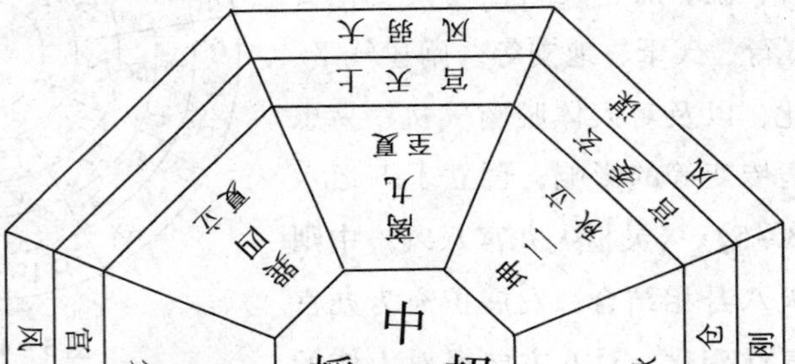

图 3-6　九宫八风图

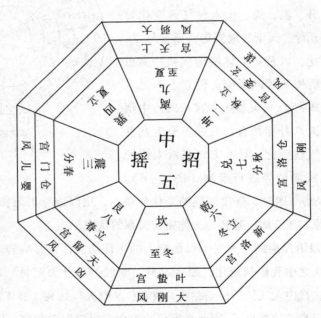

地域不同，物产不同，人的饮食因之不同，进而影响到人的体质、易患疾病、治疗方法的不同。在这方面，《素问·异法方宜论》从东、西、南、北、中五个方位，比较全面地总结和指出人的饮食、体质、易患疾病与相应治疗方法之间的关系，并强调了“杂合以治，各得其所宜……得病之情，知治之大体也”的重要性。孙思邈《备急千金要方》从南、北两方比较指出：“凡用药皆随土地所宜，江南岭表，其地暑湿，其人肌肤薄脆，腠理开疏，用药轻省；关中河北，土地刚燥，其人皮肤坚硬，腠理闭塞，用药重复。”戴良《丹溪翁传》载朱丹溪从西

NOTE

北、东南两方论述补中益气药剂的运用，指出："西北之人，阳气易于降；东南之人，阴火易于升。苟不知此，而徒守其法，则气之降者固可愈，而于其升者亦从而用之，吾恐反增其病矣。"

4. 效法自然之象以用药　《素问·汤液醪醴论》载："黄帝问曰：为五谷汤液及醪醴奈何？岐伯对曰：必以稻米，炊之稻薪，稻米者完，稻薪者坚。帝曰：何以然？岐伯曰：此得天地之和，高下之宜，故能至完；伐取得时，故能至坚也。"其中的道理，正如徐大椿《神农本草经百种录·菖蒲》所说："盖人者得天地之和气以生，其气血之性肖乎天地，故以物之偏性投之，而亦无不应也。"

在这种"天人合一"、天人相应观念的指导下，中医学将药物的气味厚薄、阴阳寒热与采收时月、所产之地、质地色泽、入药部位、煎煮时间等全面联系起来，形成系统的用药法象理论。如张志聪《侣山堂类辩·药性形名论》云："五气分走五脏，五味逆治五行，皮以治皮，节以治骨，核以治丸，子能明目，藤蔓者治筋脉，血肉者补血肉，各从其类也。如水草、石草，其性主升；梢杪子实，其性主降。甘香之品，能横达于四旁；寒热之气，性浮沉于上下。在土之根荄，本乎上者亲上，本乎下者亲下……"表明中医学对药物性味功能的认识，除了来自实践经验之外，也有取象比类的因素在内。

中医效法自然之象以用药，也反映在具体的临床治病中。如明代许浩《复斋日记》载："滑寿……其治人疾，不拘物于方书，而以意处剂，投无不立效。秋日，姑苏诸仕人邀游虎丘山，一富家有产难，挽回。诸仕人不可。先生登阶，见新落梧桐叶，拾与之曰：'归急以水煎饮之。'未登席，报儿产矣。皆问此出何方？撄宁曰：'医者意也，何方之有？夫妊已十月而未产者，气不足也。桐叶得秋气而坠，用以助之，其气足，宁不产乎？"滑寿从自然之象中得到启示，贯通融合天地万物之理，借秋日新落桐叶以助产，在效法天地之象用药中可以说达到了出神入化的境界。

（二）在人与社会之间建立广泛联系，以社会人事之象比拟、说明人体脏腑功能，从社会因素中寻找致病的因素，针对患者的个体差异而施治

马克思《关于费尔巴哈的提纲》中说："人的本质不是单个人所固有的抽象物。在其现实性上它是一切社会关系的总和。"这些社会关系包括政治、经济、道德、人际关系等在内，对生活于其中的人产生各种影响。中医学在对疾病的诊治中考虑到这些因素，凸显了中医文化的人文性。

1. 将治身与治国同构互喻　基于人与社会密切联系的认识，中医学将治身与治国共构，以治身与治国互喻。如《素问·四气调神大论》云："是故圣人不治已病治未病，不治已乱治未乱……夫病已成而后药之，乱已成而后治之，譬犹渴而穿井，斗而铸锥，不亦晚乎？"《汉书·艺文志·方技略》云："方技者，皆生生之具，王官之一守也。太古有岐伯、俞拊，汉兴有苍公、秦和，盖论病以及国，原诊以知政。"《灵枢·外揣》载黄帝问岐伯针刺之道："余知其合于天道、人事、四时之变也，然余愿杂之毫毛，浑束为一，可乎？"岐伯回答说："明乎哉问也！非独针道焉，夫治国亦然……夫治国者，夫唯道焉，非道，何可小大深浅杂合而为一乎？"总之，如葛洪《抱朴子》中所说："一人之身，一国之象也。胸腹之位，犹宫室也；四肢之列，犹郊境也；骨节之分，犹百官也。神犹君也，血犹臣也，气犹民也。故知治身，则能治国也。"

NOTE

在这种同构关系下，中医学从社会人事职官的角度阐发人体脏腑关系及其功能。如《素问·灵兰秘典论》一段最具代表性的论述："心者，君主之官也，神明出焉。肺者，相傅之官，治节出焉。肝者，将军之官，谋虑出焉。胆者，中正之官，决断出焉。膻中者，臣使之官，喜乐出焉。脾胃者，食廪之官，五味出焉。大肠者，传道之官，变化出焉。小肠者，受盛之官，化物出焉。肾者，作强之官，伎巧出焉。三焦者，决渎之官，水道出焉。膀胱者，州都之官，津液藏焉，气化则能出矣。凡此十二官者，不得相失也。故主明则下安，以此养生则寿，殁世不殆，以为天下则大昌。主不明则十二官危，使道闭塞而不通，形乃大伤，以此养生则殃，以为天下者，其宗大危，戒之戒之。"

中医学还以社会人事职官阐发说明药物的组方配伍。如《素问·至真要大论》云："君一臣二，奇之制也；君二臣四，偶之制也；君二臣三，奇之制也；君二臣六，偶之制也……君一臣二，制之小也；君一臣三佐五，制之中也；君一臣三佐九，制之大也……主病之谓君，佐君之谓臣，应臣之谓使。"对于"君""臣""佐""使"的职能，韦协梦《医论三十篇》进一步阐释道："官有正师司旅，药有君臣佐使。君药者，主药也，如六官之有长，如三军之有帅，可以控驭群药，而执病之权。臣药者，辅药也，如前疑、后丞、左辅、右弼，匡之、直之、辅之、翼之。佐药者，引经之药，从治之药也。引经者，汇众药而引入一经，若军旅之有前驱，宾客之有摈相……使药者，驱遣之药也。"

2. 从社会形态的角度探讨人的体质、易患疾病、心理、治法、疗效的不同 从纵向的角度来说，社会发展的形态不同，社会环境也随之不同，因而导致社会群体体质、易患疾病、治疗方法及疗效等的普遍不同。如《素问·上古天真论》指出："上古之人，其知道者，法于阴阳，和于术数，食饮有节，起居有常，不妄作劳，故能形与神俱，而尽终其天年，度百岁乃去。今时之人不然也，以酒为浆，以妄为常，醉以入房，以欲竭其精，以耗散其真，不知持满，不时御神，务快其心，逆于生乐，起居无节，故半百而衰也。"《素问·移精变气论》指出："往古人居禽兽之间，动作以避寒，阴居以避暑，内无眷慕之累，外无伸官之形，此恬憺之世，邪不能深入也。故毒药不能治其内，针石不能治其外，故可移精祝由而已。当今之世不然，忧患缘其内，苦形伤其外，又失四时之从，逆寒暑之宜，贼风数至，虚邪朝夕，内至五脏骨髓，外伤空窍肌肤，所以小病必甚，大病必死。故祝由不能已也。"这就要求在治病时，要注意古、今之间的差异，而不能完全以古方治今病。

从横向的角度来说，同一社会形态中，由于人社会地位、经济状况等的不同，也导致人的体质、耐病能力、易患疾病不同。如《素问·生气通天论》云："高梁之变，足生大丁，受如持虚。"《素问·奇病论》云："肥者令人内热，甘者令人中满，故其气上溢，转为消渴。"体质、易患疾病不同，治疗方法因之也不同。如《灵枢·根结》云"夫王公大人，血食之君，身体柔脆，肌肉软弱，血气慓悍滑利"，针刺中就应采用与地位低下、粗茶淡饭、气血迟涩的布衣不同的方法，"气滑即出疾，其气涩则出迟，气悍则针小而入浅，气涩则针大而入深，深则欲留，浅则欲疾"。又如，浮脉、沉脉对于正常人来说是不正常的，但对于偏肥、偏瘦的人来说却很正常，因此《格致余论·治病先观形色然后察脉问证论》中说："肥人责脉浮，瘦人责脉沉。"体质不同，耐药能力和疗效也不同，如李中梓《医宗必读·富贵贫贱治病有别论》说："大抵富贵之人多劳心，贫贱之人多劳力。富贵者膏粱自奉，贫贱者藜藿苟充；富贵者曲房广厦，贫贱者陋巷茅茨。劳心则中虚而筋柔骨脆，劳力则中实而骨劲筋强；膏粱自奉者脏腑

NOTE

恒娇，藜藿苟充者脏腑恒固；曲房广厦者玄府疏而六淫易客，茅茨陋巷者腠理密而外邪难干。故富贵之疾，宜于补正；贫贱之疾，利于攻邪。”李元荐《推篷寤语·本医药之术》中也说：“村夫野氓，生平不曾服药，气质粗蠢，苟遇病患，止须庸医稍稍品剂，其病亦已。至城市中之人病已难瘥。”剔除其中对贫贱之人、农村人的鄙视成分，这种对因社会地位、经济状况不同而造成的人体体质、耐病能力、易患疾病和治疗效果等方面差异上的认识是颇有道理的。

同一社会中的同一个人，由于社会地位、经济状况的急剧变化，会导致心理、情志异常而引发疾病。如《素问·痿论》指出：“有所失亡，所求不得，则发肺鸣，鸣则肺热叶焦……思想无穷，所愿不得，意淫于外，入房太甚，宗筋弛纵，发为筋痿，及为白淫。”把“有所失亡，所求不得”“思想无穷，所愿不得”等心理、情志因素作为多种病证的起因。又如《素问·疏五过论》指出：“虽不中邪，病从内生，名曰脱营；尝富后贫，名曰失精，五气留连，病有所并……暴乐暴苦，始乐后苦，皆伤精气，精气竭绝，形体毁沮。暴怒伤阴，暴喜伤阳，厥气上行，满脉去形……故贵脱势，虽不中邪，精神内伤，身必败亡。始富后贫，虽不伤邪，皮焦筋屈，痿躄为挛。”把“尝富后贫”“故贵脱势”“始富后贫”作为心理、情志变化的起因。心理、情志因而也是意象模型中不可缺少的一个因素，如《素问·阴阳应象大论》云“东方生风……在志为怒”“南方生热……在志为喜”“中央生湿……在志为思”“西方生燥……在志为忧”“北方生寒……在志为恐”。社会地位、经济状况的变化是导致心理、情志异常的根源，因此也是诊断中必须考虑的因素。对此《素问·疏五过论》云：“凡未诊病者，必问尝贵后贱……必问饮食居处……必问贵贱，封君败伤，及欲侯王。”在治疗中也要从引起心理、情志异常的相关因素入手，如《医学全录》载：有一个靠贩盐养家糊口的小贩，贩运途中盐担货物被强盗夺走，因此急火攻心、吐血而病。名医钱同文深谙病因，趁患者不注意的时候，暗中将半锭白银放在药物中。该患者回家后发现白银，以为是医生误放，返回告知医生，但钱同文装作不知此事。患者得了白银，一家人的生活有了着落，疾病不久后痊愈。

3. 从政治、战争的角度比拟、阐述人与社会的关系，探求致病之因　社会的政治状况如何，是关系到社会治乱的一个重要因素。社会政治安定、国家太平的局面用《易经》中的卦象来表示，就是泰卦。泰卦䷊卦象上为地、下为天，天、地位置互换，象征着天、地之气的上、下交通，也象征着政通人和、一派生机盎然。正如《泰·象》所说：“天地交而万物通也，上下交而其志同也。”反之，社会政治黑暗、国家混乱的局面可以用否卦䷋来象征，如《否·象》所说：“天地不交而万物不通也，上下不交而天下无邦也。”

天地如此，社会政治如此，人体也是如此，也可以用泰卦来象征。如元·杨瑀《山居新语》中说：“人中者，以自此而上，眼、耳、鼻皆双窍；自此而下，口及二便皆单窍，成一泰卦也。”人中穴以上的鼻、耳、眼都是双窍，人中穴以下部位的口、尿道口、肛门都是单窍。泰卦上坤下乾，上坤为中间断开的三阴爻，下乾为中间连接的三阳爻，因此恰好可以用泰卦上坤象征人的鼻、耳、眼，下乾象征口、尿道口、肛门，而整个泰卦䷊卦象正好象征人体全身。

《素问·宝命全形论》曰：“人以天地之气生。”《庄子·知北游》曰：“人之生，气之聚也。聚则为生，散则为死。”人的身体健康状况如何，就是由气交情况决定的，而人体气交的部位就在口鼻之间的人中。在人体气交不畅的情况下，会使人昏厥，出现生命危险。这时很多人都知道去掐按患者的人中，这么一掐一按，患者往往就能苏醒过来、转危为安，原因就是气交的道路重新疏通、打开了，气交的局面恢复了，人身由“否”转“泰”了。无论是泰卦象征的政治安定局面还是人体的健康状态，都是人人所祈求和希望的，所以每逢春节写春联，“国泰民安”一幅总是少不了的。治身与治国在这里既呈现出同构关系，也反映了国治与否与身治与否的因果关系。

战争是政治的继续，是政治败坏的极端表现。战争除了直接导致人的伤亡之外，还会导致社会群体情感上的波动，引发精神异常，进而影响到生理而产生疾病。历代医家也多从这一角度探求致病之因。如金元之际，由于社会动荡、战乱频仍，百姓惶惶不可终日，疲于奔命、饥饱失常，精神紧张、心理恐惧，因此导致当时社会上很多人脾胃功能损伤，患有内伤热中一类的疾病。著名的金元四大家之一李杲就此提出了“诸虚不足，补脾为主”的原则，并创立了脾胃学说，开辟了补脾胃、治诸虚的重要途径，丰富和发展了中医理论。

（三）在人体自身之间建立广泛联系，通过以象释象阐述生命运动、生理病理的变化，以表知里、司外揣内、四诊合参以诊断疾病

1. 建立人体意象系统 在意象思维方法指导下，中医学不仅在人体与自然、社会之间建立广泛联系，还以五脏为中心，把五脏、六腑、五官、九窍、四肢百骸等全身内外器官联络成一个有机整体。如《素问·阴阳应象大论》云：“北方生寒，寒生水，水生咸，咸生肾，肾生骨髓，髓生肝，肾主耳。其在天为寒，在地为水，在体为骨，在脏为肾，在色为黑，在音为羽，在声为呻，在变动为栗，在窍为耳，在味为咸，在志为恐……”这些自然、社会、人体之象的不同组合，形成各种其大有外、其小有内、内外结合、大小不等的意象集群或曰意象模型，从而使人体成为一个由外部与外部之间、外部与内部之间、内部与内部之间多重意象相互构连、相互交叉、错综复杂的意象集合体。

2. 阐述人体生命运动 张介宾《类经图翼》曰：“五行即阴阳之质，阴阳即五行之气。”在人体意象系统建立的基础上，中医学以象释象，以阴阳、五行、气抽象概念为主，将阴阳、五行、气意象的属性、功用具体落实到五脏、六腑、气血、津液等属性、功用的阐述上。如《素问·金匮真言论》云：“夫言人之阴阳，则外为阳，内为阴。言人身之阴阳，则背为阳，腹为阴。言人身之脏腑中阴阳，则脏者为阴，腑者为阳。肝、心、脾、肺、肾五脏皆为阴，胆、胃、大肠、小肠、膀胱、三焦六腑皆为阳。”《素问·阴阳应象大论》云：“阴静阳躁……阳化气，阴成形。”

在此基础上，进一步通过阴阳、五行的相生相克、互为制化以阐述生命运动，认为阴阳、五行正常的生克制化构成了人体和谐、平衡系统（图3-7），也即《素问·生气通天论》所谓“阴平阳秘，精神乃治”，《素问·调经论》谓：“阴阳匀平，以充其形，九候若一，命曰平人”，《灵枢·终始》谓：“所谓平人者不病，不病者，脉口人迎应四时也，上下相应而俱往来也，六经之脉不结动也。本末之寒温相守司也，形肉血气必相称也，是谓平人”。

反之，当阴阳、五行出现“不及”或“太过”、“乘”或“侮”的不正常情况时，人体即处于病理状态。如《素问·生气通天论》曰：“阴不胜其阳，则脉流薄疾，并乃狂；阳不胜其阴，则五脏气争，九窍不通。”《素问·六节藏象论》曰：“未至而至，此谓太过，则薄所不胜，而乘所胜也，命曰气淫。至而不至，此谓不及，则所胜妄行，而所生受病，所不胜薄之也，命曰气迫。”《灵枢·口问》则指出：“大惊卒恐，则血气阴阳破败，经络厥绝，脉道不通，阴阳相逆，卫气稽留，经络虚空，血气不次，乃失其常。”

NOTE

对于疾病的传变规律，《素问·缪刺论》说：“夫邪之客于形也，必先舍于皮毛；留而不

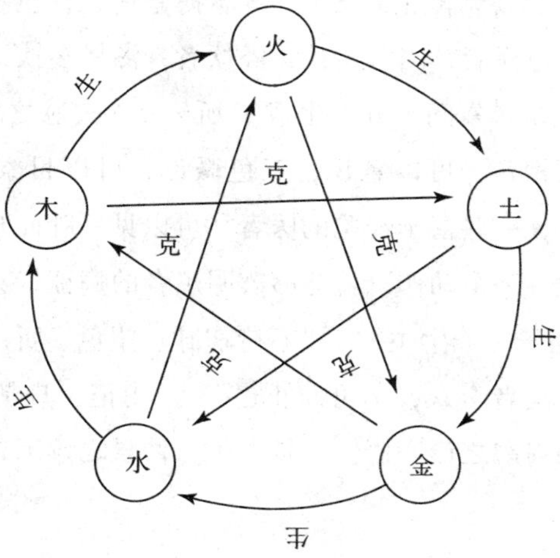

图 3－7　五行生克示意图

去，入舍于孙脉；留而不去，入舍于络脉；留而不去，入舍于经脉，内连五脏，散于肠胃，阴阳俱感，五脏乃伤。此邪之从皮毛而入，极于五脏之次也。”《素问·热论》中从阴、阳的角度将这种传变规律归结为太阳、阳明、少阳、太阴、少阴、厥阴六个发展阶段。在此基础上《伤寒论》提出了以三阴三阳为核心的六经辨证理论，认为太阳病经证不解，病情就会渐次发展至太阳之腑，或入里化热变成阳明经证或腑证，或成为寒热往来的少阳证。若三阳病证仍不解，则病情进一步变化，渐次发生太阴、少阴、厥阴三阴病证。

3. 以表知里、司外揣内以诊断疾病　在“以我知彼，以表知里”（《素问·阴阳应象大论》）、“故远者，司外揣内；近者，司内揣外”（《灵枢·外揣》）、“视其外应，以知其内藏，则知所病矣”（《灵枢·本脏》）、“夫有病于内者，必有色于外矣”（《淮南子·叙真》）等观念的指导下，中医在辨证诊断中，通过望、闻、问、切等方法，观察、分析五官、形体、色脉等外在征象表现，借以揣测、判断其内在脏腑的病位、病机变化。

以望法而论，《灵枢·邪气脏腑病形》云：“十二经脉，三百六十五络，其血气皆上于面而走空窍。”因为身体内部气血的情况可以通过经络反映在可观察的身体外部，所以可以通过对神色、面色、舌色等的变化，以诊察人的内在脏腑气血的虚实盛衰变化情况。其具体过程为：首先以建立五色与五脏对应关系为前提。如《灵枢·五色》云：“以五色命脏，青为肝、赤为心、白为肺、黄为脾、黑为肾。”其次，描述五脏之色正常的色泽与异常的色泽，作为判断五色相对应的脏腑是否正常的依据。如《素问·脉要精微论》云：“赤欲如帛裹朱，不欲如赭；白欲如鹅羽，不欲如盐；青欲如苍璧之泽，不欲如蓝；黄欲如罗裹雄黄，不欲如黄土；黑欲如重漆色，不欲如地苍。”第三，将五色的浮沉、清浊、微甚、散抟、泽夭与表里、阴阳、虚实、新久、轻重相结合，进一步判断疾病的具体情况。对此，清代医家汪宏《望诊遵经》中总结道：以浮沉分表里，浮者病在表，沉者病在里；以清浊分阴阳，清者病在阳，浊者病在阴；以微甚分虚实，微者正气虚，甚者邪气实；以散抟分久近，散者病近将解，抟者病久渐聚；以泽夭分成败，泽者气色滋润主生，夭者气色枯槁主死。望法如此，闻法、切法也大体如此。

在将目望、耳闻、口问、手切得到的感官认识通过理性认识器官心的综合、互参、意会，经过去伪存真、去粗取精，医者就可以以表知里、司外揣内，得出一个对疾病比较全面、正确

NOTE

的认识和判断。如《素问·脉要精微论》云："肝脉搏坚而长，色不青，当病坠若搏，因血在胁下，令人喘逆；其耎而散色泽者，当病溢饮，溢饮者，渴暴多饮，而易入肌皮肠胃之外也。"就是这样一个诊断过程。正如《素问·五脏生成》所云："夫脉之大小滑涩浮沉，可以指别；五脏之象，可以类推；五脏相音，可以意识；五色微诊，可以目察。能合脉色，可以万全。"在经过长期临床思维实践后，一些富于经验的医者，可以见一叶而知秋、窥一斑见全豹，只凭患者的一个表情、一声咳嗽、一个动作，就能够辨明患者的病证，甚至达到"以神遇而不以目视，官知止而神欲行"（《庄子·养生主》）、"不待切脉、望色、听声、写形，言病之所在……病应见于大表，不出千里，决者至众，不可曲止也"（《史记·扁鹊仓公列传》）的直觉境界、神医境界、治未病境界，如扁鹊之诊齐桓侯、虢太子，仲景之诊王粲，皆属其例。

四、意象思维的评价

意象思维是中国最具特色的思维方法，在中医学的运用中得到全面的丰富和深入发展，从而成为中医思维最核心的思维方法。但与其他任何思维方法一样，中医意象思维也既有优点又有其不足，具体表现为重类比而轻实质、重关系而轻实体、重定性而轻定量、重意会而轻逻辑。中医意象思维的这些优点与不足，在与西方医学思维方法比较时更为明显。

（一）重类比而轻实质

意象思维通过发现事物之间的相似性，以人为中心，在人与自然、人与社会、人自身的各组成部分之间建立起广泛的联系和众多的意象模型，将人的生命状态放在自然和社会环境中加以考察，使中医学具有无比开阔的视野，有助于充分认识生命运动、疾病的发生、疾病的治疗与自然、社会的有机联系，蕴含和孕育着环境医学、社会医学、心理医学等众多现代医学的萌芽。

但意象思维中所借助的阴阳、五行、八卦等模型，在对事物进行分类时不像现代意义上的门类种属那样有依据，在事物之间进行类比时往往只注意事物之间可以感知的表象，因而在不同角度、不同层次的众多取象比类中，有不少主观比附的成分在内，仍带有一定的巫术思维痕迹，虽然"吐露了好多天才的思想和猜到了好多后来的发现，但也有过不少的废话和胡说"（恩格斯《路德维希·费尔巴哈与德国古典哲学的终结》），因此不可能全面、深入、精确地揭示人体生命构成的基本物质、中药的实有成分及汤剂发生功效的原理等。

（二）重关系而轻实体

意象思维在人与自然、人与社会、人体各部之间建立起广泛的联系，不仅把人体生命作为一个整体来认识，而且揭示了联系和运动的不可分性，把生命、健康和疾病作为一个动态的过程来理解，重视人体整体、功能、运动的特点，既考虑到了自然环境、社会环境中不同因素对机体产生的不同影响，又考虑了同一自然环境中不同机体的不同反应，因而能够较好地处理类别和个别、共性和个性、常时和瞬时的关系，因时制宜、因地制宜、因人制宜地诊断治疗疾病，在探索认识生命这一复杂的运动形态方面具有超前的科学性、先进性、实用性。

但受"身体发肤，受之父母，不敢毁伤"（《孝经》）等传统思想的影响和局限，中医学没有发展出系统的解剖学，缺乏对物质实体的解剖分析。对于机体的各组成部分，不注重探求其组成的物质实体，而着重探讨其在机体中的功用。在这种思维倾向的影响下，中医脏腑的内涵发生由实质器官到功能系统组合的转移，甚至得出诸如"肝左肺右"之类与实际不符的认识。

后世即使有像王清任、吴有性苦苦探索人体组织器官及具体性能的实践，也被斥之为雕虫小技而不屑一顾。这无疑阻碍中医学走向实证科学，影响了中医学的深入发展和进步。

“科学需要予以注意的任何事物，都是用对客体的微观解剖来发现的”（爱丁顿语），近代科学的发展靠的是分析，而分析也是西医学的优势所在。分析是明确认识统一体的各部分、要素的本质和属性的必然方法，分析愈深入就愈接近事物的本质。因此，借用现代科学技术和研究成果，实现中医学整体、宏观把握与局部、微观分析并重，是中医思维趋向完善的不二法门。

（三）重定性而轻定量

意象思维下的中医理论，以阴阳、五行、虚实、寒热、温凉等概念阐述人体组织、病理变化、药物性味功能等，都是对事物质的规定性的高度概括，而没有具体到量化的程度。虽然“阴阳者，数之可十，推之可百；数之可千，推之可万”（《素问·阴阳离合论》）、“太阳病，头痛至七日以上自愈者，以行其经尽故也”（《伤寒论》）之类的表述中也涉及数字，但这样的“数”是与象相结合、统一的“数”，也是一种具有象征意味的象。正如张其成《〈周易〉思维方式及其偏向发展》中说：“实质就是‘象’，它并不偏向于定量而是与‘象’一样偏向于定性。”

由于意象思维重定性而轻定量，导致中医学从理论到临床都没有一定的客观指标。如肾阳虚，多少数量指标才算是肾阳虚？寒与凉、热与温，以什么温度为明确界限？六经的气血多少，以什么为标准？都没有明确的客观标准，而取决于医者诊断中的主观把握。而科学的定性须以定量分析和数学依据为基础，因此广泛开展各种基础实验研究与临床实验研究，对虚与实、寒与凉、热与温、多与少等进行定量化的分析，也是中医现代化必须研究和完成的课题。

（四）重意会而轻逻辑

在意象思维指导下，中医学认识到事物内外的统一性，通过望、闻、问、切等方法，以表知里、司外揣内以诊断疾病，真正地反映和体现了中医思维的本质和特点。作为意象思维进一步发展的结果，直觉思维方式达到了意象思维的极致状态，是人类思维的一种最高境界。

但由于意会思维、直觉思维受思维者智力水平、机敏程度、临床经验、周围环境等诸多因素的制约，因此对思维者提出了高标准、严要求。同时，由于意象思维、直觉思维过程中具有极强的个人体验性，往往隐去了逻辑论证和理论解释环节，思维中所意会、领悟到的结论难以用语言表达和文字记录，也难以重复和传授，因而所适用的范围比较狭窄，不可能推及所有的业医者。

【复习思考题】

1. 试述中医思维的发展过程。
2. 试述中医意象思维的形成过程。
3. 试述中医意象思维的具体运用。
4. 中医意象思维有哪些优势和不足？

第四章 中医文化的主要内容

中医文化是中国传统文化的一个组成部分，是中医文化学的研究对象。广义的中医文化内容广博丰富，从其表现形态上可以分为四个层面，即中医思想文化、中医制度文化、中医行为文化、中医器物文化。本章即从这四个层面对中医文化的主要内容进行介绍。

第一节 中医思想文化

中医思想文化是中医文化的精华，是中医文化基本精神的高度凝结和概括。主要反映在天人合一的生命观、形神合一的健康观、失和则病的疾病观、阴阳协调的医养观四个方面，贯穿于中医对人体生命运动的认识、中医理论的构建、中医对疾病的诊断治疗整个过程之中。

一、天人合一的生命观

“天人合一”是中国传统文化核心思想之一，中医学在这一思想的指导下构建了中医理论基本体系，认识和阐述生命运动，具体反映在天人同源、天人同构、天人同律三个方面。

（一）同源性

中医学认为，“气”是构成宇宙万物的本原，自然界一切事物的发生、发展、变化、消亡都是阴阳二气相互作用的结果。人是自然的产物，人类生存和繁衍于自然环境之中，生命活动所需的各种物质都来源于自然界。如《素问·六节藏象论》所说：“天食人以五气，地食人以五味。五气入鼻，藏于心肺，上使五色修明，音声能彰。五味入口，藏于肠胃，味有所藏，以养五气，气和而生，津液相成，神乃自生。”这段话表明人的生命离不开天地自然的馈赠，天之五气和地之五味进入人体相应部位，使机体相应脏腑产生了相应的功能。因此《素问·宝命全形论》曰：“夫人生于地，悬命于天，天地合气，命之曰人。”

（二）同构性

同构性，又称天人同构，指的是人体结构与天地自然结构有着相同性或相似性。如《灵枢·邪客》所云：“天圆地方，人头圆、足方以应之；天有日月，人有两目；地有九州，人有九窍；天有风雨，人有喜怒；天有雷雨，人有音声；天有四时，人有四肢；天有五音，人有五脏；天有六律，人有六腑；天有冬夏，人有寒热；天有十日，人有手十指……此人与天地相应者也。”就是中医学人与自然同构观念的典型体现和反映。但是，由于古人运用这一思想时忽视了事物的多样性，没能分清不同层次之间的区别，在面对缤纷多彩的世界时总是努力将其简化为阴阳五行的模型，所以难免存在很多牵强附会之处，故而在中医学中很多结论需要我们重新研究。

（三）同律性

同律性是建立在人与自然同源及同构的基础之上的。由于人与自然具有相同的阴阳五行结构，所以人与自然界众多事物之间也具备了同样的阴阳消长和五行生克制化规律。正如《素问·至真要大论》所说："天地之大纪，人神之通应也。"具体表现在人体的生理状况、病理变化，以及疾病的发生、治疗、养生保健甚至药物的采摘制备等各方面。如《素问·生气通天论》曰："平旦人气生，日中而阳气隆，日西而阳气已虚，气门乃闭。"是论述人体的阳气消长规律与太阳一天的运动规律相同。脉象变化也同样有着与自然同律的变化。如《素问·脉要精微论》曰："万物之外，六合之内，天地之变，阴阳之应，彼春之暖，为夏之暑，彼秋之忿，为冬之怒，四时之动，脉与之上下，以春应中规，夏应中矩，秋应中衡，冬应中权。"疾病的发生也有其同律性。如《素问·金匮真言论》指出："故春善病鼽衄，仲夏善病胸胁，长夏善病洞泄寒中，秋善病风疟，冬善病痹厥。"再如《诸病源候论·瘿候》所说："诸山黑土中，出泉流者，不可久居，常食令人作瘿病。"疾病的治疗也需要注意节律。如《素问·疏五过论》所说："圣人之治病也，必知天地阴阳，四时经纪。"辨证治疗中也同样如此。如《素问·六元正纪大论》曰："用寒远寒，用凉远凉，用温远温，用热远热，食宜同法。"药物制备则有"司岁备物""道地药材"之说。对于养生，中医学同样提出了顺应自然界四时阴阳的变化规律来调养形神，在《素问·四气调神大论》中明确指出了"春夏养阳，秋冬养阴"的原则。

二、形神合一的健康观

中医学对于健康的认识非常全面，某种意义上领先于现代西方医学的理念。这里仅讨论形神一体、动态平衡、致中和三个方面的内容。

（一）形神一体

"形神一体"的"形"是指躯体，"神"有广义之神和狭义之神之分。广义之神是指人体生命活动的外在表现，包括表现于外的生理和病理征象；狭义之神是指人的意识、思维、情绪等精神活动。"形神一体"就是形与神的统一性，即形体是精神活动的载体，精神活动是形体的生命体现，二者是不可分割的一个统一整体，是中医学对于生命整体性的重要认识。

1. 形产生神　我国古代哲学认为"气"是构成于宙万物的最基本物质，人是由"气"构成的。气本无形，气化为精，始有形质，如张介宾所言："形以精成，而精生于气。"而关于"神"的产生，《灵枢·本神》说："故生之来谓之精，两精相搏谓之神。"表明神本于先天之精而生，同时神又依赖后天之精的滋养。正如《素问·六节藏象论》所说："天食人以五气，地食人以五味。五气入鼻，藏于心肺，上使五色修明，音声能彰；五味入口，藏于肠胃，味有所藏，以养五气，气和而生，津液相成，神乃自生。"

2. 神依附形而为形之主　中医学认为神不能离开形而单独存在。《景岳全书·治形论》有形为"神明之宅"的说法。神分藏五脏之中，《素问·宣明五气》说："心藏神，肺藏魄，肝藏魂，脾藏意，肾藏志。"神、魂、魄、意、志均属于人神的范畴，分别藏于五脏之中，故有"五脏神"之说。其中，心为主宰，《素问·灵兰秘典论》云："心者，君主之官也，神明出焉。"

中医学不但认识到形是生命活动的载体，更强调了神对形的反作用，神乃生命活动的根

NOTE

本。正如《素问·五常政大论》所说："根于中者，命曰神机。神去则机息。"《灵枢·天年》所说的"得神者昌，失神者亡"也是对神乃生命活动的根本的高度概括。

基于对形神关系的认识，中医学认为"形与神俱"是人体健康长寿的前提。如《素问·上古天真论》曰："故能形与神俱，而尽终其天年，度百岁乃去。"表明了形神之间的密切关系，同时也表明"形与神俱"是养生的至高境界。神必须依附于形体而存在，神的生理功能也必须在形体健康时才能正常发挥，如《素问·上古天真论》说："形体不敝，精神不散。"而神则是生命体的外在体现，故有"形者神之质，神者形之用""形存则神存，形谢则神灭"（范缜《神灭论》）之说。

"形神一体"的思想贯穿中医药学发生、发展的始终，其思想的先进性至现代医学提出"生物－心理－社会医学模式"后才逐渐显现出来。

（二）动态平衡

中医学认为，人体的健康是一个动态变化的过程，在这个过程中人体内部各部分及人体与环境之间处于协调平衡的过程。动态平衡包括生命体内外各部分之间的制化调节和生命周期的变化。

1. 制化调节 "制化"一词来源于《素问·六微旨大论》："亢则害，承乃制，制则生化，外列盛衰，害则败乱，生化大病。"其本意是指五行之间通过相互资生和相互制约，才能维持五行之间的协调状态，维持万物的生长化育。正如张介宾《类经图翼·运气上》曰："盖造化之机，不可无生，亦不可无制。无生则发育无由，无制则亢而为害。"

制化调节的本意虽然是以五行为对象，但是制化调节的思想在中医学还同样存在于对阴阳关系的认识之中。如阴阳学说的主要内容既有阴阳的对立制约，又有阴阳的互根互用，就是制化调节思想在阴阳学说中的具体运用。

2. 生命周期变化 生命周期是指生命从出生、成长、成熟、衰老到死亡的全部过程，生命周期变化是指在这个过程中组成生命的各部分存在着动态变化。

首先，人体的生命活动存在着年节律、月节律和日节律。这些节律变化均是"天人合一"的具体表现。如《灵枢·顺气一日分为四时》曰："一日分为四时，朝则为春，日中为夏，日入为秋，半夜为冬。朝则人气始生，病气衰，故旦慧；日中人气长，长则胜邪，故安；夕则人气始衰，邪气始生，故加；半夜人气入脏，邪气独居于身，故甚也。"《灵枢·五乱》则指出："四时者，春秋冬夏，其气各异，营卫相随，阴阳已和，清浊不相干，如是则顺之而治。"即明确指出人体营卫气血运行始终与自然界四时寒暑更替相适应，处于一个动态平衡的状态。

其次，人体还存在着精气、五脏、气血盛衰的动态变化规律。生命从出生到死亡的过程伴随着人体精气、五脏、气血的盛衰变化。如《素问·上古天真论》云："女子七岁，肾气盛，齿更发长；二七而天癸至，任脉通，太冲脉盛，月事以时下，故有子；三七，肾气平均，故真牙生而长极；四七，筋骨坚，发长极，身体盛壮；五七，阳明脉衰，面始焦，发始堕；六七，三阳脉衰于上，面皆焦，发始白；七七，任脉虚，太冲脉衰少，天癸竭，地道不通，故形坏而无子也。"即明确论述了人体精气的盛衰变化，乃至与人体精气盛衰变化相应的机体外在的表现。而在《灵枢·天年》中则以十岁为周期论述了人体气血、五脏的盛衰变化。这些变化均是人体正常现象，也是人体内部动态平衡的表现。

NOTE

（三）致中和

致中和是指人体健康就是维持机体内外环境处于“中和”的状态。我国古代文化强调“中和”思想，强调“中庸”，如儒家经典《中庸》曰：“中也者，天下之大本也；和也者，天下之达道也。致中和，天地位焉，万物育焉。”中医学继承了“中和”这一思想，成为中医学健康观的核心理念。人体生命健康的本质就是机体内外环境变化都处于“中和”的生理状态。反之，若机体内外环境失去平衡协调就会出现“失和”的病理状态。故而，中医学的“阴阳自和”“气血调和”“五脏和调”“天人和谐”“形神合一”的生命健康观都强调了“中和”。正如《灵枢·本神》所说：“故智者之养生也，必顺四时而适寒暑，和喜怒而安居处，节阴阳而调刚柔，如是则僻邪不至，长生久视。”就是在强调人体的养生应该以人与天地自然的和谐统一为目标。

1. 阴阳和谐　《素问·生气通天论》阐述“生之本，本于阴阳”，以阴阳和谐概括人体生命健康的根本。中医学运用阴阳对立、互根、消长、转化的规律，说明人体的解剖结构、生命物质、生理功能、病理变化、诊断辨证、治则治法、养生康复等。如《素问·生气通天论》曰：“凡阴阳之要，阳密乃固。两者不和，若春无秋，若冬无夏，因而和之，是谓圣度。”

就生命物质而言，精血津液为阴，以滋养、濡润机体为主，故“阴者，藏精而起亟也”；气为阳，以推动、温煦、护卫机体为主，故“阳者，卫外而为固也”。气血是构成人体和维持生命活动的基本物质，二者调和是人体健康的基本条件之一，气有温煦、推动、防御、固摄、气化等作用，血有营养、濡润等作用，气血之间又有“气为血之帅，血为气之母”的关系，所以气血调和就成为健康的前提。正如《灵枢·天年》所说：“血气已和，荣卫已通，五脏已成，神气舍心，魂魄毕具，乃成为人。”

以脏腑功能而论，中医藏象学说是以五脏为中心的整体观，五脏主“藏而不泻”为阴，六腑主“泻而不藏”为阳，五脏六腑系统通过各自的功能活动，以及“生克制化”的相互关系，实现生理功能的平衡协调，维持机体内外环境相对稳定，从而维持生命健康。

即便是患病，治疗恢复健康的关键也是“阴阳和谐”。医圣张仲景在《伤寒论·辨太阳病脉证并治中》曰：“凡病，若发汗，若吐，若下，若亡血、亡津液，阴阳自和者，必自愈。”

2. 天人和谐　天人和谐是“天人合一”思想在健康观中的重要体现。由于人是自然的产物，“人生于地，悬命于天，天地合气，命之曰气。”（《素问·宝命全形论》）因此，人体生命健康的基本规律是要顺应天地四时阴阳的变化，在《素问·上古天真论》中开篇提出的养生之关键在于“法于阴阳”。人类与自然和谐相处，适应自然、保护自然、不盲目地改造自然就是在保护自身的生命健康。

三、失和则病的疾病观

中医学对于疾病的认识，涵盖了疾病的发生发展及诊断等方方面面，这里仅择其“过则为害”和“反常即病”论述之。

（一）过则为害

过则为害是指生命与自然界存在着和谐的关系，其中任何事物出现偏差都有可能导致疾病。太过与不及是相对的概念，某种意义上，太过就是不及，不及即为太过，只是其所指的主体不同而已。过则为害是中医学重要的疾病观，它涵盖了邪气、正气等多方面，而邪正盛衰贯

NOTE

穿了大多数疾病的发生发展变化过程。疾病的发生是正气与邪气相互作用的结果，在这个过程中大多数情况下正气起到了决定性的作用。正如《灵枢·百病始生》所言："风雨寒热，不得虚，邪不能独伤人。卒然逢疾风暴雨而不病者，盖无虚，故邪不能独伤人。此必因虚邪之风，与其身形，两虚相得，乃客其形。两实相逢，众人肉坚。其中于虚邪也，因于天时，与其身形，参以虚实，大病乃成。"

1. 邪气产生的原因是过则为害　对于六淫邪气而言，风寒暑湿燥火是自然界中正常的气候变化，简称六气，但是当气候变化异常导致人体发病时，六气就变成为六淫。这一变化是气候变化与人体机能变化的共同结果。当然，除六淫邪气之外，饮食、毒邪等都是过则为害的典型表现。

2. 疾病发生的主要原因也是过则为害　正气损伤是疾病发生的重要原因，大多数情况下正气的损伤来源于机体的过度使用。正如《素问·经脉别论》所言："故春秋冬夏，四时阴阳，生病起于过用，此为常也。"病因中的七情内伤、劳逸过度等都是过则为害的表现。当然，如果人体不能适应自然界的四时阴阳变化，从而导致人体某些能力的过用，或者由于某些能力因过用而消耗导致不能适应自然界的四时阴阳变化，都会导致疾病的发生。

（二）反常即病

反常即病是指生命的状态脱离其常态即为疾病。生命的健康与疾病是一个相对的状态，生命的不同时期拥有各自不同的状态，如果生命脱离其应有的状态，就是疾病。

自然界的运动变化有一定的规律性，这在中医学中称为"常"。反之，就是"无常"，就会导致疾病的发生。如《素问·六节藏象论》曰："五气更立，各有所胜，盛虚之变，此其常也。""苍天之气，不得无常也。"对于人体而言，脏腑气血的运动变化等同样也有其"常"。如《素问·刺志论》说："气实形实，气虚形虚，此其常也，反此者病。谷盛气盛，谷虚气虚，此其常也，反此者病。脉实血实，脉虚血虚，此其常也，反此者病。"

但中医学中的"常"也不是一成不变的，如在发病中不同季节发病不同，不同的年龄、性别其发病不同，不同的地方其发病亦不同。因此，疾病的发生、发展、变化与人体与自然界之间存在着"常"与"变"的关系，时刻需要我们"执常以达变"。

四、阴阳协调的医养观

中医学对于治疗疾病的认识非常深入，其治疗思想也是所有医学治疗疾病的指导思想。这里仅讨论"治病求本""扶正纠偏"和"治未病"。

（一）治病求本

治病求本是指治疗疾病要针对疾病的本质。这是治疗任何疾病时都必须遵循的基本原则，是贯穿整个治疗过程的指导思想，是中医治疗思想体系中最高层次的治疗原则，也是任何医学治疗疾病的基本指导思想。治病求本最早见于《黄帝内经》。《素问·阴阳应象大论》曰："阴阳者，天地之道也，万物之纲纪，变化之父母，生杀之本始，神明之府也，治病必求于本。"故其本意是治疗疾病必须求之于"阴阳"。历代医家对此智者见智、仁者见仁，多有发挥。简要而言，对于"治病求本"主要有如下几种认识：

1. 治病求本，本于"阴阳"　自然界万事万物生长、变化、衰亡的根本原因是"阴阳"，故治病必须以"阴阳"为出发点和回归点。如张志聪在《黄帝内经素问集注·卷二》中说：

NOTE

"本者，本于阴阳也。人之脏腑气血，表里上下，皆本乎阴阳；而外淫之风寒暑湿，四时五行，亦总属阴阳之二气；至于治病之气味，用针之左右，诊别色脉，引越高下，皆不出乎阴阳之理，故曰治病必求其本。"认为疾病是阴阳失调的结果，治疗目的就是恢复阴阳相对平衡协调，所以求得阴阳的变化就是求得病之根本。治病求本，本于"阴阳"，强调中医临床治病过程中，必须遵循自然万物发生、发展、变化的普遍规律。

2. 治病求本，本于"病因""病机"　以"病因"为本的观点和以"病机"为本的观点均为张介宾所推崇。《景岳全书》曰："起病之因，便是病本。"同时，还明确指出："万事皆有本，而治病之法，尤唯求本为首务。所谓本者，唯一而无两也。盖或因外感者，本于表也……万病之本，只此表、里、寒、热、虚、实而已。"认为只有通过研究疾病的现象，探求疾病的病机，才能认清疾病的本质。因此，治病求本，应该本于"病因""病机"。

3. 治病求本，本于"先后天之本"　肾藏精为先天之本，脾主运化为后天之本，在人的生长、发育和疾病的发生、发展、变化中起到重要作用，故有人认为治病当推求"先后天之本"。李中梓《医宗必读·肾为先天本脾为后天本论》云："经曰：'治病必求于本。'本之为言，根也、源也。世未有无源之流，无根之本。澄其源而流自清，灌其根而枝乃茂，自然之经也。故善为医者，必责根本，而本有先天、后天之辨。先天之本在肾……后天之本在脾。"以"先后天之本"为本的观点，强调脾肾在人生命过程中的重要性，说明它们的某些功能在人体生命活动中的重要作用。

此外，治病求本之"本"，还有"体质""证""标本之本"等多种说法。中医学"治病求本"是治疗疾病要寻求病证的本质，然后针对本质进行治疗而言，这一最重要的治疗指导思想不仅要求认识疾病某一阶段的主要矛盾，还应认识整个疾病过程中的基本矛盾。对于某一疾病而言，它总是具有某些区别于其他疾病的特殊本质，即贯穿疾病全过程的基本矛盾，它包含确定的病因、病机及疾病全过程中的病理损害特征等。正是这种特殊的本质，决定了疾病自身发生、发展、变化的规律。同时某一时间段疾病的主要矛盾是导致当前证候的本质性因素。因此，治病求本应当是辨病求本与辨证求本的有机结合。通过辨病可以抓住疾病的独特本质，从全程把握影响疾病发生、发展、转归的基本矛盾；通过辨证可以找到疾病处于不同阶段时病理变化的主要矛盾。在病、证本质明确的基础上，综合解决疾病的基本矛盾和主要矛盾。

（二）扶正纠偏

扶正纠偏是所有医学治疗疾病的基本指导思想之一，其主要思想是增强人体抗病、修复、调节能力，祛除导致疾病的因素，恢复人体内外环境的协调状态。扶正纠偏包含扶正祛邪和调节阴阳两方面的内容。

1. 扶正祛邪　扶正即扶助正气，是指采用补虚的方法，以增强体质，提高抗病能力，达到战胜疾病、恢复健康的目的。祛邪即祛除邪气，是指采用泻实的方法，以驱除病邪，达到邪去病愈的目的。这一治疗思想来源于《老子》第七十七章："天之道，其犹张弓欤？高者抑之，下者举之；有余者损之，不足者与之。天之道，损有余而补不足。"《黄帝内经》继承了这一思想，《素问·三部九候论》曰："实则泻之，虚则补之。"《灵枢·邪客》也说："补其不足，泻其有余。"

扶正与祛邪，虽然截然不同，但相互为用、相辅相成。中医学充分注意了扶正与祛邪的辩证关系。扶正使正气增强，提高机体抵抗和祛除病邪的能力，有利于祛邪，即所谓"正胜邪自

NOTE

去”；祛邪可减轻和终止病邪对正气的损害和干扰，有利于恢复正气，即所谓“邪去正自安”。同时，扶正和祛邪要准确辨证，掌握适当的时机和分寸，正如徐大椿所说：“虚邪之体，攻不可过”“实邪之伤，攻不可缓”；还需要根据不同的情况将扶正和祛邪先后结合使用。

2. 调节阴阳 人体由脏腑、气血等构成，气血、脏腑之间失衡就会发生疾病。气血、脏腑皆可划分为阴阳，治病的过程就是调节气血、脏腑的过程，也就是调节阴阳的过程。

调整阴阳就是根据机体阴阳失调的具体状况，损其偏盛，补其偏衰，促使阴阳恢复相对的协调平衡状态。疾病的发生，本质上就是机体阴阳相对协调平衡的状态被破坏，故有“一阴一阳谓之道，偏盛偏衰谓之疾”的说法。所以《素问·阴阳应象大论》曰：“审其阴阳，以别柔刚，阴病治阳，阳病治阴。”指出了调整阴阳是重要的治则之一。而《素问·至真要大论》更是明确指出：“谨察阴阳所在而调之，以平为期。”因此，用一定的方法使机体的阴阳恢复相对的协调平衡状态，也就达到了治疗疾病的目的。

气和血作为构成人体和维持人体生命活动的基本物质，在治疗时要根据气血各自的生理和病理特点，气病治气、血病治血；另一方面，气血作为基本物质，生理上密切联系而病理上又相互影响，因此对气、血病变的治疗，不能孤立地治气、治血，必须顾及其相互间关系失调的一面，即气血同治，通过调理，从整体上恢复它们之间的协调平衡关系。

脏腑是人体结构的主要组成部分，也是人体生命活动的中心。脏腑失常的病变主要包括脏腑自身的病变和脏腑关系的失常。人体脏腑的生理活动是建立在气血阴阳基础之上的，故脏腑自身病变主要表现为各脏腑阴阳气血的不足和失调，但从总体上来讲不外乎虚实两大类：虚者为脏腑气血阴阳物质基础的不足；实者乃病邪侵袭脏腑，造成脏腑气血阴阳的失调，最后都造成了脏腑生理功能的失常。治疗时当区分虚实，虚则补之，即补益气血阴阳；实则泻之，即祛除实邪。同时还要结合脏腑的生理特点，顺应脏腑的特性，特别要注意脏腑苦欲补泻关系。脏腑关系的失常就是脏腑间功能关系失调。由于人体是一个有机的整体，脏与脏、腑与腑、脏与腑之间紧密联系、彼此协调。当一脏腑发生病变时，病变就会累及他脏腑，影响脏腑之间的协调关系，表现出病理上的传变关系。因此，治疗脏腑病变，除针对本脏腑进行治疗外，还要利用脏腑间的关系，通过治疗上的整体调节，促进各脏腑功能，使其关系恢复到正常协调的状态。

（三）治未病

“治未病”之说首见于《黄帝内经》，《素问·四气调神大论》曰：“是故圣人不治已病治未病，不治已乱治未乱，此之谓也。”其他篇章也有相关的记载，如“善治者治皮毛”（《素问·阴阳应象大论》）、“上工，刺其未生者也”（《灵枢·逆顺》）、“病虽未发，见赤色者刺之，名曰治未病”（《素问·刺热》）等。

“治未病”就是防患于未然，包括未病先防、有病早治、先传而治和瘥后防复四个方面。未病先防，就是在疾病未发生之前，采取积极的预防措施，防止疾病的发生，体现了养生防病的思想。有病早治，就是强调对疾病的早期诊查和积极治疗，将疾病消灭于萌芽状态，即《素问·八正神明论》所说的“上工救其萌芽”。先传而治，是指当疾病已成时，应掌控病机，在疾病传变之前加以治疗，防止疾病进一步传变和恶化。正如《素问·阴阳应象大论》所说：“故邪风之至，疾如风雨，故善治者治皮毛，其次治肌肤，其次治筋脉，其次治六腑，其次治五脏。治五脏者，半死半生也。”瘥后防复，是指在疾病将愈或愈后，重视综合调理，扶正健

NOTE

体，防止疾病复发。因此，“治未病”的核心，就是一个“防”字，充分体现了“预防为主”的医学思想。

第二节　中医制度文化

中医制度文化指在长期医事活动中建立起来的比较明确的、官方色彩浓厚的、具有较强约束力的各种规章制度、行为规范及组织形式等。中医制度文化建立在中医实践活动的基础上，反过来又对中医实践活动进行组织、指导和规范。中医制度文化主要体现和反映在医官及医疗机构的设置、医学教育制度、医事法律等方面。

一、医官制度文化

中医医官及医疗机构的设置，反映不同历史时期中医发展的状况及其所呈现的中医文化的特点。

医源于巫，在巫医不分的阶段，政教合一，氏族、部落首领往往是最大的巫者，兼有医药之责。《说文解字》云：“古者巫彭初作医。”随着巫者职能的分化，出现专事医药的巫者。如《山海经》中记载的巫咸、巫即、巫朌、巫彭等，可能都是以医药活动为主的巫者，可视为最早的医官。

随着社会的发展，巫、医的职能也逐渐分化。反映西周至战国时期职官制度的《周礼》中，已经把“巫祝”列入“春官宗伯”职官系列中，而“医师”则归属于“天官冢宰”系列。说明到此时巫、医已经有了初步的分业，医学已经开始走上独立发展的道路。

从《周礼》的记载可以看出，周代已经设立了比较完备的医官制度，也反映出其医学发展相应地已经达到较高的程度。主要表现在以下五个方面：

一是设立了由医师、士、府、史、徒等组成的医政组织。《周礼·天官冢宰》中有“医师上士二人，下士四人，府二人，史二人，徒二十人”的记载，即医师是众医官之长，主管医药行政，负责王室和邦内的疾病治疗和预防，其下设置负责治病的上士和下士、负责保管药物器具及会计事务的府、掌管文书及记录医案的史、专供役使的徒各若干人。

二是有了初步的医学分科。据《周礼·天官冢宰》记载，“食医中士二人”“疾医中士八人”“疡医下士八人”“兽医下士四人”，说明当时周王室的医生有食医、疾医、疡医、兽医的初步分类。

三是创立了相应的医疗考核制度及考核标准。《周礼·天官冢宰》中有“岁终则稽其医事，以制其食。十全为上，十失一次之，十失二次之，十失三次之，十失四为下”的记载，说明到了年终，医师要根据医生们的治病效果考核其成绩的优劣，并据此决定他们的级别和薪水俸禄。

四是建立了病案记录制度。根据《周礼·天官冢宰》“凡民之有疾病者，分而治之，死终则各书其所以而入于医师”的记载，可以看出当时已经开始分类治疗病者，并对死亡者的死亡原因做出说明报告，并呈送医师记录存档。

五是建立了基本卫生保健制度，并针对清扫、除虫、防暑降温等设立了相应的专门官职。

NOTE

如《周礼·夏官司马》记载“隶仆掌王寝之扫除粪洒之事”；《周礼·秋官司寇》又记载“庶氏掌除毒蛊”“翦氏掌除蠹物”“壶涿氏掌除水虫”；为防暑降温，周代还设置了名为“凌人”的专门分管冰的官职。

秦代医官情况无完整的文献记录。但据《史记·扁鹊仓公列传》“秦太医令李醯自知伎不如扁鹊也”，知秦时设太医令。据《通典·职官七》“秦有太医令丞，亦主医药，属少府”，则秦还设有太医丞。20 世纪末，在西安市北郊向家巷村发掘出数以千枚计的秦封泥，其中即有“泰（太）医丞印”。据《左传·成公十年》《左传·昭公元年》，战国时秦国有名噪诸侯的医生缓、和；据《战国策·燕策三》“侍医夏无且”及《史记·荆轲列传》“无且爰我，乃以药囊提荆轲也”的记载，秦时还设有侍从秦王左右的侍医。另据《睡虎地秦墓竹简》，秦时也设有地方医官，已有法医及完整的医案。

西汉时期的医官制度，据《汉书·百官公卿表》载，设置分别隶属于太常（中央行政机构）和少府（皇室服务机构）两支，其下又设太医令、太医丞、侍医、尚方、乳医等。各分封王国医制基本仿照中央而略有不同，如《史记扁鹊仓公列传》载“齐王医遂病，自炼五石服之”，遂即是齐王的侍医。东汉时期太常所属太医令被删汰，仅在少府中设太医令、丞。据《后汉书·百官志》记载，设太医令 1 人，掌医事管理，下辖药丞、方丞各 1 人，药丞主管药事，方丞主管配方。员医 293 人，员吏 19 人。魏晋南北朝时期医事制度主要承袭汉制，均设太医令丞。

隋代医官，根据《隋书·百官志》的记载，分统于门下省、太子门下坊、太常寺、太仆寺四个部门。门下省统有尚药局和尚食局，二者其下又有各级医官若干，主要为皇宫服务；太子门下坊统太子藏药局，其下又有各级医官若干，主要为东宫服务；太常寺统太医署，太医署主管一般医事及医学教育，下设太医令 2 人，丞 1 人，主药 2 人，医师 200 人，药园师 2 人，医博士 2 人，助教 2 人，按摩博士 2 人，祝禁博士 2 人；太仆寺设有兽医博士员 120 人，是主要服务于御厩的医官。

唐代基本承袭了隋代的医政制度，但在各方面比隋制更为严密，同时规模也更加宏大。据《旧唐书·职官志》等载，如地方诸府诸州，也有了医职的设置，增设了针科博士，尤其是医学教育人员众多，已实行分科教学。

宋代设立翰林医官院主管医药行政，一切医政命令、医疗事务都由其管辖。设立太医局专管医学教育，并对医官的选拔任用和医学队伍实行严格考核。还设立校正医书局，专门负责医书的校订刊行。设立官办药局如“和剂局”“太平惠民局”等，对方便民众求医问药、规范成药处方、推广成药使用都有积极的意义。设立了一些与医疗有关的具有慈善性质的机构，如由僧人主持的主要为贫困百姓治病的安济坊、收养孤寡病老者的福田院等。与前朝相比，宋朝的医事管理机构已较为全面，其医疗卫生事业也已不仅仅局限于宫廷官府，在面向社会民间方面明显地迈进了一大步，尽管实际功效有限，但对当时的古代中国来说，无疑是医政制度方面一个很大的进步。

元代的医药制度总体上承袭宋制，但有其自己的特色。如把宋代的翰林医官院改称为“太医院”（此一名称后一直沿用至明清两代），并大大提高了医官的品秩和太医院职权。太医院院使正二品，太医院下辖医学提举司、官医提举司、广惠司、回回药物院、惠民药局等机构。医学提举司负责医生资格考试、医官考核、医书编审、药材辨验、医务人员培训等。官医提举司负责医生的管理、各地药材的进贡验收等。广惠司掌管民族医学。回回药物院掌管外来药物的管理。惠民药局主要负责制售成药，为贫民治病。

明代直接沿用宋元，只在职官配置及机构职责方面略作变动。如洪武六年设御医，以太医院医士充任（《明史·职官志》）。清代的医政制度沿袭明代的基础上略有不同，在某些方面更加严格完备。如在太医院院使、院判之上又设有管院事王大臣一人（《清史稿·职官志》）。御药房分东西两处，并有明确的御医值班制度。在医官职务升补上，除了看考试成绩外，还需有医官保结。在医学分科中，除去以前各朝祝由、禁咒等科，这无疑是有医学进步意义的；但它在太医院中停止针灸科，又表现出其保守的一面。

二、教育制度文化

中国古代的医学教育，有私学和官学两种模式。私学包括父子相传、师徒相授两种情况。官学就是由国家政府设置的医学教育。

父子相传的医学教育、传授方式也称为家学，这种方式培养出来的医生称为“世医”，如《礼记·曲礼下》云：“医不三世，不服其药。”宋濂《赠医师葛某序》云：“吾乡有严生者，三世业医矣。”这种医学教育、传授方式，在传授内容上往往以某一方面的经验、技能、药方为主；在传授对象上，受中国宗法思想、小农经济思想的影响，恪守传男不传女、传家人不传外人的规定。

师徒相授的教育方式在文献中多有记载，如僦贷季之再传岐伯，岐伯、少俞、少师、伯高之传黄帝，黄帝之传雷公（《黄帝内经》），长桑君之传扁鹊，扁鹊之传子阳、子豹，公乘阳庆、公孙光、杨中倩之传淳于意，淳于意之传宋邑、高期、五禹、冯信、唐安（《史记·扁鹊仓公列传》），涪翁之传程高、程高之传郭玉（《后汉书·方技列传》），华佗之传吴普、樊阿（《三国志·魏书·方技传》）等，都属于师徒形式的教育、传授，之间的师承线索、脉络清晰。师徒方式的教育、传授，虽然也属于私学，但与父子相传相比，在传授对象的选择上更具灵活性，更注重对传授对象智力条件、习医动机等的考察；在传授内容上各具理论特色，形成后世众多不同的学术派别。师徒相传的教育、传授方式，是我国古代最早的医学教育形式，也是古代中医教育、传授最普遍、最基本的方式，符合中医自身的特点，因而在中医学校教育兴起以后，仍是中医教育、传授的一种重要形式。

中医学校教育，一般认为始于南北朝的刘宋时期。据《唐六典》载，太医令秦承祖于文帝元嘉二十年（443）奏请设置医学，以广传授，这里的医学是正式的官办医学教育机构即学校，因此这应该是中国古代官办医学学校教育的正式开端。稍后北魏也有太医博士、太医助教的医官设置（《魏书·官氏志》）。

隋朝国祚虽然暂短，但官办中医学校教育有了较大发展。太常寺领导下的太医署作为医学教育机构，负责医学生的教育与培训。太医署有医务人员、教员及行政管理人员，分科培养各类医生（《隋书·百官志》）。

唐代在总体承袭隋代官办医学教育制度的基础上，使其发展更加完备。同样设立了太医署，由行政、教学、医务、药工四部分人员组成，既是中央医疗单位，也是中央医学教育机构，设医科、针科、按摩科、咒禁科四科，医科又分为体疗、少小、疮肿、耳目口齿、角法五个专业，各有不同的学习年限。在课程设置上，学生须先学习《素问》《神农本草经》等基础课程，然后再分科学习，学习过程中还注重道德教育。同时还有月考、季考、年考等较严格的考试考核制度，规定学习9年仍不达标者责令退学。

唐代的医学官学还有以下两个创举：

一是在京都设立了相对独立的药学部门——药园，进行药学教育，培养药学人才。药园每年从民间招收少量15岁以上的青年为药园生，由药园师教授药物鉴别、种植、采集、加工、配伍等，药园生毕业考核合格后可充任药园师。药园同时承担医学部门各科学生学习《本草》时熟悉药形、认识药性的实习任务。

二是唐代首次建立了地方性的官办医学教育机构，要求各州府设立医学校，并设有医学博士、助教等以教习学生。

总之，唐代的官办医学教育组织严密，分科较细，规模较大，范围广泛，管理规范，注重医学教育与药学教育的结合、基础教育与临床教育的结合、专业教育与道德教育的结合、综合教育与分科教育的结合、中央教育与地方教育的结合，达到了当时世界上领先的水平。

宋代的官办医学教育在继承唐代官办医学教育的基础上，又进行了许多积极探索和损益改革，其虽不如唐代长期稳定，但更加详备。其突出创新之处有：

一是在中央设立直接专门管理医学教育的机构太医局。北宋熙宁九年（1076）太医局从太常寺中正式独立出来，成为国家独立的医学教育管理机构，也是国家最高医学教育学校，有学生300人，设提举（校长）1人，判局（副校长）2人，并特别规定判局一职要由专业人员担任。医学各科均设教授1人，为我国医学校最早的教授设置，并设助教作为辅助。地方各州郡也仿照太医局开办地方医学，设置医学博士教习医书。

二是宋徽宗崇宁年间，将医学与太学、律学、武学置于同等地位，皆在国子监管辖之下，打破了以往医学教育往往附属于政府医疗机构的格局，医学教育被首次纳入了国家官学系统之中，大大提高了医学和医学教育的地位。

三是在医学教育中引入王安石的"三舍法"。太医局把学生按成绩优劣分为上舍（40人）、内舍（60人）、外舍（200人），外舍生经一年学习后如成绩优良升为内舍生，内舍生经两年学习后如成绩优、平者可升为上舍。上舍生再分为三等，毕业时据等授官。太医局不但强调学生的理论学习，还注重实际医疗技术的实践训练，规定医学生要轮流为其他学校（太学、律学、武学）与各营将士治病，并要做出病历记录，根据治疗结果把学生分为上、中、下三个等级，奖优罚劣，医疗过失多或严重者，开除学籍。这对促使学生努力学习、不断进取有积极的推动作用。

四是随着印刷术等科学技术的进步发展，宋朝官办医学教育的教学方法、工具等也有改革创新。如许叔微《仲景三十六种脉法图》，在教科书中加入绘图示意以助学习理解；精编《圣惠选方》等医著教材；王惟一铸造出针灸铜人作为针灸教具，增加教学的形象化、直观化（《宋史·职官志》《宋史·选举志》《元丰备对》）。

元代官方亦十分重视医学教育，但多承宋制，其特色之处在于注重对医学教师的严格管理和质量保障。如设立了专门的"医学提举司"，其主要职责之一就是负责对医学教师和医官的考核；国家各级行政机构都有一套严格的对医学教育师资及教育活动进行管理的制度，对医学教学工作进行定期检查，不认真教学、敷衍塞责的教员及管理人员都要受到不同程度的处罚（《元史·百官志》）。

NOTE

明清时期，中国封建社会已进入末期，其保守僵化日甚，除比前朝更重视地方医学教育外，在官办医学教育的制度设计上已没有多少明显的亮点。

在中国进入近代阶段以后，在西方近代医学教育的冲击下，在中国社会整体转型的大背景下，中医学校设置虽多，但在课程设置、教学内容、教学方法诸方面皆受西医的影响，古代中医学校教育的模式日渐解体。

古代中医学学校教育出现得较晚，其地位、作用和影响不如私学，但在中国教育制度发展史上仍然有其独特而重要的地位。标志着中医的影响在不断扩大，中医学校教育有了合法地位。中医学校教育在教学师资、招生数量、教学器具、教学场所等方面的优势，极大地弥补了民间私学中医教育的不足之处，推动了中医文化更大范围内和更深程度上的传播。

三、医事法律文化

中医医事法律是在长期的医学发展历史中形成的，是中国古代法制文化的重要组成部分，也是中国古代法制在中医药领域的反映和具体化。

据《周礼·天官·冢宰》，周代已有比较完备的医事制度，其中也包括对医生的考核奖惩规定。要求医生建立病案，记载治病过程，说明死亡原因，上报主管医师，“死终则各书其所以，而入于医师”。到了年终，医师则根据医生的治愈率，确定医生的俸禄和等级的升降，“岁终则稽其医事，以制其食。十全为上，十失一次之，十失二次之，十失三次之，十失四为下”。即使是兽医也不例外，“死则计其数以进退之”。

秦朝对医生的惩罚，一如其他方面之严苛残酷。《史记·秦始皇本纪》载：“秦法：医不得兼方，不验辄死。”对此张守节《史记正义》释云：“令民之有方伎不得兼两齐。试不验，辄赐死。”其中，“不得兼方”的规定有一定的合理性，清代汪昂《医方集解·序》亦云：“方者，一定不可易之名。有是病者，必主是药；非可游移彼此，用之为尝试者也。”但“不验辄死”的规定，又过于严苛残酷。另外，在臭名昭著的“焚书坑儒”事件中，所坑之“儒”其实就有兼有医者之能的方士在内。这些方士因投始皇之所好，屡屡以为始皇寻求长生不老之药为名而骗取钱财，因此遭到坑杀。在秦朝高度集权、专制的政权下，皇帝个人的意志、命令往往就是法律。因此“坑儒”事件无论是出于秦始皇个人的意志还是有“医不得兼方”之类的法律依据，都反映了医事法律的严苛残酷。

汉代医事法律虽未见明文记载，然从一些文献记载的情况看，如果作为医生而无故拒绝给人治病，或治病过程中不尽心力，是要被问责的。如《史记·扁鹊仓公列传》载，西汉名医仓公淳于意“或为不人治病，病家多怨之者”，此或即“文帝四年中，人上书言意，以刑罪当传西之长安”的原因。又《后汉书·方术列传》载，东汉名医、曾任太医丞的郭玉，为“贫贱厮养”之人治病“必尽其心力……一针即差”，而“医疗贵人，时或不愈”，汉和帝因此“召玉诘问其状”，其中“诘”字即有“责问”之义。又《三国志·魏书·方技传》载，名医华佗“本作士人，以医见业，意常自悔”，后因借故不给曹操治病而遭逮捕以至处死。另外，巫医、方士、方术在汉代与医学、医术仍多有纠缠，汉武帝对李少君、少翁、乐大等方士由宠信到惩罚乃至处死（《史记·孝武本纪》），也在一定程度上反映了汉代的医事文化。

医生在古代属于“工”，《说文》曰：“医，治病工也。”“工”前加上、中、下、良、粗等限定词，则标明了医生的不同等级。其中良工相当于中工以上者，粗工则相当于下工。此

NOTE

外，还有相当于上工而高于上工的“圣人”之称。《黄帝内经》中把是否具有基本的医学理论知识作为一个医生的基本条件，如《灵枢·官针》中云：“故用针者，不知年之所加，气之盛衰，虚实之所起，不可以为工也。”《灵枢·经别》中云：“夫十二经脉者，人之所以生，病之所以成，人之所以治，病之所以起，学之所始，工之所止也。粗之所易，上之所难也。”把是否具备全面的临床诊治技术，并且是否能够在临床治疗中随机应变作为上工的标准，如《灵枢·邪气脏腑病形》云：“见其色，知其病，命曰明。按其脉，知其病，命曰神。问其病，知其处，命曰工……故知一则为工，知二则为神，知三则神且明矣……能参合而行之者，可以为上工，上工十全九。行二者，为中工，中工十全七。行一者，为下工，下工十全六。”又如《灵枢·卫气失常》中云：“夫病变化，浮沉深浅，不可胜究，各在其处，病间者浅之，甚者深之，间者小之，甚者众之，随变而调气，故曰上工。”把能否治“未病”作为区别“上工”“中工”“下工”的标准，如《素问·八正神明论》中说：“上工救其萌芽，必先见三部九候之气，尽调不败而救之，故曰上工。下工救其已成，救其已败。”《灵枢·逆顺》中也说：“上工刺其未生者也，其次刺其未盛者也，其次刺其已衰者也。下工刺其方袭者也，与其形之盛者也，与其病之与脉相逆者也。”把是否具备包括天地阴阳、四时经纪、人事变化在内的广博知识作为医圣的必备条件，如《素问·疏五过论》中云：“圣人之治病也，必知天地阴阳，四时经纪，五脏六腑，雌雄表里。刺灸砭石，毒药所主，从容人事，以明经道，贵贱贫富，各异品理，问年少长勇惧之理审于分部，知病本始，八正九候，诊必副矣。”《黄帝内经》的成书年代不会早于西汉，其中关于医生上工、中工、下工、圣人划分的标准，虽然未必是实际考核中的依据，但也从一个方面反映了西汉之前对医生等级的认定标准，对后世影响深远。

隋唐五代时期，随着我国律学的发展，医事管理初步呈现出了制度化、法律化的趋势，有关医生道德、选任、考核、奖惩等方面的法律、制度相继产生，考核的主要标准是临床治疗效果。据《旧唐书·职官志》载，考核的方法有“四善”和“二十七最”：“凡考课之法有四善：一曰德义有闻，二曰清慎明著，三曰公平可称，四曰恪勤匪懈……其二十三曰占侯医卜，效验居多，为方术之最。”其中第“二十三最”即是对医官考核的最高标准。《唐律疏议》中对医生及相关人员违反医药卫生律令所应承担的法律责任及定罪量刑，有了明确的条文规定。例如“诸合和御药，误不如本方及封题者，医绞；料理拣择不精者，徒一年；未进者各减一等；监当官司，各减医一等。”规定在合和御药的过程中，如果药量有出入，或调合方法不对，以及合成之药与其题封上注明的内容不符，医生都要被绞死。处罚极为严厉，体现了皇权的威严和至高无上。“诸医为人合药及题疏、针刺误不如本方杀人者，徒二年半，其故不如方杀伤人死，以故杀伤论；虽不伤人，杖六十。即卖药不如本方者，亦如之。”这是规定和合普通人药物有误也要判刑，不过相对合和御药有误来说，处罚宽松了许多。“诸以毒药毒人及卖者，绞。(谓堪以杀人者，虽毒药可以疗病，买者将毒人，卖者不知情不坐)，即卖买未用者流二千里。”这是针对经营药物的医生而定，规定医生用毒药杀人或者卖予他人杀人，处于绞刑。其中，又区分卖药者是否知知情两种情况。如果买卖双方皆知情，虽然杀人行为未实施，也处流放二千里。针对医生欺诈患者规定：“诸医违方诈疗疾病而取财物者，以盗论。”针对医生为人开具诈病或诈伤不实的报告规定：“诸有诈病及死伤，受使检验不实者，各依所欺，减一等。若实病死及伤，不以实验者，以故入人罪论。”对医生的考核奖惩、刑事处罚等的规定，已经比较详细、全面和完备，因而多为后世所借鉴。

NOTE

宋、元、明、清时期的《宋刑统》《元典章》《大明律》《大清律例》等在医事法律上的规定基本都照搬唐代，只不过在定罪量刑的标准、方式和幅度上有所出入，也有一些规定更加明确和具体。如元代《元典章》明确规定禁止贩卖毒药："明白知道卖与毒药害了人性命呵，买的卖的两个都处死者，闲杂人每根底卖与阿不鲁害人性命，有人告发呵，买的卖的人每根底各杖六十七，追至元钞一百两与元告人充赏者。"清代《大清律例》则明确规定禁止巫医行医："凡端公、道士及一切人等，作为异端法术……医人致死者，照斗杀律拟绞监候；未致死者，杖一百，流三千里；为从各减一等。"

古代中医医事法律制度对规范医生的诊疗行为、促进医疗水平的提高、调节医患关系、维护良好的医风医德发挥了不可替代的作用，对当今卫生法制建设仍能提供有益的资鉴作用。

第三节　中医行为文化

中医行为文化指中医实践活动中所创造、体现、反映出来的中医文化。贯穿于中医实践、中医文化发展的历史过程之中，体现和反映在中医医疗行为、中医著述行为、中医教育行为、中医传播行为等方面。

一、医疗行为文化

医学是一门实践性科学，中医行为文化首先体现和反映在中医医疗实践中。人是文化的创造者，医者是医疗行为的主体，因而也是中医文化创造的主体，医疗行为过程也是中医文化创造、体现和反映的过程。

（一）体现和反映中医思维的应用

中医思维的发展经过漫长的历史过程，虽然是意象思维方式为主，但在不同历史时期又表现出不同的特点。医源于巫，在中医学起源的时期，医巫不分、医巫混杂，因而中医思维也表现为巫术思维。又如《淮南子·修务训》载："于是神农……尝百草之滋味，水泉之甘苦，令民知所避就。当此之时，一日而遇七十毒。"《礼记·曲礼下》也规定："君有疾，饮药，臣先尝之；亲有疾，饮药，子先尝之。"反映出中医对药物性味功能的认识是建立在具体医药实践活动的基础上的，因而中医思维是以经验思维为基础。又如《后汉书·方术列传》载，东汉名医、曾任太医丞的郭玉，不仅医术高明，而且常存仁爱之心。他为贫贱百姓治病时，竭尽心力，疗效显著；但为达官贵人治病时，疗效往往不如人意。汉和帝于是使达官贵人扮装成普通百姓，再令郭玉诊治，"一针即瘥"，疗效迥然不同于前。汉和帝质问治疗达官贵人时疗效不如意的原因，郭玉回答说："医之为言意也。腠理至微，随气用巧；针石之间，毫芒即乖。神存于心手之际，可得解而不可得言也。夫贵者处尊高以临臣，臣怀怖慑以承之。其为疗也，有四难焉：自用意而不任臣，一难也……针有分寸，时有破漏；重以恐惧之心，加以裁慎之志，臣意且犹不尽，何有于病哉？此其所为不愈也。"郭玉之言不仅揭示了"医之为言意也……可得解而不可得言也"的中医思维本质与真谛，而且指出在运用中医思维诊治疾病的过程中，医者需要全神贯注、聚精会神，而患者应该充分信任医者，积极配合医者的诊治，共同创造一个良好的诊疗内外环境，才能保证诊断的准确、治疗的奏效，这在针刺治疗活动中尤其突出和

NOTE

明显。

（二）体现和反映中医文化的构成

众所公认，中医文化受以易文化、道文化、儒文化为代表的中国传统文化的影响。但由于易文化、道文化、儒文化在不同历史时期的地位和影响不同，也使中医文化在不同历史时期所受易文化、道文化、儒文化的影响有程度上的不同，因而使中医文化在不同历史时期呈现出不同的特点。例如《史记·扁鹊仓公列传》记载，扁鹊受医药于长桑君，而长桑君乃"非常人"。长桑君在传授扁鹊医药时，"乃呼扁鹊私坐，间与语曰：我有禁方，年老，欲传与公，公毋泄"。在扁鹊"敬诺"后，长桑君"乃出其怀中药予扁鹊"，并且说"饮是以上池之水三十日，当知物矣"，又将其"禁方书尽与扁鹊，忽然不见，殆非人也"，扁鹊在按长桑君之言服用药物三十日后，具有了"视见垣一方人。以此视病，尽见五脏症结""病应见于大表，不出千里，决者至众，不可曲止也"的功能。从其中的描述看，作为"非常人""忽然不见，殆非人也"的长桑君具有术士、仙士的特征，他在传授扁鹊医药时"乃呼扁鹊私坐，间与语曰……公毋泄"、扁鹊"敬诺"的言行颇具神秘性，其所传授的"禁方""禁方书"应该就是经过秦始皇打击后禁止公开流传的方士之方、方士之书，服用药物所需的"上池之水"正是术士、道士所推崇之物，而扁鹊服药后所具有的神奇功能又与道教所宣扬的内视相似。这一切都表明，司马迁《史记》中的描述，实质上杂糅了神话传说中的扁鹊与春秋时期的名医扁鹊也即秦越人二者的形象。而方士是巫医的变体，战国至秦汉期间逐渐与道家、道教合流，其方其术也多为道教所继承。因而司马迁所描写的扁鹊实际上一定程度上反映出由巫文化到方士文化的中医文化发展轨迹。其实不仅是扁鹊，历史上多数医家尤其是宋代以前的医家皆有道文化的背景。仅举其影响较大者，如西汉时的淳于意，东汉时的郭玉，三国时的华佗，晋代的葛洪及所著《神仙传》中的壶公、董奉，南朝时期的陶弘景，隋唐时期的杨上善、孙思邈、王冰，宋代的王怀隐，金代的刘完素，明代的王珪，清代的傅山等等，他们或由道家而习医，或本为医而引道，都属于道医的范畴，由此可见中医与道家关系之密切，道文化对中医文化影响之深远，表明道家文化对中医文化的影响一直贯穿于中医文化的发展过程，道家文化是构成中医文化的主干。

（三）创造和丰富中医文化

中医文化是一个不断创造和发展的过程，医家是中医文化创造的主体，不仅受中医文化的影响，也通过自身的医疗活动不断创造中医文化。例如，著名的金元四大家，虽然生活时代相近，理论也多宗《黄帝内经》《伤寒论》，但在各自医疗实践中发展出了各具特色的中医理论和疗法，形成了不同的学术派别，极大地丰富了中医文化。刘完素认为疾病多因火热而起，在治疗上多运用寒凉药物，因此被称为寒凉派；张从正认为邪去而正安，治病应当着重于驱邪，在治疗上丰富和发展了汗、吐、下三法，被称为攻下派；李杲认为人之生以胃气为本，因此在治疗上长于温补脾胃，因而被称为补土派；朱震亨认为人体阳常有余、阴常不足，因此治疗中以滋阴降火为治则，故被称为养阴派。又如大家所熟知的东汉末年名医张仲景，在担任长沙太守期间，正值疫疠流行，许多贫苦百姓慕名前来求医。他一反封建官吏的官老爷作风，对前来求医者总是热情接待，细心诊治，从不拒绝。起初他是在处理完公务之后，在后堂或自己家中给人治病；后来由于前来求治的患者越来越多，使他应接不暇，于是他干脆把诊所搬到了长沙官衙大堂，公开坐堂应诊。张仲景不仅在长期医疗活动的基础上，著成中医临床的经典著作

NOTE

《伤寒论》；其在官衙大堂诊疗的举动，也被传为千古佳话。受其影响，后来许多中药店都冠以某某堂之名，如“济生堂”“同仁堂”“长春堂”等，而坐在药铺里诊病此后也成为中医的一种行医方式，坐堂行医的医师称为“坐堂医”。

（四）树立高尚的医德医风

在长期的医疗活动中，历代医家不仅以高超的医术治病救人，还体现出高尚的医德医风以垂范后世。例如《神仙传》载，三国时期的名医董奉，为人治病不计报酬，只需病家种植杏树五株，数年后杏树蔚然成林，常有禽兽游戏其下。杏子成熟后，用以换取米粮，再用米粮救济贫苦百姓。遇有多取杏或偷杏者，林中群虎则出而逐之。不仅以其医术治病，还以米粮济世救乏，将医术提升为仁术，后人因此以“杏林”指中医界，以“虎守杏林”喻对高尚医德的坚持，以“杏林高手”喻医术的精湛等，“杏林”“虎守杏林”“杏林高手”等因此也成为中医文化的符号标志。再如金元四大家之一的朱震亨，“简悫贞良，刚严介特；执心以正，立身以诚”“非其友不友，非其道不道。好论古今得失，慨然有天下之忧……然但语及荣利事，则指衣而起……苟见枝叶之辞，去本而末是务，辄怒溢颜面，若将浼焉”，史称“风声气节，足以激贪而厉俗”（戴良《九灵山房集》）。又如唐代的药商宋清，在售药过程中重义轻利，“虽不持钱者，皆与善药，积券如山，未尝诣取值。或不识，遥与券，清不为辞。岁终，度不能报，辄焚券，终不复言”，时人因此誉为有“道”者，而宋清谦而不受（《柳宗元集》）。

二、著述行为文化

医者将自己的医学经验、理论通过文字著述为书，或者后人将前人的著述加以整理，是中医文化得以保存的重要手段，也是中医文化得以传承、不断发展提高的基本前提。

（一）记录、保存和整理中医文化

中医文化是从中国传统文化的母体中孕育出来的，在中医文化的起源时期，由于受书写工具、书写材料的限制，而且当时医学的社会地位不高，同时也是由中医文化发展规律所决定的，先秦时期尚未发现有专门的医学著述，中医文化只是在甲骨文和《周易》《诗经》等其他文化典籍中有零星的记载和反映。

近几十年来，各地考古在秦汉墓葬中发现不少医药简帛文献。如阜阳汉墓出土的竹简《万物》，张家山汉墓出土的竹简《脉书》《引书》，1973 年长沙马王堆汉墓出土的帛书《足臂十一脉灸经》《阴阳十一脉灸经》《五十二病方》等。2012 年成都老官山汉墓出土 920 支医简和 1 具人体经穴髹漆人像，医简的内容为《五色脉诊》《敝昔医论》《脉死候》《六十病方》《尺简》《病源》《经脉书》《诸病症候》《脉数》9 部医书，据初步分析研究，部分医书的内容极有可能是失传已久的中医扁鹊学派经典书籍。这些简帛文献虽然在秦汉入葬，但其成书时间要早于秦汉，表明至少在秦汉以前已有专门的医学著述出现，是研究秦汉以前中医药文化发展情况的重要资料。

《黄帝内经》《神农本草经》《伤寒论》分别是中医理论、中药学、中医临床的经典著作。前二者的具体成书时间不能确定，但一般认为是在西汉；后者成书于东汉末年。前二者非一人一时之作，属于编著性质的著作，分别对其以前的中医理论、中药学成果进行了系统性的总结整理。后者属于专著性的著作，乃张仲景“勤求古训，博采众方，撰用《素问》《九卷》《八十一难》《阴阳大论》《胎胪药录》”，并结合自己临床实践中“平脉辨证”（《伤寒论序》）而成。三部医著共同奠定了中医文化的基本体系，后世医家不仅在其指导下从事医疗活动，同时从事医学著述活动，不断诠释中医文化经典、阐发中医理论、记录个人医疗经验，丰富和完善了中医文化。尤其应该指出的是，唐宋以来一些著名的文学家、政治家、科学家撰辑医论、医方蔚然成风，如刘禹锡有《鉴药》之论、集有《传信方》，张耒有《药戒》之论，苏轼、沈括合辑《苏沈良方》，许叔微辑有《普济本事方》等，反映了宋代以来儒家思想对中医的显著影响，也反映了当时社会对于养生的重视及中医文化传播普及的状况。

除了医家个人著述行为之外，随着中医文化的日益发展，政府搜集、整理、编纂、刊刻医书的行为也逐渐兴盛，对中医文化的总结推广、医学教育的展开、医疗水平的提升等发挥了积极、重要的作用。例如，隋炀帝时组织医官撰述了《诸病源候论》《四海类聚方》《四海类聚单要方》（《隋书·经籍志》）。唐代官修的《新修本草》，既是中国历史上第一部由政府颁行的药典，也是世界上第一部由政府制定的药典。宋太宗诏命医官校勘编类而成《太平圣惠方》，是现存最早的官修方书；北宋末年，宋徽宗又敕编大型方书《圣济总录》；为统一官办药局的质量标准，编撰了《太平惠民合剂局方》，是世界上最早的官定配方手册；宋朝政府还主持编修、校订《开宝本草》《嘉祐本草》《本草图经》等本草著作，其中《本草图经》是我国最早的由政府编绘的刻版药物图谱。明代官修的《普济方》集以前各代方书之大成，是我国古代最大的一部方书。清代政府敕令编纂的《古今图书集成·医部全录》是我国历代最大的一部医学类书；《医宗金鉴》则是一部大型综合性医学丛书，也是一部很好的医学入门书，被清太医院定为医学教科书，二百多年来一直受到医界推崇。

（二）反映和揭示中医文化与中国传统文化的关系

中医文化受中医传统文化的影响，这种影响在中医文化典籍中更是得到全面反映。综观中医文化发展的历史，唐代以前对中医文化影响最大的是道家文化。例如，作为中医理论经典的《黄帝内经》，无论在书名、成书年代、所反映的君臣关系及传道方式、学术思想来源等方面，均反映出与道家的密切关系。又如中药经典著作《神农本草经》，分药物为上、中、下三品，以大量金石为药，也反映了与道家的密切关系。汉代到唐代时期，儒、道、佛三家合流，共同对中医文化产生影响。例如，唐代医学大家孙思邈就是一位兼修儒、道、佛的医家，他在《备急千金要方·论大医习业》中指出："凡欲为大医者，必须谙《素问》《甲乙》、黄帝针经》《明堂疏注》、十二脉经、三部九候、五脏六腑、表里孔穴、本草药对，张仲景、王叔和、阮河南、范东阳、张苗、靳邵等诸部经方，又须妙解阴阳禄命、诸家相法及灼龟五兆、周易六壬，并须精熟，如此乃得为大医。若不尔者，如无目夜游，动致颠殒。次须熟读此方，寻思妙理，留意钻研，始可与言于医道者矣。又须涉猎群书，何者？若不读五经，不知有仁义之道；不读三史，不知有古今之事；不读诸子，睹事则不能默而识之；不读《内经》，则不知有慈悲喜舍之德；不读《庄》《老》，不能任真体运，则吉凶拘忌触涂而生。至于五行休王，七耀天文，并须探赜。若能具而学之，则于医道无所滞碍，尽善尽美矣。"深刻认识到中国传统文化对中医文化的影响，指出要学好中医、成为大医，不仅要研习中医文化典籍，还要学习中国传统文化，而这也正是孙思邈成为大医的主要原因。

（三）对医疗行为进行规范

在长期医疗活动的基础上，中医逐渐形成有自己特色的医疗行为规范，对医术水平、诊疗程序、医风医德等提出明确要求。除了反映在中医典章制度中，在中医文化典籍中也多有反

NOTE

映。例如皇甫谧《针灸甲乙经·序》云："若不精通于医道，虽有忠孝之心，仁慈之性，君父危困，赤子涂地，无以济之。"徐春甫《古今医统·庸医速报》云："医学贵精，不精则害人匪细。"把精通医道、医术精良作为行医的首要条件。《素问·疏五过论》云："凡未诊病者，必问尝贵后贱。""凡欲诊病者，心问饮食居处。"《灵枢·师传》云："入国问俗，入家问讳，上堂问礼，临病人问所便。"既体现出中医诊治中的整体观念，也反映了中医文化的人文关怀。孙思邈《备急千金要方》中《论大医习业》《论大医精诚》两篇名作，则对医者的专业学习、医术水平、诊疗规范、医德医风等方面，进行了全面的论述和提出了全面的要求，如在专业学习上"必须博极医源，精勤不倦"，在习医、行医动机上"不得恃己所长，专心经略财物"，在对待病人的态度上"不得问其贵贱贫富、长幼妍媸、怨亲善友、华夷愚智，普同一等，皆如至亲之想。亦不得瞻前顾后，自虑吉凶，护惜生命"，在诊治中"必当安神定志，无欲无求……澄神内视"而不得"多语调笑，谈谑喧哗，道说是非，谈论人物，炫耀志名"，在医术水平上"详察形候，纤毫勿失；处判针药，无得参差"等。

随着中医学的发展，医学分科的细化，明清时期也出现了许多关于中医医德、规范的论著，如明代龚廷贤的《万病回春·医家十要》、明代陈实功的《外科正宗·医家五戒十要》、明代缪希雍的《本草经疏·祝医五则》、明代李梴的《医学入门·习医规格》、清代喻昌的《医门法律》等，从不同角度、层面进一步细化、丰富和完善了中医规范。如在如何对待女患者问题上，《外科正宗·医家五戒十要》第二戒说："凡视妇女及孀妇尼僧人等，必候侍者在傍，然后入房诊视，倘傍无伴，可不自看。假有不便之患，更宜真诚窥睹，虽对内人不可说，此因闺阃故也。"第五戒又说："凡娼妓及私伙家请看，亦当正己，视如良家子女，不可他意见戏，以取不正，视毕便回。贫窘者药金可璧，看回只可与药，不可再去，以希邪淫之报。"由于中医从业者多为男性，因此强调医不贪色具有较强的针对性。又如在医生之间的关系上，《外科正宗·医家五戒十要》提出："凡乡井同道之士，不可生轻侮傲慢之心，切要谦和谨慎，年尊者恭敬之，有学者师事之，骄傲者逊让之，不及者荐拔之，如此自无谤怨，信和为贵也。"在处理好同道之间的关系方面，主张要尊师重道，谦和谨慎，不骄不妒，相互学习，取长补短，共同提高。

中医文化典籍中著述的医疗规范内容丰富全面，既是对以往医疗活动经验的总结，也有对行医规范的进一步要求，符合中医学的特点和体现出中医文化的特色，对于促进中医文化的发展有积极的意义。

三、教育行为文化

中医教育行为是中医文化传承的重要途径，正是由于中医教育行为，中医文化才得以生生不息、延绵至今。

（一）反映中医教育的特点

中医教育行为主要包括父子家传、师徒相传、学校教育三种。父子家传的教育方式，受传统的小农经济、宗法思想的影响，往往传男不传女、只传家人不传外人，如《周易·同人》九二爻辞云"同人于宗，吝"，传授对象、传授途径比较狭窄，传授内容比较单一，理论的学习、涵养与指导不够，如宋濂《赠医师葛某序》中所说的严生"三世业医矣。其为医，专事乎大观之方，他皆愦愦，绝弗之省"。也容易使一些独特的医疗经验、医方湮灭，不利于中医文化的传播和发展。

师徒相传的教育方式，是中医学校教育之前中医教育的主流方式。在这种方式的教育、传授过程中，师生经常一起相处，学生侍从老师左右，在协助老师医疗的过程中，得老师言传身教，可以随时观察、体会、揣摩老师诊治、用药中那些不可言传的精微之处，是比较符合中医特点的教育方式，因此即使是在中医学校教育兴起以后，仍是中医教育的一种重要方式，迄今也是中医大规模学校教育的一个重要的补充。

中医的学校教育在魏晋南北朝时初兴，经过唐、宋、元、明、清的发展，规模逐渐扩大，不仅有依托太医署、太医院等医疗机构的国家医学学校教育，也有地方性的中医学校教育，在招生、课程、考试等方面不断完善，在很大程度上仍延续了师徒相传式符合中医特点的教育方式。近代以来，中医学校教育规模有了长足的发展，但随着西方医学的传入，尤其是经过民国时期“废止中医案”，中医学校教育深受西方医学教育的影响，固然在教育内容方面弥补了中医教育的某些不足，但也在一定上程度上背离了符合中医特点的教育方法，湮没了中医教育的文化特色。

（二）体现和反映习医者应具有的素质

医学以患病之人为诊治对象，因此医者的行为关乎人的生死，中医学也不例外。中医教育、传授过程中对所教育、传授对象的选择极为慎重。认为选择合适的人传授给他正确的知识技能，才符合教育、传授之道。如《素问·金匮真言论》中云：“非其人勿教，非其真勿授，是谓得道。”所谓的“其人”，就是在智力、习医动机、道德品格等各方面都符合习医标准的人。

由于医学为“至精至微之事”，为“艺能之难精者也”（《论大医精诚》），因此要求习医者具备相应的聪明、敏捷、细致、缜密等智力条件，然后才能在医术上达到精湛的程度。正如《论大医精诚》指出：“唯用心精微者，始可与言于兹矣。”相反，“今以至精至微之事，求之至粗至浅之思，其不殆哉！”又如宋濂《赠医师葛某序》中说：“夫医之为道，必志虚渊微，机颖明发，然后可与于斯，虽其父不必传其子也。”

选择合适的人进行医学教育和传授，也包括对习医者的特长进行考察。《灵枢·官能》载：“雷公问于黄帝曰：针论曰：得其人乃传，非其人勿言，何以知其可传？黄帝曰：各得其人，任之其能，故能明其事。雷公曰：愿闻官能奈何？黄帝曰：明目者，可使视色；聪耳者，可使听音；捷疾辞语者，可使传论；语徐而安静，手巧而心审谛者，可使行针艾，理血气而调诸逆顺，察阴阳而兼诸方。缓节柔筋而心和调者，可使导引行气；疾毒言语轻人者，可使唾痈咒病；爪苦手毒，为事善伤者，可使按积抑痹。各得其能，方乃可行，其名乃彰。不得其人，其功不成，其师无名。故曰：得其人乃言，非其人勿传，此之谓也。”根据习医者的特点特长教授相应的技能，也反映了中医教育中因材施教、人尽其能的思想。

习医动机也是选择医学教育、传授对象中考察的一个重要方面。例如砚坚《医史》中载，李杲在传医学于罗天益时，先问罗天益：“汝来学觅钱医人乎？学传道医人乎？”在罗天益回答“亦传道耳”后乃收其为徒，并资助其完成学业。习医动机直接关系到以后作为医生的医德，因此清代徐廷祚《医粹精言》中也正告：“欲救人而学医则可，欲谋利而学医则不可。”

（三）体现和反映中医文化的内涵

NOTE

中医文化在其发展过程中受传统文化影响，这在中医教育、传授过程中也有所反映。例如，众所周知《黄帝内经》是以黄帝问、岐伯等大臣答的形式写成。黄帝为帝、岐伯等为臣，但黄帝却又是一个学生的角色，而岐伯等却是老师的角色，而这种帝为生、臣为师、帝以臣为师的师生关系是黄老道家所独有的。例如，1973 年河北定县汉墓中出土的黄老著作《文子》也是以平王问、文子答的形式写成。1973 年长沙马王堆汉墓出土的黄老著作《黄帝四经》中，《观》《姓争》《成法》《顺道》等篇中黄帝问力黑，《果童》篇中黄帝问果童，《五政》篇中黄帝问阉冉，《正乱》篇中黄帝问太山稽等，都是帝以臣为师、向大臣请教。对此《黄帝四经·称》中还解释道："帝者臣，名臣，其实师也；王者臣，名臣，其实友也。"帝以臣为师，视君臣关系为师友关系，是黄老道家谦虚守柔的南面之术的反映。再从《黄帝内经》中所反映的神圣、神秘而庄重、严格的传道仪式来看，也是道家、道教的传道方式。例如《素问·灵兰秘典论》载："黄帝曰：余闻精光大道，大圣之业，而宣明大道，非斋戒择日，不敢受也。黄帝乃择吉日良兆，而藏灵兰之室，以传保焉。"《素问·三部九候论》载黄帝求教于岐伯曰："余取闻要道，以属子孙，传之后世，若之骨髓，藏之肝肺，歃血而受，不敢妄泄。"《灵枢·禁服》中记载得更为详细："雷公问于黄帝曰：细子得受业……细子恐其散于后世，绝于子孙，敢问约之奈何？黄帝曰：善乎哉问也！此先师之所禁，坐私传之也，割臂歃血之盟也。子若欲得之，何不斋乎？雷公再拜而起曰：请闻命于是也。乃斋戒三日而请曰：敢问今日正阳，细子愿以授盟。黄帝乃与俱入斋室，割臂歃血。黄帝亲祝曰：今日正阳，歃血传方。有敢背此言者，反受其殃。雷公再拜曰：细子受之。黄帝乃左握其手，右授之书，曰：慎之！慎之！吾为之言之。"无论是《黄帝内经》所反映的师生关系还是传道方式，都表明作为中医理论经典的《黄帝内经》实质上是一部黄老著作，而中医文化的本质于此可见一斑。

第四节 中医器物场所文化

中医学在诊断与治疗、教授与学习、制药与行医的历史发展过程中，创造并留存了很多丰富多彩、特色鲜明的器物与场所。这些器物和场所是几千年中医文化的结晶，承载着中医文化的核心精神，见证了中医文化发展的历史，体现着中医文化的独特魅力。

一、特色鲜明的医事器具

在长期的医事活动中，中医创造了很多独具特色的医事器具，这些器具有些至今仍在发挥着作用，有些已经成为文物或艺术品，然而从其历史角度来讲，均有着无法替代的历史意义和文化意义。清代王夫之曾提出，"无其器则无其道"，"据器而道存"，器道是相须不离的。那么，中医器具自然也体现了中医之道，体现了独有的中医文化特色，主要表现在以下四个方面：①行之有效的实用性。医事器具产生于医事的需求，其实用性是不言而喻的，而且有些器具的作用与效果是立竿见影的，如针具、灸具等。②简便可取的简约性。中医器具由实践而生，与生活相当贴近。因此，很多器具非常简便，甚至是就地取材，但效果极佳，比如可以治病的磁石、治疗肛瘘起探针作用的猪鬃等。③普及入俗的大众性。中医器具可以是医疗器具，也可以是生活用具，如刮痧用具、拔罐用具等，生活中随手可取，一个普通的玻璃瓶就可以是一个拔罐的工具，普及性与大众性极强。④精巧美观的技艺性。有些中医器具体现了很高的技

NOTE

巧性，如针灸铜人；有些又体现了极高的艺术性，如唐代青瓷脉枕。总之，中医医事器具丰富多彩，在注重实用简便的同时，有些体现了很高的工艺性，同时均有很强的中医文化特色。如“针灸铜人”不只是古代中医教学考核的用具，现代所用经络模型的基础，更是传统医学的重要标志与符号，具有深厚的历史意义与长远的现实意义。

（一）诊疗器具

诊断与治疗是医事活动中的重中之重，经过不断的探索与实践，中医在诊疗过程中，根据不同的诊疗方法，创造出了不同的诊疗器具。如诊断所用的脉枕、桌案等，外治法中的针具、灸具、按摩用具、刮痧用具、拔罐用具等，炮制药物所用的药碾、杵臼、研钵、药罐和药秤等，甚至还有《五十二病方》所载的治疗腹股沟斜疝的“壶卢”、治疗肛瘘起探针作用的夏铤等。这些诊疗器具丰富多样，虽然有些可以说是就地取材，却也体现出中医学灵活多样的诊疗方法，体现出中华民族的聪明智慧与中医文化的博大精深。

1. 脉枕　脉枕是医师诊脉时垫在患者手腕下的用具。切脉是中医诊病的方法之一，早期切脉方法是通过切按人迎、寸口、趺阳三部脉象，综合参考判断疾病，后逐渐简化为只切按寸口脉。如《难经·一难》指出：“十二经皆有动脉，独取寸口，以决五脏六腑死生吉凶之法。”寸口脉在手腕横纹向上约一寸长的部位，为使手腕充分暴露，方便医师切按，古人发明了脉枕。为方便大夫出诊时携带，脉枕一般体积小、重量轻。就材质来看，古代脉枕有瓷质、陶制、木质、青铜质、棉质、玉质，种类颇多。就造型来看，多简约实用，但后期也有一些观赏型和寓意型的脉枕。现存最早的脉枕为唐代的瓷脉枕，出土的有青瓷、白瓷、三彩、绞胎等陶瓷脉枕。如现收藏于绍兴博物馆的唐代青瓷脉枕，枕体呈弧角长方形，枕面两侧稍高，中间微凹，枕面略大于枕底，枕内中空，平底，底的中央镂一个小气孔（图4－1）。后期有些脉枕设计独具匠心，还有可穿绳索的小孔，以方便医师出诊时携带。

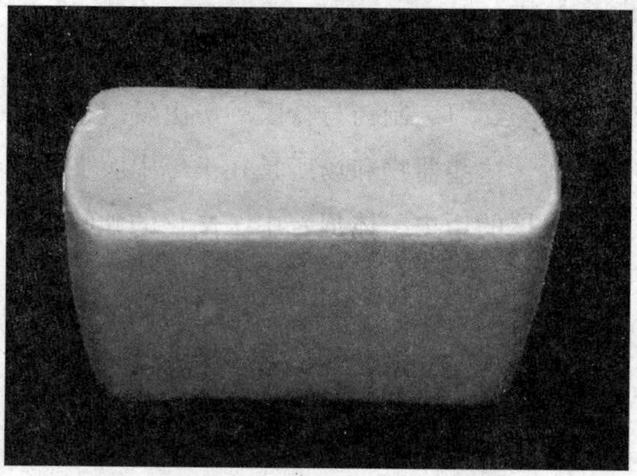

图4－1　唐代青瓷脉枕（绍兴博物馆收藏）

2. 针具　针刺疗法是中医特有的一种外治疗法，历史悠久，疗效显著，颇受世人青睐。其所用的针具，从材质上经历了石针、骨针、竹针、青铜针、铁针、金银针、不锈钢针的历史发展过程。在炼铁术发明之前，古人主要依靠石制工具进行医疗保健活动，砭石是现存最早的外治工具，合理的运用于身体的合适部位，可以起到安神、疏通经络、调理气血的治疗作用（图4－2）。后出现了石针，作为古人用来切割皮肤、排脓放血，或通过刺激身体的一定部位以消除病痛的器具。《礼记·内则》记载：“古者以石为针，所以为刺病。”骨针则是用动物体内呈针状或其他形状的小骨打磨制作而成的针具（图4－3）。再后来出现了有意而为之的竹针、木制针。现存最早的青铜针为1960年陕西扶风齐家村出土的西周时期的青铜针，针体呈三棱形，末端尖锐，可以用来刺病、放血，表明此时针刺工具和针刺疗法都有了很大的进步，放血疗法已经广泛运用（图4－4、图4－5）。此后随着生产技术的进步，出现了铁针、金银针、不锈钢针（图4－6）。

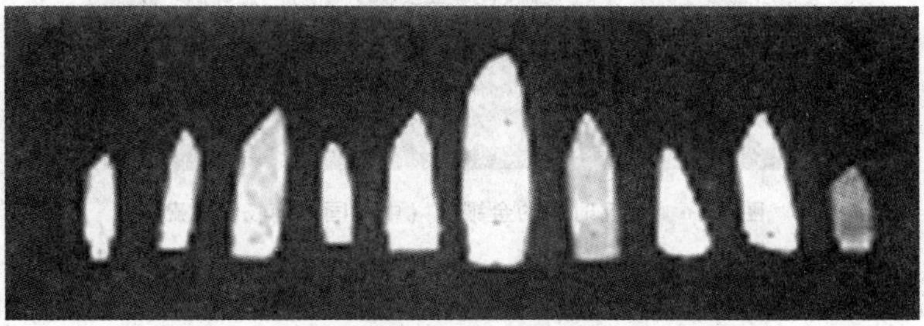

图4－2　商周时期的砭石（广州中医药大学医史博物馆收藏）

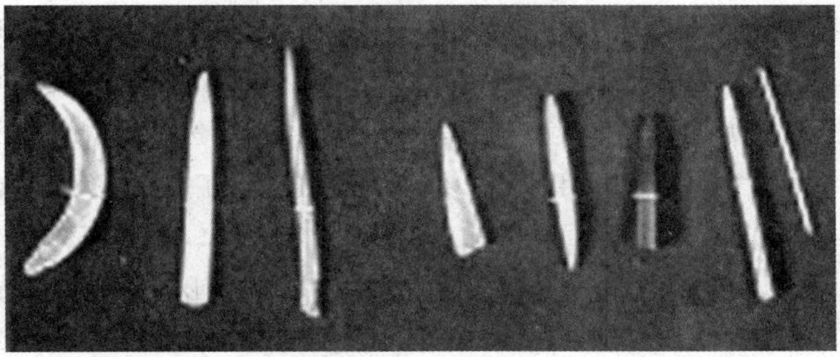

图4－3　新石器时代的骨针（中国中医科学院医史博物馆收藏）

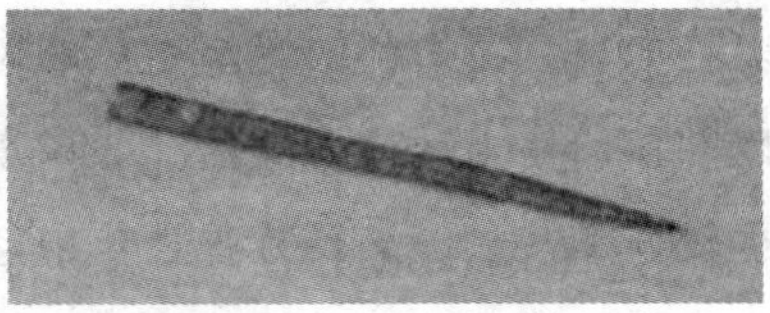

图4－4　西周时期的青铜针（宝鸡市周原博物馆收藏）

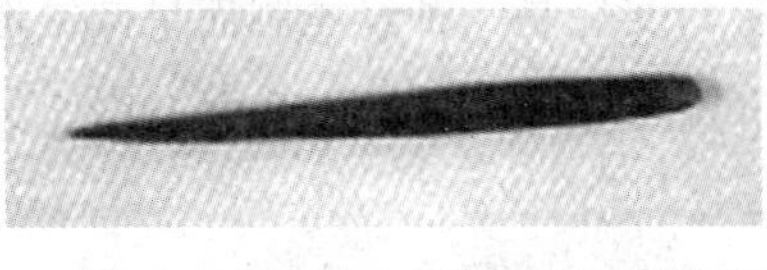

图4－5　战国时期的砭针（陕西医史博物馆收藏）

据文献记载，古代有九针，属金属针具，依治疗用途不同分为九种形态。《灵枢·九针十二原》载："九针之名，各不同形：一曰镵针，长一寸六分；二曰圆针，长一寸六分；三曰鍉针，长三寸半；四曰锋针，长一寸六分；五曰铍针，长四寸，广二寸半；六曰圆利针，长一寸六分；七曰毫针，长三寸六分；八曰长针，长七寸；九曰大针，长四寸。"镵针针头大而针尖锐利，用于浅刺泄热；圆针针身粗大，针尖呈卵圆形，用于按摩皮肉；鍉针针身粗大而尖圆，用于按脉候气；锋针针身为三棱形，针锋三面有口，十分锐利，用于刺络放血；铍针形如剑

NOTE

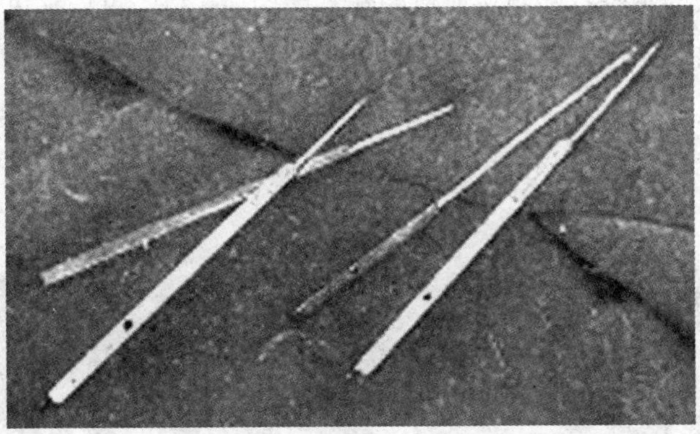

图4－6　西汉时期的金银针（中国国家博物馆收藏）

锋，用于排脓放血；圆利针圆且锐，针身中部微粗，用于治疗急性痹证；毫针针身较细，针尖十分尖锐，用于扶正祛邪，治疗寒热痹痛；长针针身较长，针锋锐利，用于病变位置较深的痹证；大针针身粗，针锋微圆，用于关节水肿。九针硬度强、弹性大、极锋利，用途甚广。目前临床上所用针具以型号不同的毫针为主，材质为不锈钢，制造较古代更为精巧细致。

3. 灸具　《素问·异法方宜论》曰："北方者，天地所闭藏之域也。其地高陵居，风寒冰冽，其民乐野处而乳食，脏寒生满病，其治宜灸焫。"北方为自然界之气闭藏的地区，地势高，风寒冰冽，当地居民多食乳品而易生胀满之疾，为此人们发明了灸疗和灸具。《灵枢·寿夭刚柔》则载有用蜀椒、干姜、桂心、清酒浸白布和棉絮，桑炭灸之，熨治寒痹的方法。可见灸法的基本理念源于"以热治寒""寒者热之"的朴素观念。河南省陕县南虢国墓曾出土了一组春秋时代的灸具，是目前为止所发现的最早的灸具，分别为铜质阳燧和盘螭纹扁圆形铜罐。铜罐内可盛放艾绒，用阳燧取火点燃艾绒，然后将铜罐放置患处进行灸法治疗。此外，人们还发明了灸板、灸罩、灸盏、灸筒、泥钱等灸具，构造简单、方便实用，促进了灸疗学的发展。在施灸材料的选择上，最初古人是就地取材，身边能够燃烧生热的树枝、干草等都可使用，但这些材料燃烧速度快、温度高，难以掌控，易出现烫伤等情况。在实践的过程中，古人逐渐发现艾草性温微甘，容易燃烧，火力也较温和持久，又具芳香之味，且分布广泛，除干旱与高寒之地外，几乎遍及全国，便于采集，于是艾草便成了主要的灸料。《灵枢·经水》言："其治以针艾，各调其经气。"表明当时艾草已广泛运用，并成为灸法的代称。

艾灸有艾炷灸和艾卷灸两种。艾炷是一种经压制而呈圆锥形的艾绒小团，其大小不等，可随症选用（图4－7）。使用时可直接将艾炷置于皮肤之上烧灼，但这种直接灸的方法易使皮肤

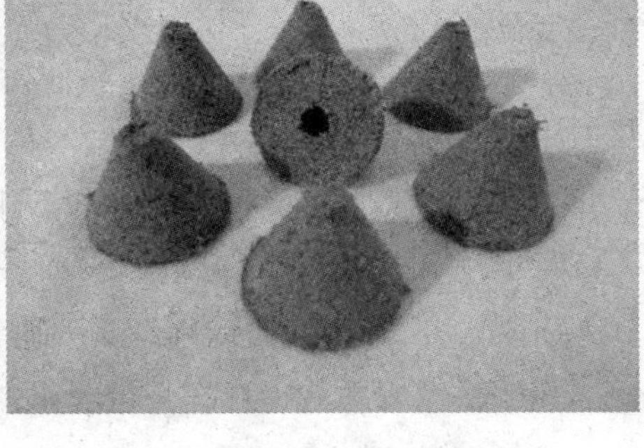

图4－7　艾炷

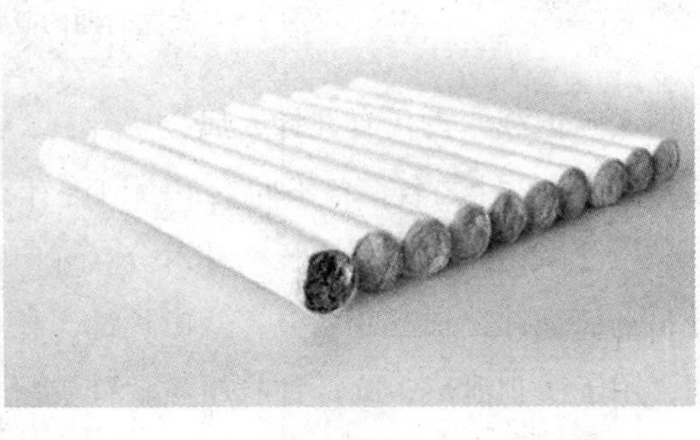

图4－8　艾卷

上留有疤痕，故又发明了间接灸的方法，又称隔物灸，即用姜片、蒜片、食盐、豆豉饼、附子饼等置于艾炷与皮肤之间，不仅可以保护皮肤，还可加强温通经络的作用。艾卷也称艾条，是用纸张等卷裹艾绒制成的圆柱形艾条，制作时还可以在艾绒中加入辛温芳香药物，此方法称为药条灸，目前临床使用广泛（图 4－8）。

除艾灸之外，还有灯火灸、药线灸、天灸等，其使用的材料与方法各不相同。近现代以来，又发明了不同的灸具。如清代雷少逸《灸法秘传》中所载的灸盏，其形如杯，“四周银片稍厚，底宜薄，须穿数孔，下用四足，计高一分许。将盏足钉在姜片上，姜上亦穿数孔，与盏孔相当，俾药气可以透入经络脏腑”（图 4－9）。由此，又发展出各种方便的温灸器，如近代所用的艾斗，其上部为由金属丝绕制而成的弹簧斗，下部为石棉衬垫，两边是可供固定的丝带，使灸法的使用更加便捷（图 4－10）。

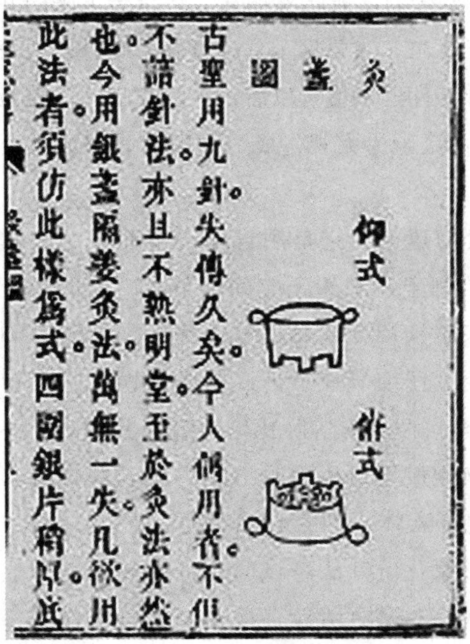
灸盞圖
古聖用九針。針失傳久矣。今人倘用者。不但
不諳針法。亦且不熟明堂。至於灸法亦然
也。今用銀盞隔薑灸法。萬無一失。凡欲用
此法者。須仿此樣爲式。四圍銀片稍厚。底

图 4－9　清·雷少逸《灸法秘传》灸盏图

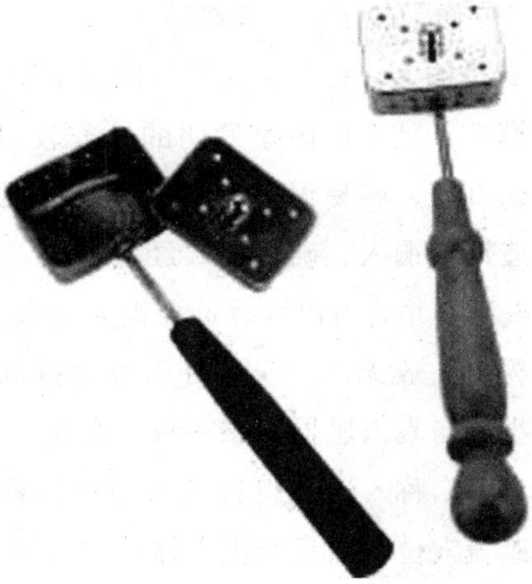

图 4－10　艾斗

（二）教习器具

中医教习器具包括教科书与实习用具。古代丰富的中医学典籍不仅是中医学传承与发展的载体，也是教习的依据。在学习的过程中，医师们发明了很多帮助记忆与学习的工具，如针灸铜人就是一个典型的代表。

1. 古籍　中医古籍内容丰富，种类繁多，形式体裁多样。从内容来划分，有《黄帝内经》《难经》等医经类，有《名医类案》《续名医类案》等医案类，有《医说》《冷庐医话》等医话类，有《医学读书记》《医学源流论》等医论类，有《神农本草经》、唐代《新修本草》、《本草纲目》等本草类，有《伤寒杂病论》、《备急千金要方》和《千金翼方》、《太平圣惠方》、《圣济总录》等方书类。从载体形式来看，最早有甲骨文献，虽然并非专门的医学文献，但从中可以看出当时已经具备了疾病的概念，对人体构造有了一定的认识，也有简单的病因观念和治疗措施。缣帛文献是古代记录在丝织品上的一种医学古籍，被称为“帛书”。其优点是轻巧方便，缺点是过于昂贵，使用范围十分有限，且不易保存，所以传品甚少。迄今唯一存世的缣帛医书系1973年湖南长沙马王堆汉墓出土的古医书，有《足臂十一脉灸经》《阴阳十一脉灸经（甲本）》《脉法》《阴阳脉死候》《五十二病方》《却谷食气》《阴阳十一脉灸经（乙本）》《导引图》《养生方》《杂疗方》《胎产书》。简牍文献是古代记录在竹或木制成的简牍上的医学古籍，是纸张出现前最通行的文献载体。其缺点是一部书就是一捆竹简，因此沉重不易携带与翻阅。简牍也不易保存，目前考古发现有战国秦汉时期的医学简牍，有《十问》《合阴阳方》《杂禁方》《天下至道谈》《脉书》《引书》《万物》《治百病方》；此外，还有不少涉医材料散见于各地出土的简牍之中。可以说缣帛与简牍是目前能见到的最早的中医学源头文献，涵盖了“医经”“经方”“神仙”“房中”各类方技内容，具有极高的学术价值。金石文献是铸刻在青铜器与石器上的医学文献，其质地坚硬，流存时间久远。最早的医学石刻，是战国初期用篆文刻写在小玉柱上的《行气玉佩铭》。现存的石刻医书还有北齐时代刻在洛阳龙门的《龙门方》。有些是通过拓本传世的，如《褚氏遗书》。金石文献虽然耐久，但留传下来的并不多。大部分中医古籍为纸质文献，有抄写形式的卷子医书，主要见于甘肃敦煌、新疆、内蒙古等地出土的卷子本，保存了不少有价值的古医书。雕版印刷术盛行以后，中医文献即以雕版印刷的纸质刻本为主，经过历代整理刊印，纸质刻本古籍蔚为大观，成为中医学教习的主要工具，也是中医学传承的主要载体。

2. 针灸铜人 针灸铜人是我国医学史上最珍贵的遗产，它是用青铜浇铸而成的人体经络腧穴模型，是古代医家发明的针灸教习用具，始刻于北宋天圣年间。当时，传世的针灸书籍错误百出，容易误导后学之辈。为此，宋仁宗赵祯诏令翰林医官院医官、尚药奉御王惟一铸造针灸铜人，确立腧穴经络准则。王惟一经过仔细研究考证，撰成《铜人腧穴针灸图经》3卷，并铸造出两尊针灸铜人模型。铜人完全按照真人实际比例铸就，其身高、外形与成年男子一般无二。身体外壳可以拆卸，打开胸腹腔，可以看见五脏六腑，其位置、形态、大小都与真人脏器形态一致。在铜人体表还刻着人体十四条经络循行路线及穴位，并详细标注其名称。这使得针灸教习更加标准化、形象化。针法考试时，将铜人体表涂上一层蜡以遮盖穴位，然后给铜人体内注入水银或水。考生据题用针直接在铜人身上作答，当针刺部位错误，则无法存针，若取穴正确，针便会扎入正确穴位的小孔中，拔针后，水银或水自然会从针孔中射出。这样的实践操作考试，更为直观，而且标准统一，对指导学生学习经络腧穴非常实用，极大地促进了针灸学的教习，推动了针灸学的繁荣与发展。这两尊针灸铜人开启中医学以实体模型为教具的先河，它巧妙的构思与设计、精细的铸造工艺，充分展现了宋代的科技水平和超凡智慧。之后，王惟一又重新编撰了《新铸铜人腧穴针灸图经》，现存有明刻本与清刻本。

“宋天圣铜人”是中国历史上最早的针灸铜人。后于明代正统八年，完全仿照天圣铜人复制了一具新铜人，被称为“明正统铜人”，这是我国现存最早的针灸铜人（图4-11）。之后，明世宗嘉靖年间又铸成“明嘉靖铜人”，该铜人外形似儿童，左手拇指与中指弯曲连成环状，表示“中指同身寸”的穴位测量单位（图4-12）。清乾隆十年，清政府为奖励《医宗金鉴》编写人员，为每人颁发了一具小铜人，被称为“清乾隆铜人”，该铜人为身材瘦高、表情慈祥、耳垂饱满的裸体老妇人形，体表刻经络线和穴位，无穴位名（图4-13）。之后还有“民国铜人”，由北京同济堂药铺制作，该铜人是一位长相俊美的光头裸体儿童（图4-14）。现存还有当代的“蒙医铜人”，该铜人为成年裸体男子，其造型、佩饰与穴位位置及排列方式均有

NOTE

着鲜明的蒙古族艺术风格与蒙医针灸特色。总之，针灸铜人诞生后，广泛地运用于针灸教习活动中，极大地推动了中医学的发展，具有重大的历史意义与社会价值。

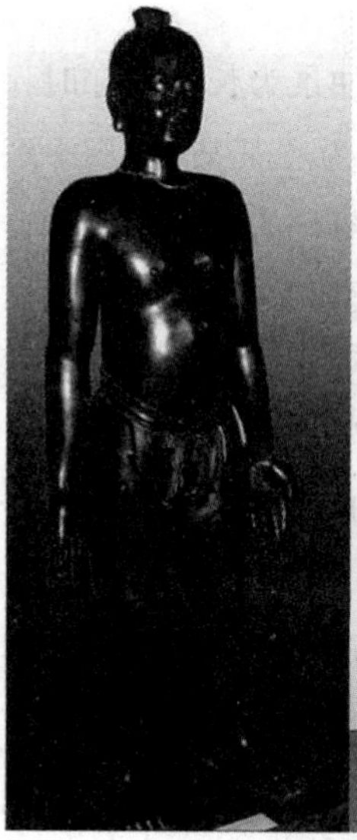
图 4－11　明正统铜人

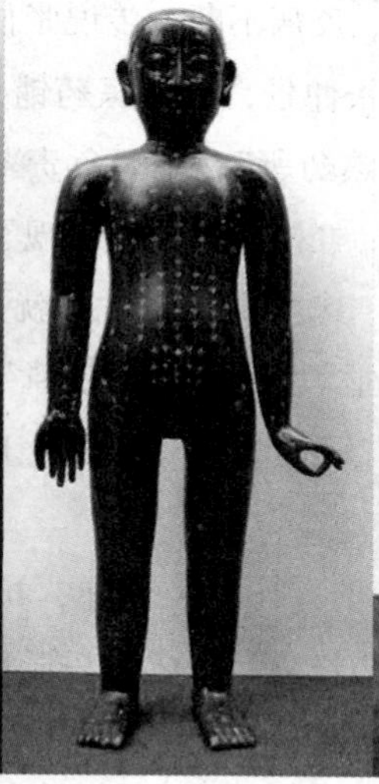
图 4－12　明嘉靖铜人

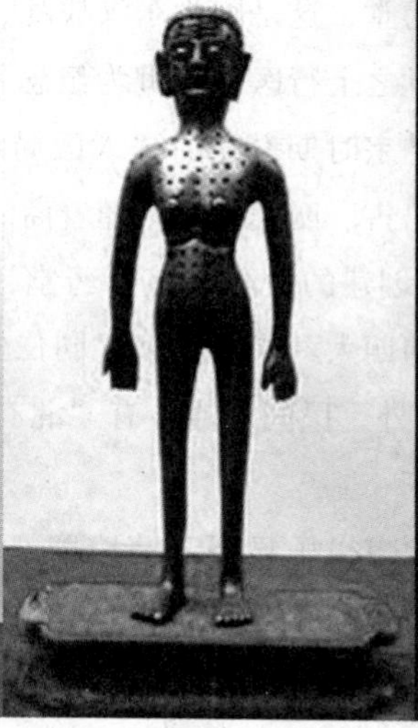
图 4－13　清乾隆铜人

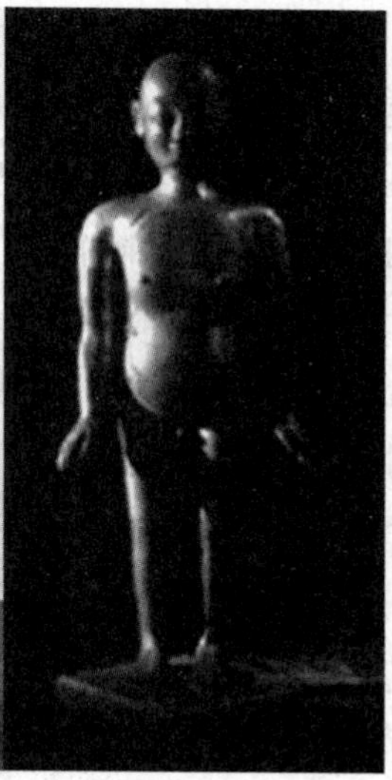
图 4－14　民国铜人

二、医药合一的医事场所

医事行为涉及的场所主要有制药场所、诊疗场所、教习场所。在古代，大多的药堂就是诊堂，也是医徒的实习场所，即集诊疗、制售药与教习三种功能为一体，这是古代医药场所的独有特点。中医药场所是固态的，但其内含的文化底蕴与展示在外的形象却是中医文化的体现。中医药老字号即是场所文化的代表，它是富有特色的经营理念通过长期积淀而形成的一种文化传统，不同的老字号形成了其不同的核心价值观与精神追求。其文化意义主要表现在三个方面：一是老字号的经营理念。如已有 470 多年历史的山西广誉远奉行“非义而为，一介不取；合情之道，九百何辞”的古训，凭良心制药，靠人品售药，成为我国现存最悠久的中药研制场所之一。长沙九芝堂奉行“九州共济，芝兰同芳”的理念，以“九分情，一分利”“药者当付全力，医者当问良心”规范自我。汉口叶开泰奉行“叶家药号开业，只图国泰民安”的理念，以“修合虽无人见，存心自有天知”为自律守则。广州敬修堂以“敬业修明，广施妙药”为理念。这些理念正是中医药老字号价值观与精神文化的集中体现。二是老字号独一无二的传统技艺。如杭州“方回春堂”的千年膏方工艺和“滴水成珠”的炮制绝活、武汉“马应龙”的“八宝眼药”、昆明“老拨云堂”的锭子眼药、济宁“广育堂”的二仙膏古法制作技艺等，这些不仅仅是古代优秀技艺的传承，也是优秀医药文化与精神的代表与体现。三是老字号形成的经营或管理模式。如山西广誉远，在产品方面，除注重质量以外，还附有详细的产品说明书；在经营方面，不仅注重产品的宣传与广告，还注重打假活动；在管理制度上，大胆改革，不仅采取办法建立股份制企业，还努力实现资本的扩张。这都体现了典型的“晋商”药号的文化特点与精神。总之，中医场所不仅是业医的外在环境，更是其内在精神的外在文化表现。一些传承至今的非物质文化遗产，更是中华民族历史、文化的产物，承载着千年的传统文化精神。而合医药教研为一体的中医场所，如前堂后厂的药堂，既是诊病、抓药的场所，又是采药制药与带徒的场所，体现了其多功能、实用与方便大众的特色。下面仅就古代一些主要的药堂与医院做一介绍。

（一）药堂

古时将医药铺称为医药堂，这是因为东汉战乱、疫病不断，传说张仲景为长沙太守时，为方便百姓看病，便坐于公堂之上行医，后世为纪念张仲景，便称医药铺为“某某堂”。中医史上最早的官办药堂是在宋神宗时期设立的“太医局熟药所”，主要负责药材的收购、检验、管理到监督中成药的制作及出售。明代以后，随着商品经济的发展，出现了民间药铺，制售“熟药”，最早是明代嘉靖年间创建的山西广盛号药堂，其主要产品之一就是家喻户晓的龟龄集。明清之际，还出现了著名的四大药局，北京“同仁堂”、汉中“时济堂”、杭州“胡庆余堂”、广州陈李济“杏和堂”。以外，民间还流传有“北有同仁堂，南有雷允上”的说法，后者指的是上海的“雷允上”药堂。

北京同仁堂是清太医院吏目乐显扬于清康熙八年（1669）创建，初为前店后作坊的小药店，几年之后，乐凤鸣在祖传配方的基础上总结制药经验，著成《乐氏世代祖传丸散膏丹下料配方》，书中明确提出“炮制虽繁必不敢省人工，品味虽贵必不敢减物力”，成为此后历代同仁堂人的制药原则与古训。几十年后药堂初具规模，并于雍正元年（1723）开始供奉御药，最初供奉生药材，后还派人进宫帮助御药房制药，前后共历经八代皇帝188年。也正因此，同仁堂能将自身独特的制药工艺与太医院、御药房的制药标准相结合，形成特点鲜明的同仁堂文化，加之其产品质量好、工艺精、疗效高，使得同仁堂300多年来长盛不衰，现在成为中药堂老字号的代表。而“同修仁德，济世养生”与“炮制虽繁必不敢省人工，品味虽贵必不敢减物力”也成了同仁堂的宗旨与精神，历代同仁堂人秉承古训，坚持济世救人与精益求精的精神，“同仁堂”也成为上乘中药的代名词（图4－15）。

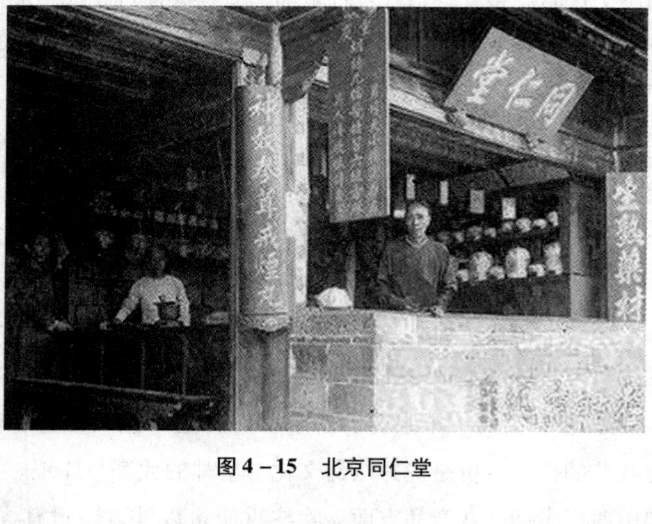

图4－15 北京同仁堂

胡庆余堂由“红顶商人”胡雪岩创立于清代同治末年（1874）。当时，胡雪岩集巨匠耗资30万两白银，在杭州吴山北麓建成具有江南庭院风格的胡庆余堂，其名取自《周易》“积善之家必有余庆，积不善之家必有余殃”，表明了胡雪岩救世济人、行善积德之志。胡庆余堂是国内保存最完好的国药字号，也是国内保存最完整的清代徽派商业古建筑群（图4－16）。目前，胡庆余堂中药博物馆还是我国唯一的国家级中药专业博物馆，其价值在于延续了当时作坊式的传统制药工场、生产工序、炮制方法等宝贵遗产，完好无损地保留了药号里面的柜台、器物，有被称为“中药第一国宝”的金铲银锅，还有抽屉、匾额、康有为的对联等。胡雪岩提出“戒欺”的经营理念，提倡“采办务真，修制务精”“凡百贸易均着不得欺字，药业关系性命，尤为万不可欺”，体现了独一无二的胡庆余堂中药文化。

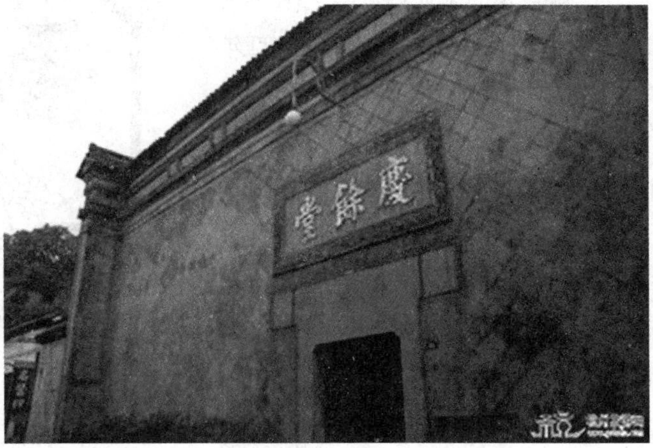

图 4－16　胡庆余堂

广东陈李济杏和堂的建立有一个美丽的故事。据说在明朝万历二十七年（1600）年末，商人陈体全携货银乘船回广州，上岸时将货银遗落船舱，被同船旅客开中草药店的李升佐拾获，忠厚的李升佐一直在码头等候到失主并将银圆归还。陈体全感动之余欲以银圆报答，李升佐坚辞不受，陈体全便提出将遗金半数投资于李升佐经营的中草药店。李升佐推辞再三后终于答应，并将其店号易名为陈李济，取合伙经营、同心济世之意，并以“扶危助困”为药铺的要则。陈李济多做古方正药，清初已具不菲声誉，其蜡丸更是闻名遐迩，成为“广药”的代表。同治皇帝服陈李济出品的“追风苏合丸”治愈感冒后，钦赐封号“杏和堂”，并钦准该厂用作原料的“旧陈皮”为贡品，多年向朝廷进贡。因此，同治年代，陈李济又称为“陈李济杏和堂药厂”，与北京同仁堂、杭州胡庆余堂共同形成中成药三大基地。19 世纪 20 年代，陈李济产品被出国谋生的华人引销到新加坡、马来西亚、越南、泰国、缅甸、印尼等地。清咸丰六年

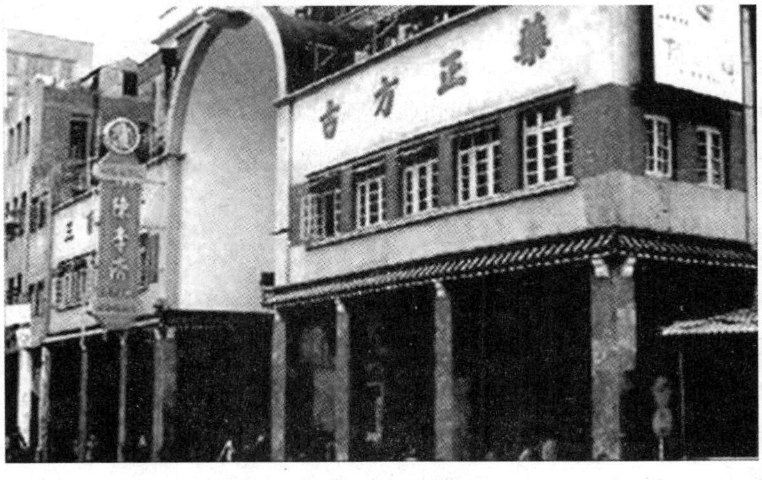

图 4－17　陈李济杏和堂

NOTE

(1856)，陈李济又增加开设了一个批发所。20 世纪上半叶，广州老店毁于炮火，生产中断。1954 年进入公私合营时期，以陈李济为主，多家药厂合并组成“广州陈李济联合制药厂”。“文化大革命”期间，被改为广州中药二厂。1980 年 9 月经批准恢复“广州陈李济药厂”厂名和“杏和堂”商标，并成为国家重点中药厂（图 4－17）。陈李济至今保存着已逾百年的木质楹联，上书“火兼文武调元手，药辨君臣济世心”，体现了杏和堂的百年文化精神。

汉中时济堂始建于明朝万历元年（1573），在晚清战乱中渐趋衰落。新中国成立后，公私合营，时济堂并入中医联诊所。因此，该药堂现已不复存在。

图 4－18　上海雷允上品牌标识

上海雷允上药堂始建于康熙元年（1734），由吴门名医雷大升创立，其后人于 1860 年在上海又开设了“雷诵芬堂申号”，该号研制的中成药质高效著，尤其是六神丸家喻户晓，上海雷允上品牌也声名远播（图 4－18）。2007 年，雷允上获得“中华老字号”荣誉称号。其“允执其信，上品为宗”的经营理念与价值观，是其百年不衰的保障。

（二）医疗机构

古代的医疗机构有三类：一为面向百姓的官办医院；二是民间慈善机构；三是太医院。

1. 官办公益性医疗机构　我国早在周代就已有面向大众的医疗机构，根据《周礼·天官冢宰》可知，医生分为食医、疾医、疡医和兽医，进行分科治疗，并建立年终考绩制度，确定诊断治疗常规。据《汉书》记载，每遇疫情，汉代官方也会在各地设置专门的医疗场所，提供医药救济。北魏还设有“别坊”，专门给贫困百姓提供医疗服务。隋代有“病人坊”。唐代长安洛阳一带有“病坊”，多设在庙宇，由僧尼主持。北宋朝廷设有“和剂局”，负责药方的收集、整理与颁布；京师到各州县设有“熟药所”，负责药材的收购、加工与销售，也兼有门诊部的作用。至南宋，“熟药所”改称“太平惠民局”，提供有偿的医疗服务，同时也救助贫病者。元代承袭宋代，将“太平惠民局”改为“惠民药局”，由政府拨款维持，免费为贫苦百姓提供医疗服务，体现了其公益性。明代的“惠民药局”以其盈利来惠民；至清代，全面废除“惠民药局”。

2. 官办收容医疗性机构　唐代以前，统治者多以施舍发放的形式救助流浪乞讨人员。至唐玄宗开元二十二年（734），始令京城病坊收养孤儿；至肃宗至德二年（757），扩大至各大主要城市均设有普救病坊。北宋沿袭唐代，设有福田院、居养院等，除赈济年老无家之人，还收养身有重疾的患者，并施以医药救助。此外，北宋还设有安济坊，为当时专门控制流行病而设，后成为常设机构。元代设众济院，明代设养济院。《大明律》规定：“凡鳏寡孤独及笃疾之人，贫穷无亲依靠，不能自存，所在官司应收养而不收养者，杖六十；若应给衣粮而官吏克减者，以监守自盗论。”法令相当严明。至明英宗年间，全国每县设养济院一所，院内日给两餐，有病者还要拨派医生进行医治，死者则给予棺木安葬。到清代，设栖流所。总之，古代官办的收容救助机构，也是流浪贫病者的医疗救助机构。

3. 民间慈善性医疗机构　古代这种机构多为寺庙、道观所办。南北朝佛教、道教兴盛，寺庙经济、道观经济都成为相对独立的经济实体，开始举办慈善活动，包括医疗慈善。至近代，因战事不断，百姓流离失所，疫病频仍，出现了许多民间团体举办的慈善性医疗机构，代表性的如广州方便医院。该院始于广州城西方便所，出于清末瘟疫流行时民间的自救行为，其工作主要是收殓尸体，留治疫患，施医赠药。后发展成为华南地区最大的日常性中医慈善医疗组织。还有上海的广益中医院、华隆中医院、谦益伤科医院等，诊疗与慈善并重，免费收治贫困患者、救护伤残、施医送药。抗站时期，宋庆龄创建的孤儿院也有医疗行为与医事能力。

4. 太医院　太医院为皇家宫廷御用医疗机构，主要是为皇室成员提供医疗服务，有时也会担任外派行医任务（图 4－19）。历代都有宫廷医疗机构及设相应的医官，周代有医师及专门负责君王的食医，两汉设有太医令、太医丞，南北朝始设太医署作为独立的医疗机构，隋唐承袭，宋有翰林医官院，辽有太医局，金改称太医院。金代太医院隶属于宣徽院，主要为皇室提供医疗服务，有时也会参与一些民间的诊疗活动。元代沿袭金代，其太医院不仅是国家最高医药管理机构，又是最具权威的医药专业机构。不同于金代的是，元代太医院在制度方面进行了重大变革，设立了太医大使，负责掌管所有太医，其建制对后代宫廷医药机构乃至全国医政管理制度都产生了深远的影响。明代太医院初在南京，为五品衙门，隶属礼部。1412 年迁都北京后，又在北京设立太医院，形成南京隶属北京的南北两所太医院并存的局面，直至明朝灭亡。医官按其专业分为十三科。除为皇室成员提供医疗服务外，也为王府、大臣和外国首领使节诊治，还包括贯彻皇帝的医药诏令、地方官府医官的差派、医生的培养教育等。清代太医院医官按术业专攻分为九科，宫廷内诊疗活动皆由太医院派遣御医负责。此外，宫廷内还设有御药房，它有时隶属太医院，有时为礼部或内务部制约，但供职的御医皆从太医院中选拔。此外，太医院还有两项重要工作：一是负责对军医、狱医的选派与考核工作；一是开设教习厅、医学馆，负责医学教育工作。太医院衙署内还设有生药库，收贮道地药材。1905 年，清政府推行新政，设卫生科，后升为卫生司，成为与太医院并立的医政机构。太医院自金至清，共延续了七百余年，因其所在地为北京，又被称为“北京太医院”，在宫廷乃至全国的医事活动中发挥了举足轻重的作用。

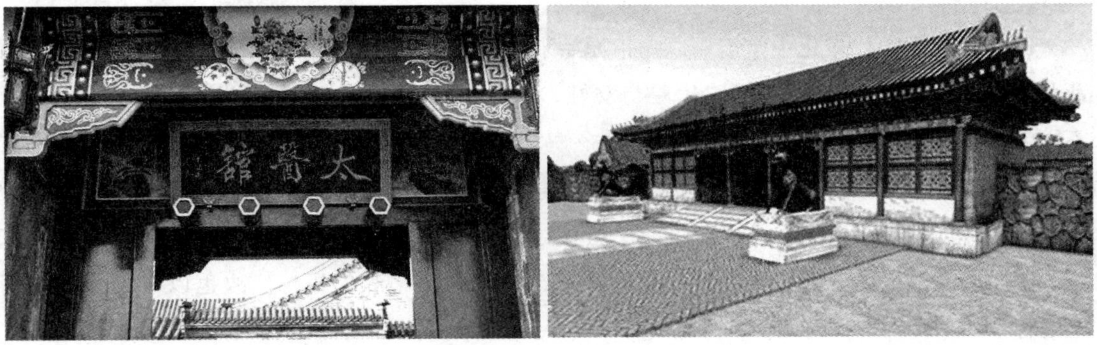

图 4－19　太医院

三、简便亲民的医药标识

中医作为一个行业，自然有其标志性的器物，这些器物背后都有其形成的文化因素。这些器物还有其行之有效的功能作用，如走方医摇动串铃，已成了当时医者行医的标志，而串铃代表着行医这一功能已经深入人心。这些器物也有其简便实用的形象特征，如古代医者身背的葫

NOTE

芦，取材方便，还可装药，实用性强。此外，这些器物有些多为日常用具，是百姓生活中常见常用之物，后赋予其中医标识的文化意义。因此，这些器物生活气息浓厚，具有亲民的特性。下面就一些主要的标识略做阐述。

（一）串铃

古代医者行医有两种形式，一为坐堂医，一为铃医。铃医因其总是身背药箱，手摇串铃，走街串巷，为百姓治病，所以又称为“串医”“走乡医”“走乡郎中”“走方医”，实则就是古代游走江湖的民间医生。据清代赵学敏《串雅》所载，铃医负笈行医，周游四方，其术始于扁鹊，华佗继之。手所持的串铃，“以铁为之，形如环盂，虚其中，置铁丸，周转摇之，名曰虎刺。乃始于李次口。次口，走医也。常行深山，有虎啮刺于口，求李拔之。次口置此器于虎口，为拔其刺。后其术大行，名闻江湖。祖其术者率持此以为识，即名虎刺云。”李次口用串铃撑开虎口，为其拔刺，此后串铃即成为走方医的标识（图4－20）。相传，孙思邈在拔除卡在老虎喉咙里的骨头时，曾以串铃撑在老虎口中以防止老虎咬伤，串铃因此也称为虎撑。总之，串铃是铃医的标志，其作用主要是以串铃之声招徕患者，听到串铃之声，便知是医家到了，可延请至家医治，方便而快捷。行有行规，摇动串铃的方式也是一定之规的，如在药铺前不得摇铃，若摇铃则为不敬之举。不同级别的医家也有不同的摇铃方式，刚出道者摇铃于胸前，医术高明者摇铃高度与肩平齐，有绝活者摇铃高过头顶。铃医即以此方式游走四方，治病卖药，为百姓解除疾病。正如清代医家赵学敏在《串雅》中所说，游医“操技最神，而奏效甚捷”，两千多年来，铃医以其方便实惠的行医风格而兴盛不衰，串铃也因此而成为古代治病救人的标志之一。

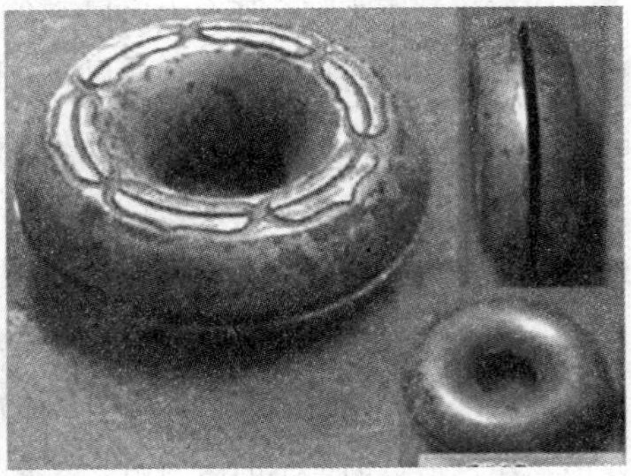

图4－20　串铃

（二）葫芦

葫芦在中国古代文化中常被用以喻指原始未分的混沌状态。作为创生神的女娲、伏羲都有葫芦瓜的化形，闻一多先生说：“伏羲与女娃，名虽有二，义实只一。二人本皆葫芦化身，所不同者，仅性别而已。”传说商人祖先是由玄鸟口衔的葫芦而生，周人也是以葫芦为其生命崇拜的图腾。道家以回归原始的混沌状态为其尊生、养生的理想境界，其著作中也以葫芦喻指原始未分的混沌状态，道家中人以佩带葫芦为其身份的标志。民俗中则以葫芦象征孕育期阴阳未分、阴阳合一的婴儿。而医家以燮理人体阴阳，使之均衡中和为目标，故也以“悬壶”为行医之称。

何谓“悬壶”？“壶”即葫芦。据《后汉书·方术列传·费长房传》载：东汉时有方士费长房，“曾为市掾。市中有老翁卖药，悬一壶于肆头，及市罢，辄跳入壶中。市人莫之见，唯长房于楼上睹之，异焉，因往再拜奉酒脯”。后老翁携费长房“俱入壶中。唯见玉堂严丽，旨酒甘肴，盈衍其中，共饮毕而出”。后来，经过老翁的再三考验之后，才将道术传于费长房，从此，费长房“遂能医疗众病，鞭笞百鬼”，使人起死回生，成为当时的一代名医。自此，郎中行医，就用葫芦当作招牌，以示医术超绝，而葫芦也被看作是医生的标记，“悬壶”成为行医之称。俗语所说的“不知葫芦里卖的什么药”，本指的就是行医之事，而“悬壶济世”也是

NOTE

百姓对医者的称颂之语。

葫芦之所以承载了如此厚重的中医文化，也与其自身的特点有关。葫芦轻巧、廉价、经摔、便于携带，而且密封性好，用以盛药可以保持药物的干燥，比起铁盒、陶罐、木箱等更加方便，有其独到的实用价值（图 4 – 21）。

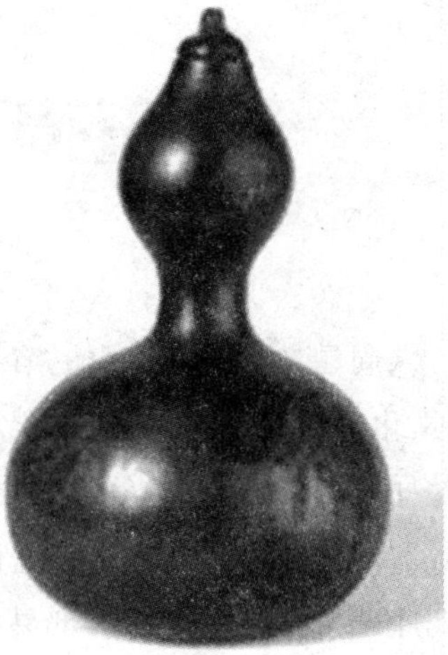

图 4 – 21　药葫芦

（三）招幌

招幌，即“招牌”与“幌子”，是行业身份的标识。各行有各行的招幌，古代中医药也有代表自己行业身份的标识。中医招幌的形式历代不同，各店堂、药铺及走方医的招幌也各有不同。有音响招幌，如古代走方医摇动串铃，或用吆喝声，来告知病家自己的到来。有实物招幌，如清代和民国时期，药店堂铺等多以悬挂膏药模型和丸药模型作为招幌。有字画招幌，起始于宋代，字牌幌经常是悬于门首檐下，写有“调元气”“养太和”“参茸饮片”“虎鹿药酒”等介绍名贵药材的招牌；或以堂号作招牌，如“同仁堂”“胡庆余堂”；还有以以姓氏作店铺或产品的标识，如“陈李记”药店，“马应龙”药企；还有标志招幌，如上述的“葫芦”“串铃”等。中医药的招幌形式多样，其作用主要就是广告与宣传，在古代是中医文化传播的重要方式，有些招幌已成为经久不衰的标识，承载着悠久的、厚重的中医历史文化意蕴。

【复习思考题】

1. 中医学生命观、健康观、疾病观、医养观之间的关系是什么？
2. 除了教材所述，中医行为文化还体现在哪些方面？
3. 中医医德文化对于今天构建和谐的医患关系有什么启示？
4. 谈谈中医有代表性的器物及其文化含义。

第五章　易文化与中医文化

《周易》是中国历史上第一部文化典籍，其组成部分《易经》本质上是一部占筮之书，是巫文化时代的产物，成书年代久远，由文字系统和卦象符号系统组成。

由于《易经》中的占筮内容涉及当时社会生活的各个方面，又通过“吉”“凶”“悔”“吝”等断占语对所占之事进行肯定或否定，因而程度不同地反映出各方面的思想观念。正如《四库全书总目提要·经部易类小序》说：“易道广大，无所不包，旁及天文、地理、乐律、兵法、韵学、算术、以逮方外之炉火，皆可援易以为说。”后世在从不同角度、以不同的方式对《易经》进行研究和诠释的过程中，不断有新的派别产生和新的思想涌现，形成了专门的易学和蔚然可观的易文化。

易文化既是中国传统文化的重要组成部分，又对包括儒家文化、道家文化、中医文化等在内的其他中国传统文化产生了深远的影响。也正因此，《易经》被誉为六经之首、大道之源，是中国思想文化的活水源头。

第一节　易文化概说

不同于其他的文化典籍，《周易》一书结构、组成复杂，所用符号、术语独特；对《周易》的研究派别众多、旨趣各异。要了解易文化，首先要了解关于《周易》的基本知识和研究概况。

一、《周易》简介

（一）《周易》的构成

《周易》全书由两部分组成（图5-1）。一是经文部分，称为《易经》，总共六十四卦，分为上经和下经。上经三十卦，起于乾卦，终于离卦；下经三十四卦，起于咸卦，终于未济卦。六十四卦的每一卦都包括卦画符号系统和卦爻辞文字系统两部分。二是传文部分，称为《易传》，包括《彖传》上下、《象传》上下、《文言》、《系辞传》上下、《说卦传》、《序卦传》和《杂卦传》七种，共十篇，称为“十翼”。《易经》《易传》在成书年代、性质及所反映的思想上皆相去甚远。

1.《易经》的构成　《易经》全书六十四卦，每卦由卦爻象符号系统和卦爻辞文字系统两部分组成，包括六十四卦的卦符（又叫卦画）、卦名、六十四条卦辞、三百八十六条爻辞。《易经》在写法、编排体例等方面都有自己的特点。

NOTE

（1）爻　爻是《周易》最基本的卦画符号、卦的最小构成单位。爻分阳爻“—”与阴爻

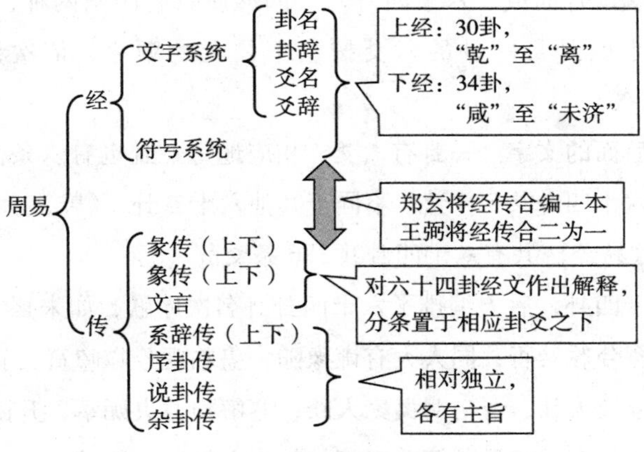

图5－1　《周易》的结构

“- -”。《系辞下》曰：“爻也者，效天下之动者也。”《系辞上》曰：“爻者，言乎变者也。”爻的图像是仿效天下万物运动变化而产生的，表示阴阳之交变。八卦、六十四卦用阴阳符号反映客观现象。

（2）八卦　由阴爻“- -”和阳爻“—”这两个符号连叠三层，就形成了☰、☷、☳、☶、☲、☵、☱、☴八个卦形，分别叫乾、坤、震、艮、离、坎、兑、巽，为八个经卦，又叫单卦。八卦是构成《周易》六十四卦的基本构件，分别代表“天”“地”“雷”“山”“火”“水”“泽”“风”等物象。朱熹《周易本义》载有《八卦取象歌》：“乾三连，坤六断；震仰盂，艮覆碗；离中虚，坎中满；兑上缺，巽下断。”非常形象，便于记忆八卦的卦形。

（3）六十四卦　两个三爻的八卦两两重叠而成六十四卦。六十四卦又称重卦、复卦、别卦。其中，下面的八卦叫下卦，也叫下经卦、内卦、下体；上面的八卦叫上卦，也叫上经卦、外卦、上体。《易经》一书主要由六十四卦构成，每一卦都是六爻，由卦画（卦符）、卦名、卦辞、爻名、爻辞组成，可分为卦爻象符号与卦爻辞文字两大系统（图5－2）。

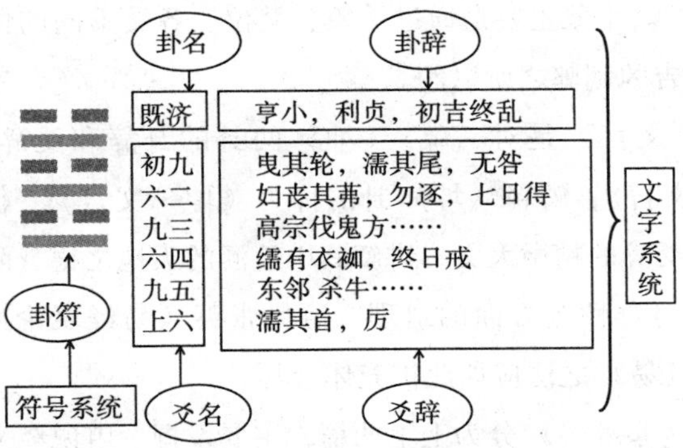

图5－2　别卦结构示意图

卦画：也叫卦符，即卦的符号，由六个爻象符号组成。

卦名：就是写在卦画后面的文字。《周易》的卦名有时可以总括全卦内容，有时摘取卦爻辞中的常见词作卦名。总体上看，六十四卦一卦说一类事。

卦辞：就是卦名后面的一段文字。卦辞是对一卦当中六爻含义总的说明。

爻名：《易经》六十四卦每一卦都有六爻，每一爻都有一个名称，称为爻名，也叫爻题。

NOTE

爻名由爻的属性和位次组合而成。六十四卦六爻的性质只有阴阳两种，其中阳爻记作“九”，阴爻记作“六”。六十四卦每一卦的六爻按从下往上的顺序，依次记作初、二、三、四、五、上。

爻辞：就是每爻后面的文字。一卦有六爻，相应地每一卦也有六条爻辞。《易经》共有六十四卦，每卦六爻，六十四卦共384爻。不同于其他六十二卦，《乾》《坤》两卦各有“用九”“用六”一条，这样《易经》共有六十四卦共386条爻辞。

为了便于记忆六十四卦，后人编排了六十四卦卦名次序歌，如朱熹《周易本义》载：“乾坤屯蒙需讼师，比小畜兮履泰否；同人大有谦豫随，蛊临观兮噬嗑贲；剥复无妄大畜颐，大过坎离三十备。咸恒遁兮及大壮，晋与明夷家人睽；蹇解损益夬姤萃，升困井革鼎震继；艮渐归妹丰旅巽，兑涣节兮中孚至；小过既济兼未济，是为下经三十四。”

2.《易传》的构成　《易传》十篇是阐释《易经》经文大义之作，汉人形象地称之为《十翼》，即为“经”的羽翼，喻其作用和形式犹如鸟的翅膀一般，是辅助和解释《易经》的。《易传》是目前发现的最早阐释《易经》的专著，在易学史上它第一次把《易经》哲理化。

（1）《彖传》　《彖传》随上、下经分为上、下两篇，共六十四节。《系辞上》说：“彖者，言乎象者也。”彖，是断的意思，也就是说《彖传》是按照卦象的组合来探讨吉凶问题，分别解释六十四卦卦名、卦辞和一卦大旨。《彖传》释卦的方式包括：①从训诂、卦象的角度解释卦名的意义；②从八经卦的角度解释卦象的意义；③从卦象、爻象、义理的角度解释卦辞的意义。

（2）《象传》　《象传》随上下经分为上下两篇，共四百五十条，阐释各卦的卦象及各爻的爻象。其中释卦象者称为“大象”。“大象”都含有两层含义：一是用每一卦的上下卦所象征的事物来解释卦象。如《乾》卦，上下卦都是乾，乾象天，天的性质是健，故云“天行健”。二是“以天道来示人事”的方法，用自然现象比附社会人事，指出这一卦的现实意义。如《乾·象》“君子以自强不息”，是说君子要效法《乾》卦“健行”之象，始终奋发图强。解释爻象者称为“小象”。小象主要是通过爻象、爻位、各爻不同的性质，以及各爻之间位置关系的不同来分析爻义吉凶利弊之所以然。

（3）《文言》　《文言》是对《乾》《坤》两卦的卦辞和爻辞的详细解释，其中解释《乾》卦的称为《乾·文言》，解释《坤》卦的称为《坤·文言》。《文言》以孔子问答的形式，发挥这两卦卦辞、爻辞的精微大义，讲解其中蕴涵的天地之德、阴阳之理、君臣之义、为人处世、修齐治平、修身养性等方面的道理。清代张英《易经衷论》云：“盖圣人举《乾》《坤》两卦，示人以读《易》之法应如此扩充体会耳。”

（4）《系辞传》　《系辞传》分为上下两篇，主要发掘、申说经文要领，诠释卦爻辞的基本义理。文中对《易经》经文选择性地辨析与阐发，既抒发《易》理的精微，又展示读《易》的要例。它揭示了《易经》的奥秘，发掘了《易经》的思想内涵，使一部卜筮之书上升为一部哲学著作。《系辞传》是《易传》中内容最多、最为重要的一部分，指示读《易》的门径，引我们登堂入室，是我们学习《周易》的必读之篇。

（5）《说卦传》　《说卦》系统地解说八经卦所象征的事物，是阐述八卦取象大例的专论。《说卦》十一章，首先说明六画卦的形成和义理，接着阐述八卦的两种方位，然后集中说明八卦的取象特点，强调八种基本物象及象征意义，并广引众多象例。其中八卦的性质及八卦所代表的基本事物是分析《易经》卦象与筮占应用的基础。

(6)《序卦传》　《序卦传》分析《易经》六十四卦排列次序，揭示各卦之间的相承相因关系，揭示事物相因、相反的两种发展规律。其中蕴含着朴素唯物论和辩证法的思想。

(7)《杂卦传》　《杂卦传》"杂糅众卦，错综其义"，打乱了《序卦传》所揭示的卦序，将《易经》六十四卦重新编为32对象征意义相反的卦，用精要的语言概括各卦卦义，旨在阐发事物发展的对立统一、相辅相成的变化规律。

（二）《周易》的作者与成书年代

《周易》的作者与成书年代是《易》学史上争论已久的重要问题。东汉班固的《汉书·艺文志》将之概括为"人更三圣，世历三古"，颜师古注云"伏羲为上古，文王为中古，孔子为下古"。也就是说，上古伏羲画八卦，中古周文王重八卦为六十四卦并作卦爻辞，下古孔子创作了《易传》。这种观点在汉代最为学者所接受，在汉以后也广为流传，但也屡屡遭到质疑。分别论述于下：

1. 八卦的作者与时代　八卦的作者，《系辞下》有"古者伏羲氏之王天下也……于是始作八卦"之说，认为是伏羲，前人多信而不疑。近人通过对一些出土甲骨、金文、陶文的考察，发现其上有数字卦的雏形，于是有些学者认为八卦的创作时间为殷商或西周，其作者为众多的卜者、筮者，非一人、一时之作。

2. 六十四卦的作者与时代　重卦始于何人，唐以前主要有四种说法：司马迁认为是文王，王弼认为是伏羲，郑玄之徒以为是神农，孙盛认为是夏禹。清代学者顾炎武根据《周礼》和《左传》的记载，认为重卦应该在周以前，"不始于文王"。

3. 卦爻辞的作者与时代　卦爻辞的作者，唐以前主要有两种说法：一是认为卦辞、爻辞都是文王所作；一是认为爻辞多是文王后事，认为卦辞是文王所作，而爻辞则是周公所作。

4.《易传》的作者与时代　传统认为《易传》的作者是孔子，北宋欧阳修作《易童子问》，开始质疑传统观点，认为《易传》七种中的《文言》《系辞传》《序卦传》《说卦传》《杂卦传》非出自一人之手，不可视为孔子所作。此后，疑古之风渐起。

综上所述，《周易》非一人一时之作，其创作经历了远古时代至春秋战国的漫长过程，《易经》约成书于西周初叶，《易传》约成书于战国中后期。

二、易学发展概述

易学是围绕《周易》进行研究而形成的一门学问。从《易经》产生起，就有了对《易经》的解读和研究，这就产生了"易学"。

易学的发展过程与当时的社会意识形态有着不可分割的联系，因而每个阶段都有其独特的历史特点，在一定程度上折射出不同的时代思想文化。

西周初年至西周末年为易学的萌芽阶段，《尚书·洪范》《周礼·春官·筮人》等文献史料有记载。春秋战国是易学的奠基阶段，是易学的形成时期。以《左传》《国语》为代表，继续沿着宗教巫术的占筮道路发展，形成占筮派，即象数派；以《易传》为代表，摆脱宗教巫术的束缚，向哲学发展，形成义理派。象数派和义理派的形成和对垒，对后世易学的发展产生深远的影响。

两汉易学称汉易。汉代列《易经》为"五经"之首，于是出现了一批致力于《周易》研究的学者，易学逐渐发展壮大。汉代易学受先秦传统的影响，对《周易》有两种看法：一种讲“卦气”“纳甲”“爻辰”，把《周易》看成是卜筮之书，属象数派；另一种认为《周易》是讲义理的书，属义理派。

魏晋隋唐时期，易学取得了新的成就，是易学史上承前启后的关键时期，其主要特点是将《周易》玄学化，《周易》与《老子》《庄子》并列，成为“三玄”之一，将《周易》与老庄玄学研究相结合，开创以玄学解易的新局面。其流派众多，可分为三类：一是以王弼、韩康伯、孔颖达为代表的玄学义理派；二是以曹魏时的管辂及东晋时的孙盛、郭璞等为代表的象数派；三是以南朝梁武帝萧衍、唐代宗密和李通玄等人为代表的佛易糅合派。

宋代易学是易学发展的一个极为繁荣的重要阶段，其特点是易学和理学相结合，探讨《周易》所蕴含的义理，致力于探讨《周易》的宇宙和人生哲理；建“图书之学”，将汉易象数学进一步哲理化、数理化。宋易的发展始终存在象数、义理两大流派，北宋偏向于两派之间的互相对立，南宋偏向于两派之间的相互融合与影响。但都将《周易》高度哲理化，使易学达到哲学的高峰，并影响了后来易学的发展。

明清易学可分为两个阶段：一是明初至清初的宋易阶段。沿袭宋代易学的象数易学和义理易学，因经、传以明道，借《易》以阐发其理性之学，都属于理学的范畴。二是清初至清末的汉易阶段。清初易学名家毛奇龄、胡渭等从考据入手，对前代许多易学文献提出了新的看法，对后来学者的影响极大。清代中期，汉学盛行，学者们用汉易解经的学风来解释《周易》经传。清代易学笃信汉易，注重文字考据，在理论思维方面少有建树，学术的道路越来越狭窄，是古代易学发展的一个低谷。

近现代易学研究，由于西学东渐，新的理论方法的输入，现代科技的发展，加上考古发掘发现了大量新的文献资料，近现代易学流派众多，著作颇丰，研究取得了较大成就。

第二节 易文化的主要内容

《周易》本身是一个由卦象符号、卦爻辞文字组成的复杂系统，宋代以后又形成了关于《周易》的图书研究，从而形成了以象数文化、图书文化、义理文化三个方面为主要内容的易文化。

一、象数文化

（一）易象

象是《周易》的重要构成要素，是易学研究的重要范畴。《系辞下》曰：“是故《易》者，象也。象也者，像也。”道出了《周易》一书的象征特色。《系辞上》云：“圣人有以见天下之赜，而拟诸其形容，象其物宜，是故谓之象。”天下事物的道理幽深难见，圣人便拟取物象以比喻事理，这就是《周易》创作的基本原则。《周易》就是用象来模拟、类推万物的，其中的象是在《周易》形成与发展过程中逐步丰富和完善起来的。

1. 卦象 卦象指《周易》八卦、六十四卦的符号形象，以及卦象所表示的万事万物之象。卦象的主要特征是以卦象物，基础是八经卦的八种物象。

NOTE

圣人“仰观”“俯察”“远取”“近取”，广泛引用物象，从不同角度来阐释八卦，因而八卦取象纷繁复杂。全书所拟取的物象集中体现在八卦的象征上，而《说卦传》广泛列举八卦取象的例子，对八卦的卦象、卦义进行了全面深入的论述。八卦取象系统列表于下（表5－1）。

表5－1　八卦取象系统表

卦名		乾	坤	震	巽	坎	离	艮	兑
符号		☰	☷	☳	☴	☵	☲	☶	☱
物象		天	地	雷	风	水	火	山	泽
特性		健	顺	动	入	陷	丽	止	说
动物		马	牛	龙	鸡	豕	雉	狗	羊
人体		首	腹	足	股	耳	目	手	口
家人		父	母	长男	长女	中男	中女	少男	少女
五行		金	土	木	木	水	火	土	金
卦位	先天	南	北	东北	西南	西	东	西北	东南
	后天	西北	西南	东	东南	北	南	东北	西
卦数	先天	1	8	4	5	6	3	7	2
	后天	6	2	3	4	1	9	8	7
卦时	先天	夏至	冬至	立春	立秋	秋分	春分	立冬	立夏
	后天	立冬	立秋	春分	立夏	冬至	夏至	立春	秋分

2. 爻象　爻象包括爻性、爻位，以及爻在卦体中的态势与运动方向。作为符号的爻象由爻性和爻位共同组成。爻性只有阳爻和阴爻两种。相应地，爻象征的事物只有两类：阳爻象征一切阳性事物，如天、男、君、父、大人、奇数、刚、健、动等；阴爻象征一切阴性事物，如地、女、臣、母、小人、偶数、柔、软、静等。

爻位指阴阳两种爻分别在卦中所处的位置。三爻卦中，自下至上称为初位、中位、上位；六爻卦中，自下至上称为初、二、三、四、五、上。每个爻都在自己的位置上反映出卦体自身的变动情况。爻性与爻位组成了爻象。

3. 物象　物象包括有形可见的、具体的事物之象，既是卦爻创造的来源，又是卦爻象征的对象。不仅包括《说卦》中天、地、雷、风、水、火、山、泽诸象，也包括卦爻辞中龙、马、鱼、虎、狐、噬嗑、拔茅、明夷等物象和动作之象。

（二）易数

易数是一个发展着的系统，范围很广，主要包括：

1. 爻数　在《周易》成书的早期阶段（即数筮阶段），易数直接起占筮与画卦的作用。后来，卦画由阴爻、阳爻两种符号构成，易数在卦中只保留下九与六这两个数字，代表爻性，分别指阳爻与阴爻，九、六分别与爻位结合，构成每一爻的爻名。原来用数进行的占筮过程转化为检索过程，就有了大衍之数、乾坤策数。

2. 大衍之数　关于大衍之数，《系辞上》有一段描述的文字：“大衍之数五十，其用四十有九。分而为二以象两，挂一以象三，揲之以四以象四时，归奇于扐以象闰，五岁再闰，故再扐而后挂。”

NOTE

3. 乾坤策数　策数就是蓍草的根数，一根蓍草就是一策。《系辞上》紧接着“大衍之数”，谈及乾坤策数：“乾之策二百一十有六，坤之策百四十有四，凡三百有六十，当期之日。二篇之策，万有一千五百二十，当万物之数也。”

4. 天地之数　易象系统发展起来以后，又有了天地之数、万物之数。在十以内的自然数中，奇数为天数，偶数为地数。天数之和为二十五，地数之和为三十，天地数之和为五十五。天地之数是成就万物变化的神妙之数。

5. 河图洛书之数　即在天地之数的基础上进一步衍化出的河图、洛书一类数学模型之数。

6. 卦数　《周易》的六十四卦本未直接与数配合，但六十四卦有自身的排列次序，而这次序要用数来表达，故卦数实指卦序数。北宋邵雍推出了先天八卦卦数、后天八卦卦数、先天六十四卦卦数。邵雍用加一倍法推出了大圆图（伏羲先天六十四卦方位），进而具备二进制图解的性质。

在《周易》象数学中，象与数互补。易数是具体事物的抽象，但又没有完全脱离开具体的事物。易数不仅与卦爻符号形成密切的联系，而且以卦爻之数反映事物的关系，确定万物的形象。“象”是“数”的形象化，“数”是“象”的另一种表达方式。

在象与数的先后问题上，历代易学家产生过不少争论，主要分为两派：一派主张“象在数先”，先有象，后有数，数是因象而生的；另一派主张“数在象先”，先有数，后有象，象是因数而生的。

二、图书文化

《周易·系辞》曰：“河出图，洛出书，圣人则之。”“图”本指河图，“书”本指洛书。后来“图”“书”合称泛指易图，易图的研究至宋代形成专门的学问。下面简要介绍先天八卦图、后天八卦图、六十四卦方圆图、太极图、河图、洛书等几个影响较大的图。

（一）八卦图

八卦图有两种：一是先天伏羲图，另一是后天文王图。

1. 先天八卦图　先天八卦方位图又称伏羲八卦方位图（图5－3）、小圆图，图见朱熹《周易本义》卷首。表现的是宇宙的生成运动和变化发展，体现了古人对天地的认识，描述了一年四季、一月盈亏、一日长短的变化规律。其源本于《说卦传》：“天地定位，山泽通气，雷风相薄，水火不相射。八卦相错，数往者顺，知来者逆，是故《易》逆数也。”邵雍《皇极经世·观物外篇》认为：“天地定位一节，明伏羲八卦也。”按照先天卦位，乾、坤是既按上、下定位，又按南、北定位。天为乾，在上，在南方；地为坤，在下，在北方。其他六卦只按一方定位。艮和兑相对，艮在西北，兑在东南。震和巽相对，震在东北，巽在西南。离和坎相对，离在东，坎在西。

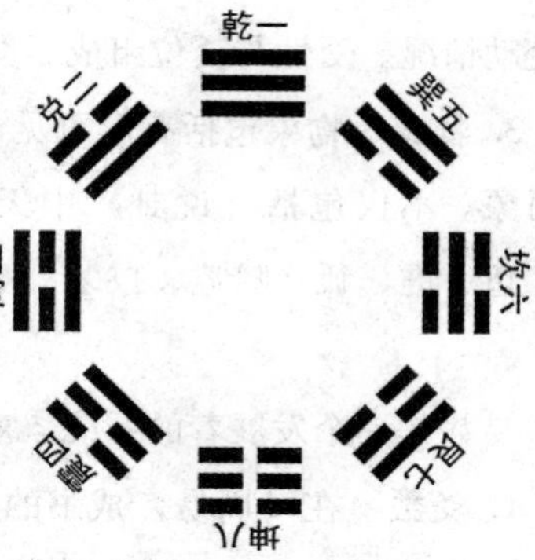

图5－3　伏羲八卦方位图

先天八卦次序图又称伏羲八卦次序图（图5－4）。先天伏羲八卦说是逐级一分为二，或者说“加倍法”，也即《系辞上》所说：“是故《易》有太极，是生两仪，两仪生四象，四象生

NOTE

八卦。”邵雍据此推演出伏羲八卦次序图，认为此图阐释了八卦的产生过程、宇宙生成过程，表示宇宙的结构模式。该图的顺序由右至左横行，依次为乾一、兑二、离三、震四、巽五、坎六、艮七、坤八，又称“小横图”，载于朱熹《周易本义》卷首。

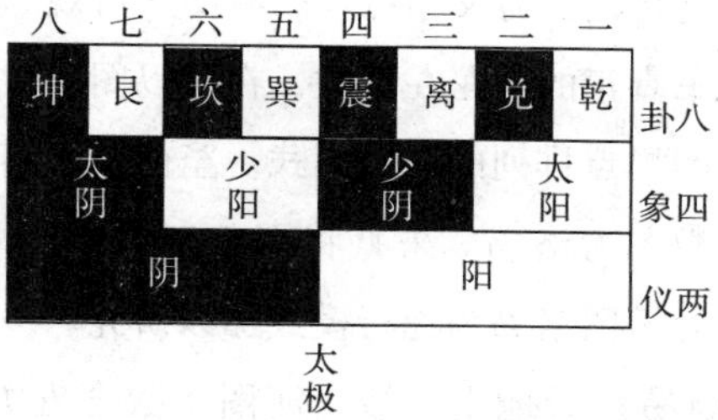

图5－4 伏羲八卦次序图

2. 后天八卦图 后天八卦方位图又称文王八卦方位图（图5－5），图见朱熹《周易本义》。《说卦传》中也有“帝出乎震……成言乎艮”一大段文字阐述八卦方位。邵雍《皇极经世·观物外篇》指出“起震终艮一节，明文王八卦也”，认为这是文王八卦推崇地道，是从伏羲八卦天道发展而来的，因此被命名为“文王八卦”。邵雍又认为文王八卦“乃人用之位，后天之学也”，故也称文王八卦为“后天八卦”。《说卦传》指出了六卦的具体方位：“震，东方也”“巽，东南也”“离也者……南方之卦也”“乾，西北之卦也”“坎者，水也，正北方之卦也”“艮，东北之卦也”“兑，正秋也，万物之所说也，故曰：说言乎兑”。兑代表秋分，秋又代表西方，所以兑为西方。这样八卦方位中就只剩下了西南，自然是非坤莫属了。《说卦传》云：“坤也者，地也，万物皆致养焉。”因此，后天八卦的基本方位是：震为东，巽为东南，离为南，坤为西南，兑为西，乾为西北，坎为北，艮为东北。

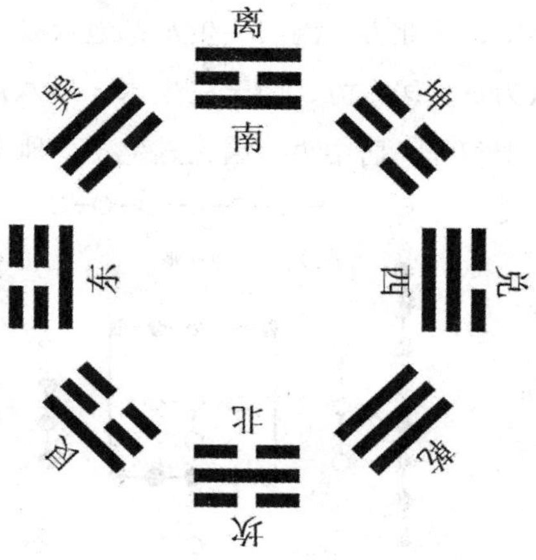

图5－5 文王八卦方位图

后天八卦次序图又称文王八卦次序图（图5－6），载于朱熹《周易本义》。其源于《说卦传》：“乾，天也，故称乎父。坤，地也，故称乎母。震一索而得男，故谓之长男。巽一索而得女，故谓之长女。坎再索而得男，故谓之中男。离再索而得女，故谓之中女。艮三索而得男，故谓之少男。兑三索而得女，故谓之少女。”邵雍据此提出文王八卦次序说，认为文王八卦次序图反映了男女构精、万物生化次序的规

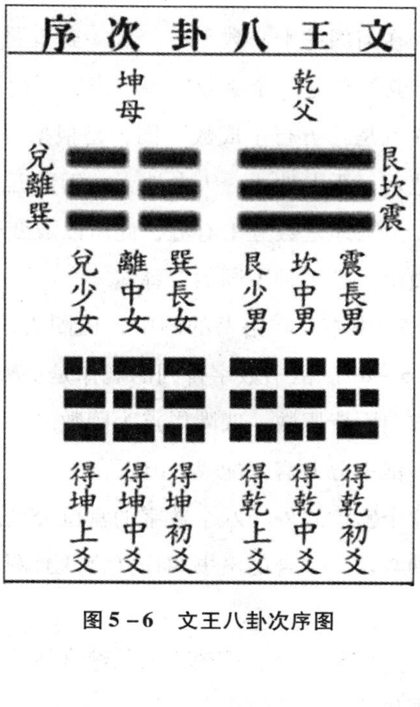

图5－6 文王八卦次序图

NOTE

律。说明乾道成男，为父；坤道成女，为母。得父气者为男，得母气者为女。三男皆以坤母为体、乾父为用；三女皆以乾父为体、坤母为用。

（二）河图洛书

河图洛书之说由来已久，有传说，有文字可考，有图式可观。但究竟为何物，形式与内容如何？历来众说纷纭。河图洛书真正的奥秘在于数，在于以图表数。宋代以来，理学家对河图洛书的解释，主要表现为以白圈黑点排列的数字图式。至南宋，蔡元定、朱熹主张以五行生成数之十数图为河图，以九宫九数图为洛书。朱熹将图载于《周易本义》卷首，从而成为比较权威的河图洛书，后来学者以此河图洛书为通行模式加以研究。

1. 河图　河图数来自《周易》天地生成数。河图十数合五方、五行、阴阳、天地之象。河图是由一些白圈、黑点组成的。其中白圈的个数都是奇数，代表阳，代表天；黑点的个数都是偶数，代表阴，代表地（图5－7）。而以天地合五方，以阴阳合五行。其排列规律是：一与六共宗，居北方，因天一生水，地六成之；二与七为朋，居南方，因地二生火，天七成之；三与八为友，居东方，因天三生木，地八成之；四与九同道，居西方，因地四生金，天九成之；五与十相守，居中央，因天五生土，地十成之。

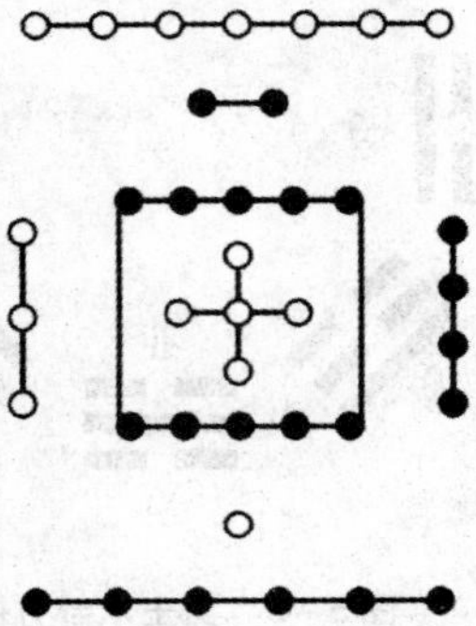

图5－7　河图

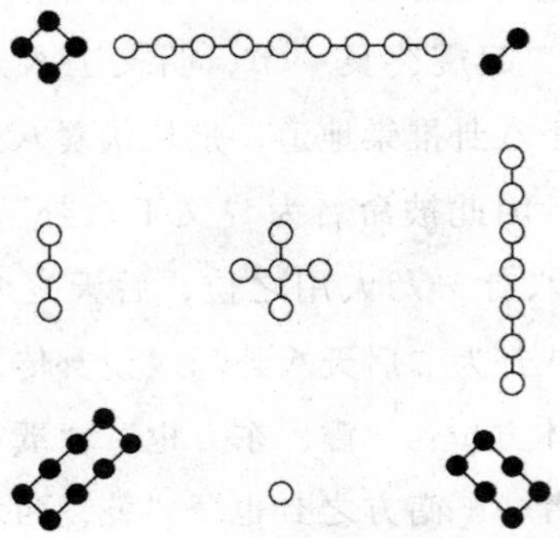

图5－8　洛书

在河图的十个数字中，从一到五是生数，从六到十是成数。这十个数字就是天地生成之数，其规律是一个生数配一个成数，而且这两个相互配合的数字的阴阳属性是相反的。这个在汉代就是“五行生成数”图，是根据《系辞上》中的一段话来的：“天一地二，天三地四，天五地六，天七地八，天九地十。天数五，地数五，五位相得而各有合。天数二十有五，地数三十，凡天地之数五十有五，此所以成变化而行鬼神也。”当然，河图的含义丰富，有很多人对它做出了很多种不同的解释。

2. 洛书　在洛书的图中，白圈表示奇数，为阳，即天数；黑点表示偶数，为阴，为地数（图5－8）。洛书数字排列的规律是：戴九履一，左三右七，二四为肩，六八为足，五居中央。五方白圈皆阳数，四隅黑点为阴数。

洛书分九宫，配成八卦。洛书一共是九个数字，每个数字占据一个宫位，其中，把中央五的这个宫位除外，八个数字的宫位分别配上八卦，这种八卦的方位就是后天八卦方位。我们把这种与八卦结合的洛书叫作九宫八卦图。

（三）太极图

太极是八卦、河图洛书的综合体，是阴阳五行的公式图。古人的这一思想方法，大大丰富了现代科学的宇宙理论。

由于阴阳两方面方位的移动和变换，出现了以下几种不同的太极图：本先天八卦绘成的太极图、本后天八卦绘成的太极图、本中天八卦绘成的太极图（如彭晓《水火匡廓图》）、代表年周期的左阳右阴太极图、代表日周期的上阳下阴太极图、代表一月和四时周期的古太极图（由来知德保存下来）。现以左阳右阴的太极图（图5－9）为太极模式。

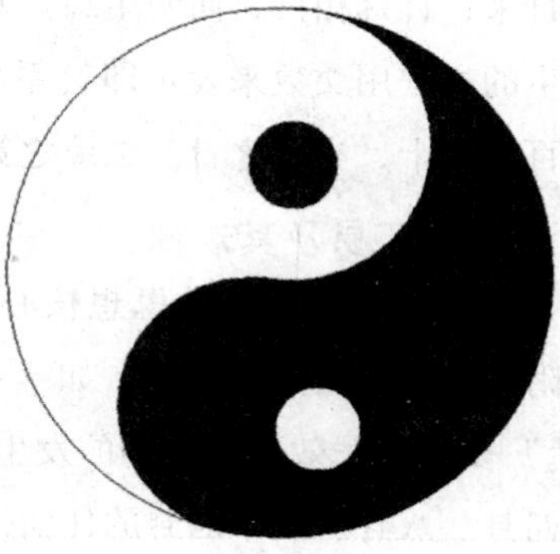

图5－9　太极图

太极图是圆形的，蕴含气一元论的原理，表示宇宙万物始于元气。左白为阳，右黑为阴。阴阳用曲线相隔，表示阴阳互根互生、互为消长、互为制约。阳中有一黑点，阴中有一白圈，表示阳中含阴，阴中含阳，也象征阴极生阳，阳极生阴，阴阳相互转化。此即太极动而生阳，静而生阴，二气交扭，而成此太极图象。

关于易图，以前多认为是后世易家根据《易传》的有关论述而绘制，但现代易学结合考古学、人类学、民族学、天文学等领域的发现，研究认为并非如此。事实上，这些易图渊源有自、年代久远，而且彼此之间皆有关联。因事涉专门，难以展开详述，但易学之源远流长、内容之古奥深邃，由此可见一斑。

三、义理文化

正如《周易·系辞上》云："圣人立象以尽意，设卦以尽情伪，系辞焉以尽其言。"张介宾《类经·序》云："盖以义有深邃，而言不能赅者，不拾以图，其精莫聚；图象虽显，而意有未达者，不翼以说，其奥难窥。"《周易》中的卦爻辞提示了对事物的基本认识，卦象放大和扩充了这些基本认识，易图则高度概括和直观地呈现了这些认识，三者之间互相补充、互相协同，共同构建了一个独特的、动态的综合系统，共同表达了对于宇宙的认识。从大的方面来说，反映在以下几方面：

（一）本体论与生成论

《系辞上》云："是故《易》有太极，是生两仪，两仪生四象，四象生八卦，八卦定吉凶，吉凶生大业。"其中的"太极"指天地未开、阴阳未分之前的混沌状态，是宇宙最初浑然一体的元气，是形成宇宙万物的本原，是事物发生发展的根本动力。"是生两仪"是指从宇宙本原的太极分化出阴阳二气。如周敦颐《太极图说》云："太极动而生阳，动极而静；静而生阴，静极复动。一动一静，互为其根；分阴分阳，两仪立焉。""两仪生四象"指阴阳二气经过矛盾运动产生太阴、太阳、少阴、少阳。"四象生八卦"指由"四象"演化出乾、坤、震、巽、坎、离、艮、兑八卦，八卦进而衍生出万物。如《说卦传》云："雷以动之，风以散之，雨以润之，日以烜之，艮以止之，兑以说之，乾以君之，坤以藏之。帝出乎震，齐乎巽，相见乎离，致役乎坤，说言乎兑，战乎乾，劳乎坎，成言乎艮。"

《易传》在解释大衍预测之法的原理时也遵循了这一理论。如《系辞上》云："大衍之数五十，其用四十有九。分而为二以象两，挂一以象三，揲之以四，以象四时。"其中那一根抽出不用的就是象征"太极"。"分而为二以象两"的"两"象征阴阳、天地，"挂一以象三"的"三"就是天、地、人"三才"，"揲之以四"的"四"即四时，如此"日往则月来，月往则日来，日月相推，而明生焉。寒往则暑来，暑往则寒来，寒暑相推，而岁成焉”。这个万物化生的过程用爻数来表示即《系辞上》所说：“乾之策二百一十有六，坤之策百四十有四，凡三百有六十，当期之日。二篇之策，万有一千五百二十，当万物之数也。”

（二）变易及其规律

变易是《周易》的思想核心，而其变易观是用阴阳爻所构成的卦象、爻象来加以揭示，并附以卦爻辞做简要说明。如《系辞下》云：“爻也者，效天下之动者也”“爻者，言乎变者也。”爻用以仿效天下万物的发生与变动。阴爻阳爻重叠变易变成八卦，八卦重叠变易构成六十四卦。八卦、六十四卦的任何一爻发生变易，都会变成另一卦。可见，阴阳爻是变易最关键的因素，阴阳爻的性质、位次、距离、交互关系等引发了卦象的千变万化。这种变化的规律表现在以下几个方面：

1. 动静相依 《系辞上》曰：“夫乾，其静也专，其动也直，是以大生焉；夫坤，其静也翕，其动也辟，是以广生焉。”乾坤代表天地，天地有动有静，运动与静止相互依存，天地如此，由天地所产生万事万物亦如此。

2. 消长盈虚 《丰·彖传》曰：“日中则昃，月盈则食，天地盈虚，与時消息，而况于人乎？况于鬼神乎?”《剥·彖传》曰：“君子尚消息盈虚，天行也。”天地自然都会伴随时令而有盈有虚，有满有亏，产生消长变化，这是天道，是大自然的规律，人类社会也是如此。因此，君子要崇尚消长盈亏的转化哲理，按照大自然的规律来做事。六十四卦表示阴阳二气的消长盛衰关系，是按照阳长阴消、阳极阴生、阴长阳消、阴极生阳的规律排列的，表示事物的不同阶段和发展趋势。

3. 物极必反 《周易》六十四卦每一卦的六爻都在变，初爻代表事物的初始阶段，变化还不显著，继续发展变化下去，到了上爻，事物发展达到顶峰，盛极必反，必然走向反面。比如乾卦初九“潜龙”的“勿用”，经九二“见龙”、九三“跃龙”、九五“飞龙”，到上九“亢龙”就“有悔”了，发展到了一定阶段，就过渡到它的对立面，由纯阳的乾卦变为纯阴的坤卦，阳极反阴。《周易》中这种物极必反的卦很多，如泰卦与否卦的否极泰来、泰极反否，剥卦与复卦的剥极而复，损卦与益卦的损极而益，等等。

4. 反复其道 《周易》的“周”有周期、循环之意，《周易》本身就包含着循环观。《周易》认为宇宙万事万物的运动变化是沿着环形轨道运行，表现出周而复始的循环性。《系辞下》曰：“日往则月来，月往则日来，日月相推而明生焉。寒往则暑来，暑往则寒来，寒暑相推而岁成焉。往者屈也，来者信也，屈信相感而利生焉。”日月交替，光明常生，寒暑推移，年岁形成，往来相感，利益常生，自然界万物在进行周期性的往复运动。正如《复·彖传》云：“‘反复其道，七日来复’，天行也。”按照天道的规律，事物的变化以“七日”为周期，形成了一个往复循环之圆道。六十四卦是一个大圆，每一卦六爻是一个小圆，十二辟卦也是一个圆，先天八卦是一个圆，后天八卦也是一个圆。总之，宇宙万物都在进行着周期性的循环运动。

（三）尚中与适时观念

《易经》每卦的六爻之中，第二爻、第五爻分居上卦、下卦的中位，《易传》中称为“得中”。一般情况下，二、五爻爻辞所述之辞及其断占之辞都是吉的、有利的。如《坤》六五爻辞：“黄裳，元吉。”《师》九二爻辞：“在师中，吉，无咎。”当一卦之中“--”“—”的搭

NOTE

配失调时，卦旨往往是持否定态度的，最明显的如《大过》由四个阳爻、二个阴爻组成，《小过》则由四个阴爻、二个阳爻组成，因此卦名皆称之为“过”。又如《大过》九三爻说：“栋桡，凶。”房屋栋梁向下弯曲，凶。在这种情况下，要使房屋栋梁向上隆起，才能够使之恢复平衡，故上九四爻说：“栋隆，吉。”体现了矫枉必须过正的道理。又如《小过》六二说：“过其祖，遇其妣。不及其君，遇其臣。无咎。”以求见祖、君说明致中的道理，是“过犹不及”一词的语源。总之，《易经》以“中和”作为处理事物的最佳原则和最佳状态，事物能够保持阴阳中和、平衡则吉，反之则凶。

中和固然是事物的最佳状态，但是这种状态不是一成不变的。事物在达到中和后又向相反的方向运动发展，又在运动发展中不断趋向新的中和。因此，中和不是静止的中和，是动态中的中和。《易经》中以很多具体的事例来说明这一道理。如小过卦的卦辞中说：“飞鸟遗之音，不宜上，宜下。”飞行中的鸟是不鸣叫的，“飞鸟遗之音”表明此鸟受伤。正常情况下鸟儿高飞可以避开猎人的弓矢，对鸟来说是适中的。但受伤的鸟不能也不宜再飞到正常的高度，否则会因用力加剧创伤而加速死亡，而应该适当地调整到低于正常的高度飞行，因此卦辞说：“不宜上，宜下。大吉。”《象》说：“过以利贞，与时行也。”

（四）忧患意识与与能动思想

《易经》占筮的最终目的在于趋吉避凶，如《系辞上》曰：“圣人设卦观象系辞焉，而明吉凶。”而这种目的又源自于对人生不易、生命多舛的忧患意识，如《系辞下》所谓“作《易》者，其有忧患乎?”《易经》中处处流露出这种忧患意识。如《乾》九三爻辞说：“君子终日乾乾，夕惕若，厉，无咎。”认为君子不仅要在白天勤勉努力，到了晚上也要保持警惕，这样即使有危险也不至于造成灾害。《小过》九三爻辞说：“弗过防之，从或戕之，凶。”认为只有思想上的“过防”才能达到实际上“防”的目的；反之，如果思想上不加以警惕防范，行为上就会麻痹懈怠，遭遇灾祸受到伤害，因此断语说“凶”。

防患于未然，就要发挥人的主观能动作用。所以《易经》一方面要求“无妄”，不违背自然规律行事，认为“其匪正有眚，不利有攸往”（《无妄》）；另一方面要求“与天地合其德，与日月合其明，与四时合其序，与鬼神合其吉凶，先天而天弗违，后天而奉天时”（《乾·文言》），充分发挥人的主观能能作用。这种思想用一个概念来表示就是“孚”，“孚”在《易经》中凡三十九见，通观其“孚”所在的卦爻辞，凡是能够“有孚”，其预后则吉、利，起码是无咎；反之，不能做到“有孚”，或“孚”之施行受到阻碍，其预后往往则凶、厉、吝。同时《易经》中也认识到，即使不违背自然规律，也会出现一些灾害，这就是所谓的“无妄之灾”“无妄之疾”（《无妄》）。但认为“无妄之疾，勿药有喜”（《无妄》），则又反映了对顺从自然规律的迷信。

（五）对德义思想的发挥

帛书《周易·易传·要》篇载孔子语曰：“《易》，我复其祝卜矣，我观其德义耳也……吾求其德而已。”从德义的角度解释和发挥《易经》，是《易传》内容的一个主要方面，尤其在《大象》《文言》《系辞》中最为突出。如《大象》在解释卦象时，无一例外地联系社会人事，用一句道德格言性质的话来指示人应有的行为。除了大家耳熟能详的“天行健，君子以自强不息”（《乾·大象》）、“地势坤，君子以厚德载物”（《坤·大象》）外，又如《蒙·大象》所说“山下出泉，蒙。君子以果行育德”，《讼·大象》所说“天与水违行，讼。君子以作事谋

NOTE

始”等。《文言》也是如此，《乾·文言》云：“‘元’者善之长也，‘亨’者嘉之会也，‘利’者义之和也，‘贞’者事之干也。君子体仁足以长人，嘉会足以和礼，利物足以和义，贞固足以干事。君子行此四德者，故曰：‘乾，元亨利贞。’”从文字训诂上来说，《易经》之“元”是“始”“大”之意，“亨”是“通顺”之意，“利”就是“利于”的意思，“贞”就是占问，但经过《文言》的解释和发挥，“元”“亨”“利”“贞”都成了四种美德。《系辞》更是从多个角度对《易经》进行解释和发挥，其中通过对一些卦爻辞的解释和发挥，阐述道德修养、为人处世、安邦治国之理也是一个重要方面。如对于《节》卦初九爻“不出户庭，无咎”的解释发挥云：“子曰：乱之所生也，则言语以为阶。君不密则失臣，臣不密则失身，几事不密则害成，是以君子慎密而不出也。”又如“是故履，德之基也；谦，德之柄也；复，德之本也；恒，德之固也；损，德之修也；益，德之裕也；困，德之辨也；井，德之地也；巽，德之制也”一节，更是围绕着德义从不同的角度界定各卦的主旨。

第三节　易文化对中医文化的影响

《周易》最早的形成部分《易经》本为卜筮之书，是巫文化的产物；占筮的内容广泛，包括疾病在内；之所以要卜筮，目的在于趋吉避凶、趋利避害；更重要的是，《易经》除了文字系统外还有卦象系统，以象思维为主要特点。这一切皆与中医有相同、相通之处，对中医思维方法、中医理论体系的构建产生了潜移默化的影响，因此后世有医易同源、医易相通、医易会通之说，依据易象、易图、易理以阐发说明医理，指导疾病的诊断、治疗和预后，不断丰富和发展中医理论。

一、对中医思维方法的影响

象数思维是易文化思维的主要特点，易文化对中医的影响也首先表现在对中医思维的影响上。正是在易文化思维的影响下，中医形成了以意象思维为主导的思维方法。

（一）对象数思维的影响

1. 象数思维的本质　象数思维是易学的精华，是指运用带有直观、形象、感性的图像、符号、数字等模型来揭示世界的本质规律，通过类比、象征等手段来认识世界事物的联系，从而构建宇宙统一模式的思维方式。“象”的价值不仅在于外形，“数”也不仅仅是数字，象数思维的本质是抽象思维，是对客观事物本质规律的探索。易学八卦是象数思维的核心，易文化的卦象和爻象中寓含着阴阳盛衰消长规律。布阵和占筮之数，河图和洛书的数理等都体现了万物生成之理、阴阳变化的玄机，是阴阳运动规律的高度浓缩、时空相交的标志。中医受易文化的象数思维方式的影响，构建了阴阳模型、五行模型、河洛卦象模型等，以指导对生命运动的认识和疾病的诊治。

2. 现象、意象和法象　易文化中的“象”可分现象、意象、法象三种。人眼可见的物象为现象，由现象进一步抽象思维得出的事物属性联系为意象，运用取象比类思维，根据已有事理推导出新的联系则为法象。《易传·系辞》中的“天垂象”“观象于天”等即是现象；“设卦观象”即是意象；“圣人有以见天下之赜，而拟诸其形容，象其物宜，是故谓之象”，乃是法

NOTE

象。中医的藏象学说也包含现象、意象和法象三种模式。“其死可解剖而视之”指的是现象，由“司外揣内”“由表及里”得到的藏象功能性认识是意象，与八卦、五行等事理取象比类得到的脏腑特性认识是法象。如《素问·刺禁论》指出：“脏有要害，不可不察。肝生于左，肺藏于右，心部于表，肾治于里，脾为之使，胃为之市。鬲肓之上，中有父母；七节之傍，中有小心。从之有福，逆之有咎。”这段话提到脏腑要害地方需要禁刺，膈肓之上“中有父母”，是维持生命的气海，第七椎旁有“小心”，里面有肾的精微物质，这些是肉眼可见的现象；脾输布水谷精微到其他各脏腑，像差役一样，胃为水谷之海，像市集一样，这是对脏腑功能的推测，属于意象；肝应震卦，五行属木，方位对应东方，故肝气由左升发，肺应兑卦，五行属金，方位对应西方，故肺气由右肃降，心应离卦，法火，位南方，故心气布散于表，肾应坎卦，法水，位北方，故肾气凝收于里，这是脏腑的法象。“左肝右肺”说反映了人体脏腑功能的、动态的特征，不能从肉眼可见的解剖学角度来理解，而与后天八卦方位相应。中医藏象学说的建立，经历了从解剖到功能，从经验到概念，从具体到抽象，从实体到模型的认识过程，这一过程无疑受到了易学重功能、轻实体的象数思维影响。

3. 易数对中医的影响 易数对中医的影响主要是爻卦之数、太极之数和河洛之数等。太极生阴阳两仪，两仪生太阳、少阳、太阴、少阴四象。古人对世界的认识由形象渐渐向抽象的“数”转化，开始关注具有量化特点的事物属性。从阴阳到四象、八卦、河洛之数，是研究事物量变到质变的复杂层次。易数不是简单的数字，而是借用数字和数字之间的关系将世界万物的本质规律抽象化。易数思维首先深刻影响了中医时空藏象学说，使中医藏象与四时、五方相结合，并与河图模式保持一致。特别是河图的五行生成之数蕴含阴阳消息之理，将阴阳和五行进一步系统化。《素问·金匮真言论》描绘了藏象的基本框架，除了五脏与四时、五方、五星、五体、九窍及色、味、音、臭、谷、畜的相应关系外，还有东方之数八、南方之数七、中央之数五、北方之数六、西方之数九的说法，用的就是易学河图成数，是藏象模式源于河图的证据。

易数中的洛书数字按方位排列为九宫，为人体藏象方位学奠定了基础。正北方为坎卦，坎属水，水性寒，寒气通于肾，故肾之方位应正北方；正南方为离卦，离为火，火性热，热气通于心，故心位应正南方；正东方为震卦，震属风雷，风气通于肝，故肝位应正东方；正西方为兑卦，兑属泽，泽性凉，西方凉燥，燥气通于肺，故肺位应正西方；中央属坤土，土性阴湿，湿气通于脾，故脾居正中。洛书数理表达了人体阴阳此消彼长的能量变化。

易数思维也促进了中医运气学说的形成和完善。如天五地六是易之常数（《易传·系辞》），五运六气理论的形成即是源于易学之数。天五以五行为核心，发展为五运；地六就是六气说，指风寒暑湿燥火。运气学说即是指五运于天，天气下降，六转于地，地气上升，五六氤氲，天气决定地气，天地合气决定人的健康和疾病特征，五运太过或不及都会致病。

象数思维将宇宙、自然、社会、生命的规律看成是合一的、相应的、类似的、互动的，具有鲜明的整体性、全息性、普适性。中医理论和临床实践中处处可见象数思维的痕迹，反映出所受易文化的影响。

（二）对辩证思维的影响

中国古代的辩证法思维有两个源头，一个是老子为代表的道家系统，一个是《易传》为代表的易学系统。易学辩证法对事物变化的规律进行了总结，具有积极和进取的倾向，在许多关键性的问题上超越了老子，达到了先秦辩证法思想的高峰。中医吸收了易文化阴阳对立统一和事物永恒运动、变化的观点，并将之发展成为中医理论的基石。

1. 对立统一观　对立统一规律是辩证法的核心。《易经》中已有乾与坤、刚与柔、天与地、君与臣、吉与凶等对立观念的萌芽，是对社会现象中矛盾对立的认识和概括。《易传》将矛盾对立学说进一步发展，认为一切事物都有对立面，矛盾双方既对立又统一。《黄帝内经》将易文化阴阳对立统一思想应用于医学，创立了中医阴阳学说，用以说明人体的组织结构，阐述人体的生理功能、病理变化。张仲景创立的“八纲辨证”法，则是从阴阳、表里、虚实、寒热四组对立统一的属性角度来认识复杂的疾病现象。治疗学上“阴病治阳，阳病治阴”“寒者热之，热者寒之”等精辟论断，也都体现了对立统一思想的重要指导作用。

2. 运动变化观　从六十四卦的变化可以看出，《易经》认为事物是永恒运动的、变化的、发展的。六十四卦的爻数和爻位皆自下而上有规律地变化，体现了向上的、发展的观点，发展到一定阶段又会物极必反，出现量变到质变的转化。《黄帝内经》吸收了易文化运动变化观，提出“物之生从于化，物之极由乎变”“成败倚伏生乎动”（《素问·六微旨大论》），为中医气化学说开创先河。气之升降是天地之间事物发展变化最基本的现象，人体亦是如此，运动变化观成为中医气机升降学说的前提与核心思想。

（三）对整体思维的影响

易文化中处处渗透着整体观思想。如八卦学说通过卦爻符号的相互交错，说明万物的互相渗透、交织和联系，事物的运动发展不是孤立的，而是相互连结为一个整体的。中医受易学影响，认为人是自然界的一份子，但人类不是封闭孤立的群体，它与自然界保持密切联系，相互影响和制约，构成天地人超巨型系统。正如《素问·至真要大论》曰：“天地之大纪，人神之通应也。”中医强调人与天地相参，万物都是在阴阳的推动、矛盾中产生变化，变化主要源自阴阳的交感。通过交感变化，天地自然万物相互联系为一个整体。《素问·五运行大论》指出：“上下相遘，寒暑相临，气相得则和，不相得则病。”天地交感相通则正常，天地失于交通则异常。人体也相应受到影响而发病，天人一体，息息相关。中医学将整体观思维贯彻到中医理论之中，其“天人相应”说科学地解释了医学中的一系列问题，并为现代科学所肯定。

二、对中医理论构建的影响

虽然从表面上看，《黄帝内经》《伤寒论》没有明引《周易》文句，但中医学在构建理论体系时，实质上融会和吸收了易学文化的精华，并在诸多方面发展了易学的方法论。也正因此，孙思邈有云“不知易，不足以言太医”（《类经附翼·医易》引），张景岳有“岂非医易相通，理无二致，可以医而不知《易》乎”（《类经附翼·医易》）之叹，恽铁樵有“《黄帝内经》之理论，即《易经》之理论”（《群经见智录》）之断。

（一）易文化阴阳观与中医阴阳学说

1. 中医对易学阴阳思想的吸收和借鉴　《易经》中没有关于阴阳的直接论述，但是阴爻和阳爻的组合变化即包含着丰富的阴阳思想。至《易传》中开始明确提出“一阴一阳之谓道”，认为宇宙间的基本规律就是阴阳的对立统一。中医学受易学影响，都认为阴阳的对立统一、调畅和谐是事物存在、发展、变化的条件。《素问·天元纪大论》说：“夫五运阴阳者，天地之道也，万物之纲纪，变化之父母，生杀之本始，神明之府也，可不通乎！故物生谓之

NOTE

化，物极谓之变，阴阳不测谓之神，神用无方谓之圣。”阴阳学说贯穿于中医的整个理论中。

中医学将阴阳的关系归纳为阴阳对立制约、阴阳互根互用、阴阳相互转化、阴阳消长平衡、阴阳交感等，这些都可从太极图、八卦图、六十四卦图、河图洛书等易图中得到很好的诠释。太极图中白中有黑、黑中有白，象征着阳中有阴、阴中有阳、阴阳互根互用，八卦和六十四卦的大部分都是有阴有阳，阴阳消长变化体现为一定的次序，汉易学者因此发展出十二消息卦说（图5－10）。卦的交感也给了中医极大的启示，如《泰》卦强调天地交泰，医家创制了交泰丸，主治心火偏亢、心肾不交引起的不寐、怔忡。总之，中医吸收了易学中作为宇宙普遍规律的阴阳学说，并将之作为中医理论的根基，贯穿于中医理论之中，有力地指导着中医的理论构建和临床治疗。

2. 中医对易学阴阳说的发挥　在易文化中，阴阳主要在自然哲学范畴使用，而中医的阴阳既是哲学范畴，又属于医学范畴，是哲学与医学的巧妙统一。中医继承了《周易》阴阳理论，对阴阳互根互用、消长转化思想做了更系统、明确的表达，并结合医学进行了新的发展，主要表现在事物阴阳划分法、三阴三阳理论的出现，以及阴阳升降出入、开阖枢理论等方面。

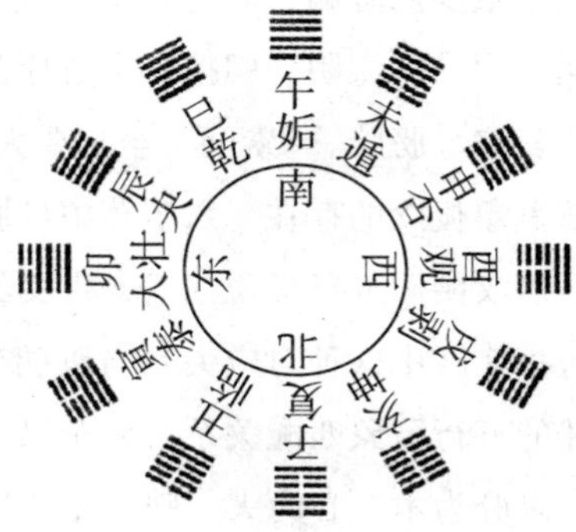

图5－10　十二消息卦

中医对事物阴阳的划分参考了《周易》，但是分类更为合理、完善。《易经》中基于阴阳对立思想，认识到了天地、日月、水火、父母、上下、老少等对立的两类事物，但《易传·说卦》中将牛马、龙鸡、狗羊等也作为与阴阳类似的对立存在，显得有些牵强。《黄帝内经》对阴阳的划分是基于事物的对立属性，如阳的属性为温热、明亮、积极、进取、活动、刚强、无形等，而阴的属性为寒凉、晦暗、消极、退守、静止、柔弱、有形等，这是按照事物运动状态下的对立属性来划分的。

《黄帝内经》《伤寒论》等中医经典在《周易》六爻思想的基础上，进一步提出了三阴三阳的理论，其中厥阴、阳明是中医学独有的概念。一般认为，三阴三阳的学说源于六爻观念，因为六经与六爻在数量上相合，阴阳结构上也相似。六经从少阴到太阳，体现了阴阳消长的过程，六爻位也表示事物由弱到强的演进过程。中医学将六爻学说推演为六经学说，《素问·热论》中以太阳示头，阳明示胃，少阳示胸胁，太阴示脾，少阴示心肾，厥阴示肝，并以此概括六种生理病理状态。东汉末张仲景以易学别卦六爻为基础，结合复卦“七日来复”之说，发展为外感病六经辨证纲领。

《黄帝内经》没有阴阳相推、相摩之类的说法，而是发展出了阴阳升降出入和开阖枢理论。《素问·六微旨大论》说：“出入废则神机化灭，升降息则气立孤危。故非出入则无以生长壮老已，非升降则无以生长化收藏。”《素问·阴阳离合论》指出：“是故三阳之离合也，太阳为开，阳明为阖，少阳为枢……三阴之离合也，太阴为开，厥阴为阖，少阴为枢。”开主外出，阖主入内，枢主内外出入。阴阳开阖理论强调对生命动态过程的考察，是受到《易传·系辞》“阖户谓之坤，辟户谓之乾，一阖一辟谓之变，往来不穷谓之通”的影响，是对易学辩证法思想的汲取。

从中医对《周易》阴阳思想的发挥可以看出，中医学在理论构建期深受易学阴阳哲学的影响，但结合医理进行了创新，运用易学阴阳观念对人体生理、病理的本质规律进行了开创性的探索。

（二）易文化与中医藏象学说

《黄帝内经》出现过的有八卦藏象、六节藏象和五脏六腑全息藏象三种藏象学说。《灵枢·九宫八风》以八卦藏象为基础，进一步将八卦方位与八风相对应，八风所害与八卦脏腑相对应。随着中医诊法的发展，八卦藏象与邪风致病说逐渐淡化，但脏腑“象”的内涵和时空方位特征却作为合理的内核被保存，如各种藏象学说都以离卦的特征指心，坎卦的特征指肾等。

六节藏象是以别卦之六爻为原型，按照“人与天地相参”的原则，建立起六藏、六器与六节之三阴三阳相匹配的藏象理论。《素问·六节藏象论》重点阐述了心、肺、肾、肝、器、胆六个重要的脏腑，心为阳中之太阳，肺为阳中之太阴，肾为阴中之少阴，肝为阳中之少阴，器属于阴中之太阴，胆按照文意应为阴中之少阳。“器”有六种，具体包括脾、胃、大肠、小肠、三焦、膀胱。《素问·至真要大论》中“天地合气，六节分而万物化生”等内容，提示了六节藏象概念的存在。六节藏象各脏与一年的时间节律相对应，在逻辑上比八卦藏象更完善。

西汉阴阳五行学说兴盛，古文经学家曾用脾配木、肺配火、心配土、肝配金、肾配水，但在医学实践中这种对应关系与脏腑生克关系相违背，后来今文经学家才改为《黄帝内经》中所述的五行藏象匹配关系。如东汉郑玄在《礼记·月令·祭先脾孔疏》中指出：“今医疾之法，以肝为木，心为火，脾为土，肺为金，肾为水，则有瘳也；若反其术，不死为剧。”后来五行藏象说又吸收了阴阳、八卦、五行、五方、月相、天干、四时等因素，形成了全方位模拟的全息藏象论。五行全息藏象说运用五行生克的规律，使五脏所代表的人体功能系统之间相互制约，成为一个能够自我调节的稳态系统。

（三）易文化中和观与中医平衡观

中和是中国传统文化的核心思想，也是易文化的重要思想。中医受中和思想影响，强调自然和人体的中和才是正常状态，失和则天地生化失序，人体出现疾病，而治疗就是重新调和的过程。《素问·阴阳别论》曰：“阴之所生，和本曰和。”王冰注曰：“言五脏之所以能生，而全天真和气者，以各得自从其和性而安静尔。”五脏维持其本性与和谐则安静无病。《灵枢·脉度》指出：“肺气通于鼻，肺和则鼻能知臭香矣……肾气通于耳，肾和则耳能闻五音矣。”这里的“和”表示的就是机体的平和、正常。

中和思想对中医的生理观、病理观、养生观、治疗观的形成都有重要影响，从而导致中医平衡观的出现。如生理上要“阴平阳秘，精神乃治”（《素问·阴阳应象大论》）。阴阳失衡则疾病产生，《素问·阴阳应象大论》提到：“阴胜则阳病，阳胜则阴病。”治疗的基本原则是让阴阳恢复平衡，《素问·至真要大论》指出：“谨察阴阳所在而调之，以平为期。”养生观上的“和”一是要维持天人的和谐，如《素问·上古天真论》所说“其知道者，法于阴阳，和于术数”，即是指人与天地、四时、阴阳等的协调一致；二是要调和饮食，“是故谨和五味，骨正筋柔，气血以流，腠理以密，如是则骨气以精”（《素问·生气通天论》）。

（四）易文化时位观对中医的影响

“时”有时序、天时、时间、时节、卦时等含义，“位”指的是方位、处所、位置等。易学强调变易，而变化是时间轴中的一种运动体现，因此易学重视时间因素，通过卦象爻位组合中的空间位置关系来说明世间万物的关系，认为人类与万物都表现出明显的时间节律性，人类的活动必须法于天道，与时偕行。

中医汲取了易学重时的思想，并推广到人体科学，建立了独具特色的时间医学体系，体现在对人体发育节律性、脏腑与四时的关系、疾病的时间变化规律等各方面。如《素问·上古天真论》提到男女的发育时间不同，女性以七为周期，“女子七岁，肾气盛，齿更发长；二七而天癸至，任脉通，太冲脉盛，月事以时下，故有子；三七，肾气平均，故真牙生而长极……七七，任脉虚，太冲脉衰少，天癸竭，地道不通，故形坏而无子也”；男子以八为周期，“丈夫八岁，肾气实，发长齿更；二八，天癸至，精气溢，阴阳和，故能有子；三八，肾气平均，筋骨劲强，故真牙生而长极……八八，天癸竭，精少，肾脏衰，则齿发去”。清代唐宗海《医易通说》对此的解释是：“盖少女属兑卦得七数，少男属艮卦得八数，故以七、八起算。”《素问·脏气法时论》中则肝主春，心主夏，脾主长夏，肺主秋，肾主冬，强调内脏与四季的关系。《素问·脏气法时论》又云：“肝病者，平旦慧，下晡甚，夜半静……心病者，日中慧，夜半甚，平旦静。”说明人体的节律性还体现在疾病的时间变化规律，因此治疗上也强调法时而治。

《周易》中阳爻居阳位、阴爻居阴位为“正位”“当位”，反之则“位不当”。爻位思想反映出，任何事物都应该有自己合适的位置。正如《易传·系辞上》所说“天尊地卑，乾坤定矣”，事物各归其位，才能发挥正常的作用。《周易》重“位”的思想也反映在中医中。在《黄帝内经》中“位”有三种内涵，一是表示东南中西北五个方位，二是指日月五星及气候变化情况，三是水土物候的变化情况。如《素问·天元纪大论》王冰的注解用上、下、左、右来匹配南、北、东、西，《素问·气交变大论》中提到“位天者，天文也”“位地者，地理也”。中医“位”的思想将天文、地理、人体合为三位一体。

（五）易文化与中医治未病思想

《易经》本质上是一部卜筮之书，通过占筮以达到趋吉避凶、趋利避害的目的，对中医治未病的预防观也产生了巨大影响。

1. 中医治未病思想的形成　《素问·四气调神大论》首次使用“治未病”一词，曰：“是故圣人不治已病治未病，不治已乱治未乱，此之谓也。”《黄帝内经》和《伤寒论》确立了无病预防、有病早治、既病防传的“治未病”理论，涵盖了中医预防、治疗和康复一体化的医学思想。唐代孙思邈在《备急千金要方·论诊候》中将疾病分为“未病”“欲病”“已病”三个层次，并指出“上医医未病之病，中医医欲病之病，下医医已病之病”。

2. 治未病的内涵与方法　综合历代医家“治未病”的思想，其内涵就是要预先采取措施，防止疾病的发生、发展和传变。具体来说包括：未病先养，重在预防；欲病救萌，防微杜渐；适时调治，防其发作；已病早治，防其传变；瘥后调摄，防其复发。中医“治未病”的治疗观，把养生与疾病预防有机地联系起来，以扶助正气、增强体质为核心，融健身、防病、治疗思想于一体，强调对外适应自然变化，对内促进机体抗邪能力，增强自我愈合、自我康复能力，从功能的、整体的变化来把握生命与健康，不仅符合人的生命活动规律，对于降低疑难杂症发病率也是重要的方法。

3. 对疾病的预测　要预防疾病，达到治未病的目的，首先要预测疾病。中医在《周易》象数学说的基础上，发展出关于气象、物候、疾病关系的五运六气学说。运气学说分主气主运和客气客运。主气主运固定不变，客气客运随甲子周期轮转，对气候影响较大。因此可以根据甲子周期表的干支年号来推算全年、上半年、下半年及每一阶段的气候与发病。这在《素问》

NOTE

的《天元纪大论》《五运行大论》《六微旨大论》《气交变大论》《五常政大论》《六元正纪大论》《至真要大论》等七篇“大论”中有全面的论述，如《素问·至真要大论》说“少阴司天，热淫所胜……民病胸中烦热，嗌干，右胠满，皮肤痛，寒热咳喘，唾血血泄，鼽衄嚏呕……”

在《灵枢·九宫八风》中，由于太一按九宫方位推移，每四十五天为一个节气，节气的变换表示阴阳的消长，气候变化导致各种风向产生，如东宫婴儿风，南宫大弱风，北宫大刚风，西宫刚风，西南宫谋风，东南宫弱风，东北宫凶风，西北宫折风，这样河洛之数与八卦方位、斗纲建月时辰相结合，组成了代表四方四隅、四立二分二至时空关系的九宫八风图，可以根据过宫时的风向预测人体的发病。如“风从南方来，名曰大弱风，其伤人也，内伤于心，外在于脉，其气主为热；风从西北方来，名曰折风，其伤人也，内舍于小肠，外在手太阳脉，脉绝则溢，脉闭则结不通，喜暴死”。

现代研究认为，九宫八风理论通过取象比类，将中医的疾病预防与调理养生等融为一体，揭示了人体脏腑的全息性及其与四时气候变化的相关性，对中风病、瘟疫类疾病的预防有帮助。其最大的价值意义在于认识人与天地相参，可以更好地指导对人体发病综合因素的探讨。

三、对中医理论发展的影响

象征是《周易》象思维的一个重要特点，“在本质上是双关的或模棱两可的”（黑格尔《美学》），所传达的意义具有模糊性、不确定性、多元性、开放性。因此，中医在引进易象、易理以说明医理时，也在各方面对中医理论有所发展。

（一）以易理阐释人体生理

1. 卦爻与生理现象　中医常用卦爻之象指导临床思维，如以卦位论藏象，《既济》卦上坎下离，水在火上，为阴阳交合之吉象，可以类比强调心肾之间的既济关系，心肾相交才能制约调和，心火不致过热，肾水不致过寒，心肾上下相济，人体阴阳平衡。又如，易学强调卦爻排列的刚柔相济，中医据之认为脾胃居中，脾为燥土属刚，胃为阴土属柔，正常生理下脾胃燥湿和调、刚柔相济，则升降相因，从而保证中焦气机正常的枢转。

2. 创立太极阴阳藏象　《易传·系辞》云：“易有太极，是生两仪。”易学将天地万物的根源称为太极。与汉代易学相比，宋代易学五行理论逐渐淡化，太极阴阳学说大行其道。宋代之前，五脏平等。但是金元以来，李杲重视脾胃中心说，专论一脏的方法流行，五脏的中心地位也逐步弱化，命门、相火、元气等概念崛起，为藏象学说的多元化奠定了基础。

太极阴阳藏象说是金元以来各派医家不断完善形成的，总体来说包括三个方面：一是对人体五脏阴阳的再认识，二是对人体五脏地位的重新定位，三是命门、胞宫等新脏腑理论的出现。由于受到易学太极阴阳学说的影响，这些学说最大的特点是有一个处于核心地位的理论范式贯穿于所有理论当中，从而使各家理论具有较好的可通约性和体系统一性。参照无极或太极的模型，人体的元气或命门成为生命的核心，由先天元气一分为二则成真阴真阳，而后阴阳动静相生又化生五脏，阴阳与五脏相合共同组成人体。各家理论虽有细微的不同，但其基本思维框架是与太极阴阳模型相一致的。

3. 以太极学说阐发命门理论　中医“命门”之说，初见于《黄帝内经》《难经》等著作，但说法不一。金代刘完素受宋易太极阴阳学说的影响，发展出全新的命门学说。他将《黄帝内经》五运六气中“君火以明，相火以位”的思想与藏象学说结合，以心为君火，命门为相火，首创命门相火说。按刘完素的理论，右肾属火不属水，这是后世“肾阳”学说的最早表述。明代是命门学说的全盛时期，孙一奎、赵献可、张介宾都认为命门就是人身之太极，主宰一切。孙一奎提出了“动气命门”之说，认为“命门乃两肾之间动气，非水非火，乃造化之枢，阴阳之根蒂，即先天太极”（《医旨绪余·命门图说》）。赵献可提出“肾间命门”的说法，“命门即在两肾各一寸五分之间……是为真君真主，乃一身之太极，无形可见”（《医贯·内经十二官论》）。命门已经不再是孙一奎所言模糊的肾间动气，而是有着明确位置及系统构成的先天太极命门，主宰着五脏六腑的生成发育和功能活动。张介宾提出“水火命门”说，“命门具两肾之中，即人身之太极，由太极生两仪，而水火俱焉，消长系焉，故为受生之初，为性命之本”“命门为水火之府，为阴阳之宅，为精气之海，为死生之窦”（《类经图翼·类经附翼》），左右肾合为命门，即真阴真阳合为太极，主宰五脏，并据此创立左归丸、右归丸。

太极作为宇宙万物的本原，其本质是无形、无限的，因而宋元之后中医命门学说带有高度的抽象性。它是中医理论借鉴易学太极学说谋求创新的一种尝试，是易学哲学指导中医理论发展的体现。

（二）以易理阐释病因病机

最早以易理阐释病因的记载，见于《左传·昭公元年》医和解释晋平公蛊病的成因：“疾不可为也，是谓近女室，疾如蛊……淫溺惑乱之所生也。于文，皿虫为蛊。谷之飞变为蛊。在《周易》，女惑男、风落山谓之蛊。皆同物也。”《蛊》卦的卦象是上艮下巽，据《周易·说卦》，艮为少男、为山，巽为长女、为风，少男、长女的组合暗指晋平公一个男人与众多女人发生关系，导致因女色过度而患病。对于这样一种疾病，作为一个出使晋国的秦国医生不便明言，故通过借用《蛊》卦的卦象委婉地表达。

其后医家以易理阐释病因之例也屡见不鲜。如元代朱丹溪在《格致余论·鼓胀论》中论述腹水的形成关键在脾：“是脾具坤静之德，而有乾健之运，故能使心肺之阳降，肾肝之阴升，而成天地交之泰，是为无病之人。”认为脾具有乾坤之性，脾气正常则形成上下交泰之势，阴升阳降，一切正常。脾土之阴受伤，则转输失职，胃气也随之不能运化，“故阳自升，阴自降，而成天地不交之否。于斯时也，清浊相混，隧道壅塞，气化浊血瘀郁而为热，热留而久，气化成湿，湿热相生，遂成胀满，经曰鼓胀是也。”这是运用《泰》卦和《否》卦之理阐释医理。明代张介宾也善于用卦象原理论述人体的疾病，如《类经附翼·医易义》曰：“以疾病言之，则《泰》为上下之交通，《否》是乾坤之隔绝。《既济》为心肾相谐，《未济》为阴阳各别。《大过》《小过》入则阴寒渐深，而出为癥痞之象。《中孚》《颐》卦，《中孚》如土脏不足，而《颐》为鼓胀之形……”

（三）以易理指导疾病诊断

中医在面诊、鼻诊、耳诊、舌诊、腹诊、手诊、足诊等诊断中广泛运用了八卦模式。如望诊中建立的目轮八廓理论，在金元时期定型。八廓是将眼睛按八卦的部位划出八个不同的方位，而后各隶属于六腑、心包和命门。如瞳仁为水廓，应坎卦，配属膀胱；白睛为天廓，应乾卦，配属大肠等。这一理论把眼睛局部与脏腑统一为一个整体，用以说明眼的生理、病理现象，指导眼病的辨证论治。王好古在《此事难知》一书中论述了老师李杲完善八卦面诊法的内容，载有面部形色八卦图，增添了文王八卦中的四隅图，右腮乾卦对应大肠，左腮艮卦对应

NOTE

小肠，左额巽卦对应胆，右额坤卦对应胃等。

（四）以易理指导用药和治疗

易学阴阳学说是中药性味划分的基本大纲，《素问·阴阳应象大论》曰："味厚者为阴，薄为阴之阳；气厚者为阳，薄为阳之阴……辛甘发散为阳，酸苦涌泄为阴。"易学四象五行说也被广泛运用于中药学，《本草备要·药性总义》提到中药的升降沉浮时说："凡药轻虚者浮而升，重实者沉而降。味薄者升而生（像春），气薄者降而收（像秋），气厚者浮而长（像夏），味厚者沉而藏（像冬），味平者化而成（像土）。"论药物归经时则曰："凡药酸属木入肝，苦属火入心，甘属土入脾，辛属金入肺，咸属水入肾。"中药的四气五味、升降沉浮、药物归经、功能主治无不与四象五行有关。八卦也被运用于本草学，如李杲《东垣试效方》论药物归经时说："东方甲风乙木，其气温，其味甘，在人以胆、肝应之。南方丙热丁火，其气热，其味辛，在人以心、小肠、三焦、包络应之……"这是以文王八卦模式套用五脏来论述药物归经。

在中医治疗中，很多方剂的名字也用卦名、卦理命名，如太极丸、两仪膏、坎离既济丸、三才封髓丹、交泰丸等都是以易卦之理来组方的。外治法上易理主要影响针刺法，产生了灵龟八法等按时取穴针法，即将奇经八脉的交会穴，依洛书之数，配合八卦九宫的方法、次序，类比人体气血流注的次序和盛衰变化，从而因时制宜取穴。另外，针刺中的"烧山火"手法就是仿照易理"用九阳而三进三退"，"透天凉"则"用六阴而三出三入"。这些都说明易数、易理对中医治疗的创新发展起到了促进作用。

【复习思考题】

1. 谈谈你对《周易》的了解和认识。
2. 你怎么理解"一阴一阳之谓道"？
3. 谈谈你对医、易关系的认识。
4. 如何看待易文化对中医的影响？

NOTE

第六章　道文化与中医文化

道家是中国文化史上除儒家之外的一个最为重要的学派，对中国文化产生了深远的影响。任继愈先生曾指出："儒道两家的思想主导了中国两千多年思想文化的发展。"英国李约瑟博士在《中国科学思想史》中评价道家说："中国如果没有道家，就像大树没有根一样。"道家为中国古代哲学提供了本原本体论基础，提供了辩证的思维方式，提供了道德、阴阳、有无、理气、心性等一系列基本范畴，为中国古代哲学大厦的构建奠定了根基，对中医学的思维方式、中医理论的构建、中医养生观念的形成及民俗医药文化的发展等起了重要的作用。

第一节　道文化概说

以老庄思想为代表的道家学说，以及在其基础上产生的道教理论，是中国传统思想文化的主干之一，对中国文化的影响甚为深广。道家与道教既紧密相关又有所区别。道家是以"道"为最高范畴，主张尊道贵德，效法自然，以清静无为治国修身的学派。道教虽源于道家，但其杂收古代神仙家的方术和民间巫术、鬼神信仰等，是以"道"为最高信仰，并企图通过精神形体的修炼而"成仙得道"的一种宗教，与早期道家学派明显有异。

一、道家文化概说

道家在发展中经历了不同的存在形态，大体而言有三个阶段，分别是先秦道家、汉代黄老之学、魏晋玄学。

先秦道家以老子、庄子为代表。老子，春秋时期的思想家，道家学派的创始人。司马迁《史记·老子韩非列传》中记载："老子者，楚苦县厉乡曲仁里人也，姓李氏，名耳，字聃，周守藏室之史也。"晚年见世道衰微，决意隐居，在隐居之前，"乃著书上下篇，言道德之意五千余言而去，莫知其所终"。老子留下的"五千余言"即今流传的《老子》一书，汉以后被称为《道德经》。老子《道德经》提出了"道"是宇宙的本原，而且阐述了"道"的内涵，奠定了道家学说的理论基础。其主要思想包括：道为万物本原的宇宙观，小国寡民和绝圣弃智的社会观，有无相生的辩证法思想，致虚守静和柔弱不争的精神境界等。班固《汉书·艺文志》云："道家者流，盖出于史官，历记成败存亡祸福古今之道，然后知秉要执本，清虚以自守，卑弱以自持，此君人南面之术也。"其中所说的"道家"就是以老子为代表的先秦道家。

庄子是继老子之后最重要的道家学派代表人物。《史记·老子韩非列传》记载："周尝为蒙漆园吏，与梁惠王、齐宣王同时。其学无所不窥，然其要本归于老子之言。故其著书十余万言，大抵率寓言也。作《渔父》《盗跖》《胠箧》，以诋訾孔子之徒，以明老子之术。"其代表

NOTE

作《庄子》，又名《南华经》，所论广及伦理、哲学、政治、人生、美学、艺术、语言、养生等诸方面，思想内容丰富，语言汪洋恣肆，在中国文化发展史上居于独特的地位。庄子继承了老子关于“道”的思想并有所发挥，同时追求精神自由，重视养生之道，使道家学说成为对后世产生深远影响的哲学流派。

至战国后期，为了在与其他学派的论争中处于有利地位，为了使老子道家学说适应时君世主的现实需要，一部分热衷于为政之道的道家学者把黄帝和老子结合起来，吸收阴阳家、儒家、墨家、名家、法家各家之长，把老子道家改造为黄老之学，此也即司马谈《论六家要旨》所说的“道家……其为术也，因阴阳之大顺，采儒墨之善，撮名法之要，与时迁移，应物变化，立俗施事，无所不宜，指约而易操，事少而功多”的“道家”。其代表作有《管子》中《心术上》《心术下》《白心》《内业》等篇，《韩非子》中《解老》《喻老》《主道》《扬权》等篇，以及《黄帝四经》等。

黄老之学战国后期在理论上开花，在汉代政治实践中结果。由于连年战争、国力衰竭、民不聊生，汉初统治者推行黄老之道，与民休息，实行宽政恕政，发展经济。虽然汉武帝时表面上采取董仲舒“罢黜百家，独尊儒术”的建议，但西汉时期实际上仍是外用儒家、内用黄老道家，正如《汉书·元帝纪》中汉宣帝所说：“汉家自有制度，本以霸、王道杂之，奈何纯任德教，用周政乎！且俗儒不达时宜，好是古非今，使人眩于名实，不知所守，何足委任?”至东汉末年，道家思想与谶纬思想及方仙道结合，发展成为道教理论。

魏晋期间，《老子》《庄子》与《周易》并称“三玄”，王弼、何晏等以道家观点解说儒家典籍，借注释《周易》《老子》和《庄子》三部贯通宇宙人生大道的书，来阐释和发挥自己的哲学见解，提出以虚为本的“贵无”思想。阮籍、嵇康主张道法自然，主要是顺应人性的自由发展，提出“越名教而任自然”“审贵贱而通物情”，在行动上蔑视礼法，放荡不羁，成为一时风尚之代表。玄学也被称之为“新道学”，促成了儒、道的结合。至宋明时期，理学家虽然力倡儒家道统，但对道家思想也有所吸收。

二、道教文化概说

道教是中华民族固有的传统宗教，因其以“道”为最高信仰而得名。道教以道家思想为其主要理论渊源，尊老子为教主，以《道德经》为主要经典，吸收了阴阳家、墨家、儒家包括谶纬学的一些思想，并与神仙家的修炼方术、民间鬼神崇拜观念和巫术活动有机结合而形成的一种有组织的宗教。

道教与道家是两个既相联系又有区别的概念。早期道家哲学关于道生万物、气化宇宙、天人合一的宇宙论，关于阴阳对立统一、相互转化的辩证思维，关于自然无为、清虚素朴的治国修身法则，以及其斋心静观、体道合真的认识方法，都对道教的教理教义和修持法术有着极为深远的影响。但道家哲学仅是道教构建其宗教神学及宗教形式的主要来源之一，作为一种宗教实体，道教不仅有其独特的经典教义、神仙信仰和仪式活动，而且还有其宗派传承、教团组织、科戒制度、宗教活动场所，与早期道家学派有着明显的不同。

道教随着中国古代社会制度的变更和文化潮流的演进而不断发展。先秦道家发展为汉代道教，经历了数百年之久，这是道教的前史时期。东汉顺、桓之际，当时社会上流行的黄老之学与神仙方术、鬼神迷信相结合，催生出了中国本土宗教——道教。道教组织最初兴起于民间，东方的太平道和西南地区的五斗米道为最早的两大教派。至魏晋南北朝，由于道教天道自然观、人道养生观与魏晋士人的尚玄好道风尚相契合，逐渐从原始幼稚的民间道团向上层阶层迈进，经由某些门阀士族道教徒的改造，在理论和组织上日趋完善和成熟，并逐渐成为与儒、释三足而立的官方正统宗教之一。唐代李氏王朝出于利用道教为统治服务的特殊政治需要，自称是老子后裔，列道教为儒、释、道三教之首，尊老子为“太上玄元皇帝”，大力提升道士的社会地位。北宋王朝亦利用道教神化其统治，注意扶持道教，宋真宗加封老子为“太上老君混元上德皇帝”，宋徽宗示意道箓院上章册封自己为“教主道君皇帝”。唐宋时期，涌现了孙思邈、成玄英、王玄览、杜光庭、陈抟、张伯端等著名道教学者，道教的思想教义、修持方术和科仪制度日益完善。明清两代是道教教义从兴盛走向停滞衰落的时期。统治者对道教的尊崇扶持远逊于唐宋，道教教团日趋腐化，教义、制度停滞不前，导致道教的社会地位及其影响力大幅降低。明朝统治者尚对道教相当尊崇，朱元璋还曾亲自注解《道德经》，并命道士编写《大明玄教立成斋醮仪》。清朝贵族于入关之前已信奉藏传佛教，入关后又重视儒学治国，于道教虽予保护，但已远不及明朝。自乾隆时代起，益愈推崇儒家理学，导致道教地位大为降低。

道教宗派众多，魏晋南北朝时期主要有以葛洪为代表的葛氏派或金丹派、寇谦之改造五斗米道而创设的新天师道、以陶弘景为代表的茅山上清派、奉持《灵宝经》的灵宝派等，另外尚有帛家道、李家道、楼观派等，丛杂不一。隋唐北宋时期，道教宗派有正一派、上清派、楼观道、北帝派、镇元派、孝道派等，颇为繁盛。唐末五代，以修持内丹术为主的金丹道派开始兴起。南宋金元对峙时期，道教内部分化繁衍，宗派纷起，正一、上清、灵宝三大旧道派继续传播，但在教义和道法上已有革新。另外，在华北出现了全真道、太一道、真大道等新道派，南方出现了金丹派南宗、天心、神霄、清微、东华、净明等新道派。此时期各派教义的主要特点是宣扬儒、释、道三教合一，注重内丹修炼。元朝统一之后，南北各道派重新组合，逐渐形成以内丹为主的全真道和以符箓为主的正一道两大派系。明清时期道教宗派仍颇博杂，除正一道、全真道两大教派之外，另有武当、三丰、内丹东派、内丹西派等诸道派。

道教典籍颇为繁盛。自南北朝以来历朝历代都有人整理道教经书，编写道经书目。唐玄宗曾令人编修成历史上第一部《道藏》，此后各朝皆有增修、编撰。《道藏》内容十分庞杂，篇卷数量巨大，既有大批道教的经典、丹经、符箓、戒律及神仙人物传记、宫观山志等，又有儒家和诸子百家之作，亦收入许多古代科学技术类著作，如医药学和天文历法著作等。历经数千年的发展，道教文化纷繁绚烂，包罗万象，其内容庞杂多端，对中国古代社会的政治制度、学术思想、宗教信仰、文学艺术、医药科技等各方面产生过重要的影响，中国人的价值观念、人格理想、思维方式、审美情趣及风俗民情等各方面皆留有道教的印痕。对此，鲁迅先生致许寿裳书中曾言：“中国根柢全在道教……以此读史，有许多问题可迎刃而解。”

第二节　道家文化与中医文化

道家思想强调“道为宇宙的本原”“阴阳和合”“道法自然”“无为而治”“有无相生”“尚阴贵柔”“重生贵命”“致虚守静”等观点，这些核心思想对中医的思维方法、精气学说、阴阳平衡观、天人和一的整体观及中医养生理论等都产生了积极而深刻的影响，使得中医学成

NOTE

为独具特色的中华文化瑰宝。

一、道家文化的核心内容

（一）道为宇宙的本原，周行而不殆

《说文解字》云："道，所行道也……一达谓之道。""道"的本义即人行之路，后来经过不断地引申，至《老子》成为一个高度抽象的哲学概念。

1. 道无名而实在　"道"作为哲学范畴，始于《老子》，是标示宇宙本原及其过程、规律的哲学范畴。作为宇宙本原的"道"是什么？《老子》开篇云："道可道，非常道。名可名，非常名。无名，天地之始；有名，万物之母。故常无，欲以观其妙；常有，欲以观其徼。此两者同出而异名，同谓之玄。玄之又玄，众妙之门。"明确提出自己所阐述的是玄妙的"常道"，而非众人所谈论的一般性道。尽管老子所谓的"道"是不可道、不可名的，但是"道"是客观而真实地存在。《老子》第十四章云："视之不见，名曰夷；听之不闻，名曰希；搏之不得，名曰微……是谓无状之状，无物之象，是谓恍惚。迎之不见其首，随之不见其后。"第二十一章云："道之为物，惟恍惟惚。惚兮恍兮，其中有象；恍兮惚兮，其中有物；窈兮冥兮，其中有精；其精甚真，其中有信。"第二十五章云："有物混成，先天地生。寂兮寥兮，独立而不改，周行而不殆，可以为天下母。吾不知其名，强字之曰道，强为之名曰大。"表明"道"是天地万物的本根，并决定着天地万物的存在和发展，是天地万物与人所必须遵循的规律。

2. 道生万物而法自然　《老子》提出了"道"是万物生成的本原，由"道"到万物的生成过程，即第二十五章所说的："道生一，一生二，二生三，三生万物。万物负阴而抱阳，冲气以为和。""道"作为无从感知、无可名状的实体，具有无限的能量和无限的创造力，充满了无限的生机和活力，它是自然万物最初的发动者，是天地之母，万物之宗。万物的生生不息、欣欣向荣都源于道的潜能。

《老子》第二十五章接下去又云："人法地，地法天，天法道，道法自然。"这就是说，人以地为根，地以天为据，天以道为宗，"道"以其自身的本然状态为自己立命，而"道"即自然法则。《王弼集校释》云："道不违自然，乃得其性，法自然也。法自然者，在方而法方，在圆而法圆，于自然无所违也。自然者，无称之言，穷极之辞也。"

"道法自然"就是天人并生、物我合一。道家认为，在宇宙这个巨大系统中，物物相连，天人相通，浑然一体，和谐均衡，人和万物都是宇宙生物链中的重要环节，万物只有相连而存在，相通而变化；脱离整体或系统，就会遭到厄运。比如现实生活中人类为了满足自己无穷无尽的私欲，对自然无度攫取，乱砍滥伐、过度开采等行为，严重破坏自然界的平衡，造成了前所未有的生态危机。"道法自然"要求人类的一切行为都应该以维护自然为基本前提，只有这样，才能保障人类世世代代延绵不断，人类社会和谐有序地向前发展。

3. 周行而不殆的道运动　道的运化遵循周行、反复的路线。《老子》第二十五章云："独立而不改，周行而不殆……大曰逝，逝曰远，远曰反。"第四十章云："反者道之动。"在老子看来，道的运化方式有两个特点：一是无限前行延展，永无休止；二是事物向相反的方向运动和发展，返回到原来的初始状态。它涵盖了两个概念，即对立转化和返本复初。《老子》第五十八章云："祸兮，福之所倚；福兮，祸之所伏。"第二十二章云："曲则全，枉则直，洼则盈，敝则新，少则得，多则惑。"第四十二章云："物或损之而益，或益之而损。"第三十章

云："物壮则老。"所有这些都体现了"道"的对立转化规律和辩证法思想。

（二）致虚守静与无为而治

1. 致虚守静　《老子》第十六章提出"致虚极，守静笃"，作为万物总根源的"道"是处于虚静状态之中，人的行为也应该致虚守静。司马谈《论六家要旨》指出道家思想"以虚无为本"，可谓对老子思想非常精辟的概括。《老子》第四章云："道冲而用之，或不盈，渊兮似万物之宗。"第六章说："谷神不死，是谓玄牝。玄牝之门，是谓天地根。"第五章说："天地之间，其犹橐龠乎。"不论是"冲"，还是"玄牝"，还是"橐龠"，都有虚空的意思。《老子》还非常注重"静"。第二十六章说："重为轻根，静为躁君。"充分认识到厚重、沉静的意义。第十六章说："归根曰静，静曰复命。""归根"和"复命"都是指回归本性，即回到自身的清静状态。《老子》认为，无论是修身养性还是治理国家，都必须注重这一原则。第三十七章说："不欲以静，天下将自定。"第四十五章说："清静为天下正。"可见"清静"的基础是"无欲"。如果肆情纵欲，沉溺于感官的享受，追逐肉体之欲，就会使人心猿意马，魂不守舍，而导致身体疾患。治理国家也应该是抱着"清静无为"的态度达到"无为而治"的目的，只有这样才能正确把握道的规律和作用，才能"无不为"。正如《韩非子·解老》所说："治大国而数变法，则民苦之。是以有道之君，贵虚静而重变法。"

2. 无为而治　《老子》第三章云："为无为，则无不治。"第三十七章云："道常无为而无不为。侯王若能守之，万物将自化……天下将自正。"第六十章云："治大国，若烹小鲜。"《老子》对人事的把握是以天道自然为法则的，天道自然，人道无为。自然无为的思想，就是要人们顺其自然，顺应人的本性，人人都保持浑朴本真的天性，社会就能达到最好的治理。

道家的"无为而治"思想到汉代黄老学说，发展成了"顺自然之道，行人为之事"。《淮南子·修务训》指出："夫地势水东流，人必事焉，然后水潦得谷行。禾稼春生，人必加工焉，故五谷得遂长。"就是说人要依自然条件而作为，不是听任万物摆布而不为；如果"听其自流，待其自生，则鲧禹之功不立"。因此，人们应该"辅万物之自然而为""循理而举事，因资而立"，就是顺应大道、辅助自然运化，行人为之举。在治国上应顺应自然理民，顺应民情治民。《淮南子·主术训》云："民者国之本也，国者君之本也。是故人君者，上因天时，下尽地财，中用人力。"强调人民是国家的根本，民心向背决定国家的治乱安危，国君要充分发挥民众的力量，使得人尽其才，物尽其用，这样才能达到国泰民安。

（三）贵无轻有与尚阴贵柔

1. 贵无轻有　"无"和"有"是标志中国古代关于宇宙本原和本体问题的一对重要范畴。在"无"和"有"的辩论中，始终存在着贵无论和崇有论、辩证法和形而上学的争论。老子认为，一切事物都不是孤立的存在，而是以对立面的存在作为自己存在的前提和条件，事物的特性总是在与其对立面的对比中凸显出来的。《老子》第二章云："有无相生，难易相成。""有"与"无"是互为因果的。从生成论上讲，第四十一章云："天下万物生于有，有生于无。"宇宙间的一切有形有名的事物均源于"有"，而"有"则本于"无"。从本体论上讲，《老子》中的"无"是"道"的同义词，第二十五章云："道生一，一生二，二生三，三生万物。"这个"道"生万物的过程就是"无生有"的过程。天地万物始于"无"，最后又复归于"无"，正如《老子》第十六章所云："万物并作，吾以观复。夫物芸芸，各复归其根。"

何晏在《道论》中提出"有之为有，恃无以生，事而为事，由无以成"的贵无论，但他并没有全面论证“以无为本”基本命题。而系统地论证“以无为本”贵无论思想体系的是正始年间“有无之辩”的集大成者王弼，他肯定“无者诚万物之所资也”，认为“无”是“有”的母体，“有”由“无”始生。“无”是“先于天地生”“其体独立”的一个实体。“无”作为“有”的本体并不存在于“有”之外，而是存在于“有”之中。“无”不能由自身表现出来，只能通过“有”表现自己的宗主地位。“有”与“无”的关系并不是并列的，而是以“无”为本、为母，以“有”为末、为子。

“以无为本”的哲学思想体系，虽然含有宇宙本体论与宇宙生成论的双重意义，但其中的本体论是其主要倾向和特征。自老子提出“天下万物生于有，有生于无”始，其主要倾向便向以道为本、为体和以器为末、为用转变，形成“重道轻器”“尚无薄有”的价值观。

2. 尚阴贵柔 尚阴贵柔思想源渊有自。例如，古有三易：夏代《连山》、商代《归藏》、周代《周易》。与《周易》以《乾》卦为首相反，《归藏》是以《坤》卦为首，而《坤》为纯阴卦，六爻全是阴爻，《归藏》以《坤》卦为首即反映了尚阴贵柔的思想。又如，《尚书·洪范》叙五行之序云：“一曰水，二曰火，三曰木，四曰金，五曰土。”把“水”作为五行之首排在第一位，寓水为万物本原的观念，同样反映了尚阴贵柔思想。

道家继承《归藏》《洪范》尚阴贵柔的思想，并且也以水为喻阐发这种思想。如《老子》第八章云：“上善若水。水善利万物而不争，处众人之所恶，故几于道。”《管子·水地》云：“水者，何也？万物之本原也，诸生之宗室也。”《淮南子·原道训》云：“水，万物弗得不生，百事不得不成。”由对水的柔弱功能的推崇，进一步推崇“道”及万物阴性的柔弱功能。如《老子》第四十章云：“弱者，道之用。”第七十六章云：“人之生也柔弱，其死也坚强，草木之生也柔脆，其死也枯槁。故坚强者死之徒，柔弱者生之徒。是以兵强则灭，木强则折。”柔弱的东西看似没有力量，然则生机内藏；坚强的东西看似生命旺盛，然则已经丧失了生机。人也一样，只有具备韧性的人，才能屈伸自如，游刃有余。道家的“贵柔”思想不仅是为人处世之哲学，也是治国全身之大道。

（四）重生贵命与淡泊名利

“重生贵命”是道家整个哲学体系的重要组成部分。《老子》第五十章提出要“善摄生”的主张。《庄子·让王》云：“能尊生者，虽富贵不以养伤身，虽贫贱不以利累形。”庄子在《让王》篇中讲述了一个小故事：韩国和魏国相互争夺土地。子华子前去拜见魏王昭僖侯，看到昭僖侯忧心忡忡的样子，便开导他说，如今让天下人到你面前写下誓约：左手抓取东西就砍掉右手，右手抓取东西就砍掉左手，不过抓取东西的可以拥有天下，你愿意抓取吗？昭僖侯说：我不愿意去抓取。子华子于是曰：“甚善！自是观之，两臂重于天下也，身亦重于两臂。韩之轻于天下亦远矣，今之所争者，其轻于韩又远。君固愁身伤生以忧戚不得也！”这段话强调生命重于一切，那些名利富贵，乃至天下，与生命相比，都是微不足道。

《庄子·让王》又云：“以随侯之珠弹千仞之雀，世必笑之，是何也？则其所用者重而所要者轻也。夫生者，岂特随侯之重哉！”告诫人们：名位利禄正如高空的鸟雀，而人的生命却是远比随侯宝珠珍贵得多，舍本逐末，因名位利禄而伤身实在是得不偿失。所以，大智慧的人宁愿安贫乐道，也不会因外在的东西而给自己带来伤害。世人常误读道家为消极之学说，实则不然，道家积极倡导顺应自然之道，正是一种积极超拔的生命之学。道家这种积极超拔的生命观对中医学的生命观有着深远的影响。正如《素问·宝命全形论》云：“天覆地载，万物悉备，莫贵于人。”中医学其实质就是研究人的学问，人的学问即是世界上最高的学问。

二、道家文化对中医文化的影响

道家文化广博而悠久、丰富而深邃，对中医的影响广泛深远，主要表现在以下三个方面：

（一）对中医思维方法的影响

1. 对整体思维的影响 “道”既是宇宙万物的本原，又是宇宙万物运动所遵循的总规律，因而对“道”的认识也就意味着对宇宙万物认识的全部。然而，在道家看来，“道”又是无法通过口、耳、目、手等感觉器官感知和认识的。如《老子》（帛书本，本节以下同）第一章说：“道可道也，非恒道也。”“道”如果能够用语言表达出来，那就不是“恒道”。也就是说，“道”是不能用语言表达的。第十四章说“视之而弗见，名之曰微；听之而弗闻，名之曰希；揞之而弗得，名之曰夷。”第三十五章说：“故道之出言也，曰淡呵其无味也，视之不足见也，听之不足闻也。”这是说“道”不仅无法说出来，而且也看不见、听不到、摸不着。总之，“道”无法通过目、耳、手、口等感官来认识。既然如此，那么要认识“道”，只有像第十四章所说的那样，“三者不可致诘，故混而为一”，只有把“道”作为一个整体来认识。只有如此，才能真正地认识“道”、把握“道”，在认识事物时不产生迷惑，如第二十三章所说：“少则得，多则惑，是以圣人执一以为天下牧。”

《老子》第二十五章云：“人法地，地法天，天法道，道法自然。”中医遵循人、地、天、道、自然一贯的天人合一模式，在疾病的诊治过程中，不仅将人体与自然、社会联系起来，考虑天时、地理等自然因素和政治、经济各种社会因素，也将人体上下、表里、气血各部分联系起来，作为一个完整的、运动的有机体来看待，尤其以多种药物煎制混合为一种汤剂以治病，不能不说与《老子》“混而为一”的整体观念有直接的关系。

2. 对意象思维的影响 中国传统文化中，将意象思维运用到极致者，除了易文化之外，莫过于道文化。以《老子》而论，这首先表现在作为思维过程中的认识对象，无论是宇宙本体的“道”还是宇宙万物所遵循的“道”，本身就是一种象，一种“无物之象”“大象”。如《老子》第十四章说：“一者，其上不皦，其下不忽，绳绳不可名也，复归于无物。是谓无状之状，无物之象，是谓忽恍。”第二十一章说；“道之物，惟恍惟忽。忽呵恍呵，中有象呵；恍呵忽呵，中有物呵。”第三十五章说：“执大象，天下往。”第四十章说：“大象无形。”其次，《老子》中还以谷、水、朴、牝、婴儿等物象比喻和象征“道”，以门的转动、车的运行、橐籥的原理等比喻和说明“道”的运行等，使整部《老子》构成了一个以“道”为中心的喻意场，一个由各种比喻、象征彼此关联、相互阐发的意象系统。

“道”无法通过感觉器官来认识，而只能由心来认识。对此，《老子》第十章说：“涤除玄鉴，能毋疵乎！”其中，“玄鉴”比喻心，“疵”指认识事物过程中出现的弊端，“涤除玄鉴，能毋疵乎”是说，把心打扫得干干净净，这样在认识事物时就不会有什么弊端。《荀子·解蔽》也说：“人何以知道？曰：心。”明确指出，要认识“道”，只有靠心。而心关乎“意”，如《说文》云：“意，志也。从心察言而知意也。”心又为“天君”，为“君主之官”，能够统摄耳、目等感官，对感官所获得的感性认识进行辨别、分析、归纳，从而最终形成概念和判断。作为宇宙万物及万物总规律的“道”，又是通过一系列物象来比喻和象征的，因此心对“道”的认识过程也就是对“道”之象“意”的过程，也即“意象”的过程。

由于“道”只能通过心作为一个整体来认识，而不能由具体的感官来认识，因此它所代表的事物的终极意义也是说出来、看不见、听不到、摸不着，而只能由个人意会、领悟。正如《庄子·天道》云：“得之于手而应于心，口不能言，有数存焉于其间。臣不能以喻臣之子，臣之子亦不能受之于臣。”这种思维方法更是对中医以意象思维为主导的思维方法产生了直接的影响，如郭玉云“医之为言意也。腠理至微，随气用巧；针石之间，毫芒即乖。神存于心手之际，可得解而不可得言也”（《后汉书·方术列传·郭玉传》），最能说明这种影响。

3. 对直觉思维的影响 因为“唯道集虚”（《庄子·人间世》），因此意象思维过程中，需要保持心境的清虚、寂静，如《老子》第十六章说：“致虚极也，守静笃也。”而要保持心境的清静，又需要消除一切已有的知识（《老子》第三十八章“前识”），如《老子》第四十七章云：“闻道者日损。损之又损，以至于无为。”《庄子·大宗师》云：“堕肢体，黜聪明，离形去知。”《庄子·天道》云：“圣人之心静乎，天地之鉴也，万物之镜也。”《荀子·解蔽》也说：“心何以知？曰：虚一而静。”总之，只有达到心境的清虚、寂静，才能“不出于户，以知天下；不窥于牖，以知天道”（《老子》第四十七章）、“同于大道”（《庄子·大宗师》）、“坐于室而见四海，处于今而论久远，疏观万物而知其情”（《荀子·解蔽》），才能直接与“道”合一。这样，道家就由意象思维走向了直觉思维。

关于直觉思维的境界，卡尔·弗里德希·高斯曾描述说：“像闪电一样，谜一下解开了。我自己也说不清楚是什么导线把我原先的知识和使我成功的东西连接起来。”（贝弗里奇《科学研究的艺术》）巴甫洛夫说：“我觉得所有直觉都应当这样理解，即人明白了最终的东西，但他所经过的、准备过的全过程，则不可能被他作为某个因素而考虑进去。”（巴·瓦·科普宁《马克思主义认识论》）道家的直觉思维影响了中医思维，在中医诊断、治疗、养生各方面均有反映，如《素问·八正神明论》云：“神乎神，耳不闻，目明心开而志先，慧然独悟，口弗能言，俱视独见，适若昏，昭然独明，若风吹云。”《素问·宝命全形论》云：“凡刺之真，必先治神……静意视义，观适之变，是谓冥冥，莫知其形。见其乌乌，见其稷稷，从见其飞，不知其谁。”《史记·扁鹊仓公列传》描写扁鹊“以此视病，尽见五脏症结，特以诊脉为名耳……越人之为方也，不待切脉、望色、听声、写形，言病之所在……病应见于大表，不出千里，决者至众，不可曲止也”等所述境界皆关乎直觉思维。在实际临床活动中，很多名医能够对病情做出迅疾的判断，并且开方施治后取得预期的疗效，但对为什么做出这样的判断及开出这样的医方而不是其他，却说不出个所以然，也是直觉思维特点的一种反映。

4. 对顺势思维的影响 司马谈在《论六家要旨》中总结道家思想时指出：“其术以虚无为本，以因循为用……有法无法，因时为业；有度无度，因物兴舍。故曰圣人不朽，时变是守。虚者，道之常也。因者，君之纲也。”这段话说明道家思维的另外一个显著特征是因时循势。

应该说，因时循势的思维在儒家及其他各家中，都有所涉及，但就其渊源及论述的深刻性而言，主要还是道家。如老子提出人道应效法天道的思想。庄子《渔夫》提出：“道者，万物之所由也，庶物失之者死，得之者生；为事逆之则败，顺之则成。”告诉人们万事万物都要遵循自然之道。《淮南子·修务训》指出：“循理而举事，因资而立，权自然之势……”告诉人要遵循事理来做事，根据实际情况来成就事业，权衡依顺自然之势，不能任意妄为。《管子·宙合》指出：“必周于德，审于时，时德之遇，事之会也。”告诉人们想要成就一番事业，必须尽力修德，详审时机，好的时机与高尚的德行相结合，才能成就事业。这些论述都体现了道

NOTE

家审时度势的思维方法。

中医学十分重视这一思维方法，早在《黄帝内经》中就有论述，而后历代有所发挥。如《灵枢·顺气一日分为四时》云：“顺天之时，而病可与期，顺者为工，逆者为粗。”《灵枢·师传》则将顺势思维作为治国、治家、治身、治病的重要方法，指出：“夫治民与自治，治彼与治此，治小与治大，治国与治家，未有逆而能治之也，夫唯顺而已矣。”

5. 对辩证思维的影响　老子是先秦时代的辩证法大师，他开创了尚柔、主静、贵无的辨证体系，与其后《易传》开创的尚刚、主动、贵有的辨证体系形成鲜明的对照。老子大量揭示了客观事物矛盾统一的现象和规律，五千余字的文章中，论述相互对立的概念达七八十对之多，他不仅认识到了事物之间的对立关系，而且也论述了对立物之间的统一。《老子》第二章明确指出：“有无相生，难易相成，长短相形，高下相顷，声音相和，前后相随。”表达了相反相成、对立统一的思想。第四十二章提出“反者道之动”，揭示了一切事物的发展都要向它的反面变化，而这种变化是道的运动。

中医学的思维方法深受老子辩证法思想的影响，不仅运用阴阳的对立统一和五行的生克乘侮阐释人体的生理、病理，指导疾病的诊断与治疗，并提出了“阴阳表里”“升降出入”“虚实邪正”“寒热进退”“病之逆从”“标本缓急”等诸多对立的概念，从逻辑上看，这种词汇特点正是道家辩证法思想的反映。在治疗上还提出了“同病异治”“异病同治”的方法。例如，同为黄疸病，有的表现为湿热证，治当清热利湿；有的表现为寒湿证，又宜温化寒湿。这就是所谓的“同病异治”。再如，不同的疾病，在其发展过程中，由于出现了性质相同的证，因而可采用同一方法治疗，这就是“异病同治”。这种针对疾病发展过程中不同质的矛盾用不同方法去解决的原则，就是辨证论治的精神实质。

（二）对中医理论构建的影响

《黄帝内经》是中医理论的经典著作，代表中医理论的成熟和确立。无论从书名、最终成书年代还是后世的诠释倾向等各方面，均表明《黄帝内经》本身是一部黄老道家著作。换言之，中医理论的构建深受道家思想文化影响。这种影响表现、反映在多个方面，以下仅择其数端。

1. 对中医理论概念、术语等的影响　概念、术语是理论体系构建的基础。道家文化对中医理论的影响，首先表现在《黄帝内经》大量援引道家概念、术语、文句阐述医理。这种援引表现为直接引用道家的概念、术语，或者化用道家著作中的文句，或者融会道家的思想文化等不同的方式。以《素问·上古天真论》为例，其中的“妄”“常”“朴”都是道家著作尤其是《老子》中的专有概念、术语，“至人”“真人”术语则专出于《庄子》，而“圣人”则为《老子》所推崇，“持满”化出于《老子》第九章“持而盈之，不若其已”，“故美其食，任其服，乐其俗”出于《老子》（帛书本，下同）第六十七章，《上古天真论》全篇除论人体生长发育的内容外，也无不融会和反映出浓厚的道家思想文化。又以《素问·阴阳应象大论》为例，“知之则强，不知则老，故同出而名异耳。智者察同，愚者察异，愚者不足，智者有余”中的“故同出而名异耳”化出《老子》第一章，“智”“愚”对举、“不足”“有余”对举也同样见于《老子》，而“天不足西北，故西北方阴也，而人右耳目不如左明也。地不满东南，故东南方阳也，而人左手足不如右强也”也见于同为道家文献的《淮南子》，等等。似此之类，举不胜举。

NOTE

2. 对中医尚阴观念的影响　众所周知，阴、阳是中医理论得以构建的主要概念，在中医文化中任何事物皆可以划分为阴、阳，气也是如此，可分为阴气、阳气。阴气、阳气又是宇宙本原创生过程中首先分化出来的，相当于《老子》第四十二章"道生一，一生二，二生三，三生万物，万物负阴而抱阳，冲气以为和"所说的"二"、《周易·系辞》"易有太极，是生两仪"的"两仪"。但如果进一步追问：阴、阳二者之间哪一个在前、哪一个在后？这就涉及本体论的问题。

如前所述，《老子》尚阴贵柔，如第十章云："载营魄抱一，能毋离乎！"这是以车的运行比喻比喻人体之中阴、阳的运行，其中的"营"即中医"营卫"之营，"营魄"也即"阴魄"，与"阳魂"相对；"一"也即"道生一，一生二"的"一"，是阴阳未分的混沌体。"载营魄抱一，能毋离乎！"首先强调的是"阴魄"、阴气，然后再说"抱一"，反映了明显的尚阴观念。《老子》的这种尚阴观念也影响了以《黄帝内经》为代表的中医理论。如《素问·阴阳离合论》云："天覆地载，万物方生。未出地者，命曰阴处，名曰阴中之阴；则出地者，命曰阴中之阳。"其中不仅"天覆地载"采用了与《老子》第十章同样的车喻，"未出地者……命曰阴中之阳"的论述也反映出阴为先、阳生于阴的尚阴观念。其他如《素问·阴阳离合论》"阴在内，阳之守也；阳在外，阴之使也"，《素问·阴阳别论》"所谓阴者，真脏也。见则为败，败必死也"，《素问·玉机真脏论》"诸真脏脉见者，皆死不治也……故真脏之气独见，独见者病胜脏也，故曰死"，皆反映出以阴脏为重的观念，也与《老子》第二十六章"重为轻根，静为躁君……轻则失本，躁则失君"的思想一脉相承。因为从阴、阳属性上归类，重、静属阴，轻、躁属阳，因此"重为轻根，静为躁君……轻则失本，躁则失君"也即"阴为阳根，阴为阳君……阳则失本，阳则失君"之义。

3. 对中医精气学说的影响　《老子》中的"道"是化生宇宙万物的本原，如第四十二章说："道生一，一生二，二生三，三生万物，万物负阴而抱阳，冲气以为和。""道"之所以能够化生万物，是因为其中有"精"，如第二十一章说："道之物……中有精呵。其精甚真，其中有信。"其中所说的"精"，从宇宙的角度来说泛指宇宙中微小的、化生万物的基本因子，如《庄子·秋水》说"夫精，小之微也"；从植物的角度说就是饱满的、经过挑选的可以作为种子的米粒，如《说文》说"精，择也"；从人的角度来说，就是男性的精子、女性的卵子，如《周易·系辞》说"男女构精，万物化生"。在《老子》的基础上，战国时期"精""气"合为一词，如《周易·系辞》云："精气为物，游魂为变。"精气所为之"物"中也包括人在内，因此《管子·水地篇》云："人，水也，男女精气合而水流行。"明确提出人的生命就是由精气和合而成。

受道家思想文化影响，中医学也以"精"作为生命化生的基本物质，以精气学说解释人体生命的运动。如《灵枢·经脉》指出："人始生，先成精，精成而脑髓生，骨为干，脉为营，筋为刚，肉为墙，皮肤坚而毛发长。"《类经附翼·求正录·真阴论》云："肾有精室，是曰命门，为天一所居，即真阴之腑，精藏于此。精即阴中之水也，气化于此，气即阴中之火也。命门居两肾之中，即人身之太极，由太极生两仪，而水火具焉，消长系焉，故为受生之始，为性命之本。"皆指出人生之初所受父母之精，在人体脏腑、血气、骨骼等生成过程中先天原动力的地位和作用。而精化气，气化神，在先天父母遗传之精气与后天水谷饮食精气的共同作用下，精、气、神相辅相成，形成了人体生命的正常活动。如《素问·六节藏象论》云：

NOTE

“五味入口，藏于肠胃，味有所藏，以养五气，气和而生，津液相成，神乃自生。”

4. 对阴阳气血运动观的影响　《周易·复》卦辞云“反复其道，七日来复”，是说阴、阳之气以“七日”为周期规律反复循环。可见，“反复其道，七日来复”之“道”本来就是阴、阳之气往复循环之“道”，而《老子》则在“反复其道，七日来复”之“道”的基础上进一步把它提升到宇宙本原的高度，赋予其宇宙本原、万物总规律双重涵义。

关于“道”及其化生万物的过程，《老子》第二十五章说：“有物混成，先天地生，寂呵寥呵，独立而不改，可以为天地母。吾未知其名，字之曰道，吾强为之名曰大。大曰逝，逝曰远，远曰反……”这是一个“有物”化生万物的过程，是由“有物”到万物、由阴到阳的过程。第十六章又说：“致虚极也，守静笃也。万物并作，吾以观其复也。夫物芸芸，各复归于其根。归根曰静。静是谓复命。”这是一个万物化生后再返回到“有物”的过程，是由万物到“有物”、由阳到阴的过程。这样，由“有物”化生万物到万物再返回到“有物”，形成了一个阴阳彼此消长、往复循环不止的圆环之“道”、规律之“道”。

人是小宇宙、小乾坤。宇宙万物遵循圆环之“道”而动，人体的气血运动也遵循这样的圆环之“道”，“盖在一周流不息之‘道’中，万物自起自化，此自起自化之自然，在道中成一小道……亦犹‘大道’之循环也”（陈梦家《老子分释》）。如《素问·阴阳离合论》在论述三阴三阳的离合后总括云：“阴阳冲冲，积传为一周，气里形表，而为相成也。”三阴、三阳的循环如此，营、卫之气的循行也是如此。如《灵枢·营卫生会》云：“人受气于谷，谷入于胃，以传与肺，五脏六腑，皆以受气，其清者为营，浊者为卫，营在脉中，卫在脉外，营周不休，五十度而复大会，阴阳相贯，如环无端。”其他如肝气左升、肺气右降等的循环，也莫不如此。总之，人体阴阳、气血等只有也必须循“道”而行，才能保证健康，正如《素问·四气调神大论》所说：“故阴阳四时者，万物之终始也；生死之本也；逆之则灾害生，从之则苛疾不起，是谓得道。”道家的圆循环思想对中医的影响由此可见。

5. 对中医阴阳平衡观的影响　《老子》第四十二章云：“万物负阴而抱阳，冲气以为和。”阴阳和合方生万物，一旦阴阳失衡，万物的运化也会出现问题，这种阴阳和合的思想也是中医理论的核心内容。

《素问·至真要大论》云：“谨察阴阳所在而调之，以平为期。”保持阴阳相对平衡，人体就处于正常生理状态；一旦这种平衡被破坏，出现一方偏衰，或一方偏亢，就会使人体正常的生理功能紊乱，出现病理状态。人无论是饮食起居、精神调摄，都离不开协调平衡阴阳的宗旨。阳虚则阴盛，阴虚则阳亢，阳胜则阴病，阴胜则阳病，故防治疾病，贵在调和阴阳，正如《素问·生气通天论》所云：“阴平阳秘，精神乃治；阴阳离决，精气乃绝。”

《灵枢·终始》云：“阴盛而阳虚，先补其阳，后泻其阴而和之。阴虚而阳盛，先补其阴，后泻其阳而和之。”《素问·至真要大论》云：“寒者热之，热者寒之，温者清之，清者温之，散者收之，抑者散之，燥者润之，急者缓之，坚者软之，脆者坚之，衰者补之，强者泻之。各安其气，必清必静，则病气衰去，归其所宗，此治之大体也。”种种治疗方法，从平衡阴阳关系着手，采取表里双解、攻补兼施的方法，这样人体的寒热、虚实、阴阳、表里才能达到一种和谐与平衡的有序状态。

（三）对中医养生理念的影响

养生是中医文化的重要组成部分，也是其精髓所在。“养生”一词，始见于道家经典《庄

NOTE

子·养生主》。文惠君听庖丁解牛的讲解后说："吾闻庖丁之言，得养生焉。"古人论养生，于理常托黄老之言，于术常称老君之法，处处可见道家文化的影响。

1. 以道法自然为养生原则 道家提出"人法地，地法天，天法道，道法自然"。所谓"法自然"就是顺其自然的运化不加违逆。《庄子·应帝王》云："顺物自然而无容私焉，而天下治。"意思是说，不要人为去干预破坏事物固有的自然之性，应维持其自生、自长、自灭的自然变化规律。

中医养生吸收了道家这一思想精华，以道法自然为养生的原则。四季气候更替是自然环境的一个重要变化规律。随着春温、夏热、秋凉、冬寒的四时变迁，万物也相应地出现生、长、化、收、藏的改变，万物之灵的人类也不例外。如《灵枢·顺气一日分为四时》云："春生、夏长、秋收、冬藏，是气之常也，人亦应之。"《素问·四气调神大论》云："故阴阳四时者，万物之终始也，死生之本也，逆之则灾害生，从之则苛疾不起，是谓得道。道者，圣人行之，愚者佩之。从阴阳则生，逆之则死，从之则治，逆之则乱，反顺为逆，是为内格。"《灵枢·岁露》指出："人与天地相参也，与日月相应也。"这种天人相应的观点见于《黄帝内经》的许多篇章，充分说明人与自然界存在着十分密切的关系，人们必须顺其自然而为，使人体之气与自然四时阴阳之气相和谐，从而达到保护精气、养护生命的目的。

2. 以未病先防为养生宗旨 《老子》第六十四章云："其安易持，其未兆易谋，其脆易泮，其微易散。为之于未有，治之于未乱。"是说事物在安静、平稳、正常时容易把握，一旦发生动荡、祸乱、病患就难以驾驭；事前没有发生预兆时容易谋划，力量脆弱时容易消解，问题微细时容易解决。第七十一章云："夫唯病病，是以不病。圣人不病，以其病病，是以不病。"是说只有担心疾病的发生，才能没有疾病。圣人之所以没有疾病，是因为他们担心疾病的发生，所以才没有疾病。

《老子》这种防患于未然、"病病"的思想被引入中医学，发展为"治未病"理论。如《素问·四气调神大论》云："是故圣人不治已病治未病，不治已乱治未乱，此之谓也。夫病已成而后药之，乱已成而后治之，譬犹渴而穿井，斗而铸锥，不亦晚乎。"《素问·八正神明论》云："上工救其萌芽……下工救其已成，救其已败。"《灵枢·逆顺》云："上工刺其未生者也，其次刺其未盛者也。"其中的"萌芽""未盛"都是指疾病初起，病情尚轻浅之时。在这一阶段及早治疗，患者易于痊愈，若不及时治疗，则内传经络脏腑，导致阴阳失衡、五脏俱伤，甚至发展到针石不能治、良药不能及的地步。正如《素问·阴阳应象大论》云："邪风之至，疾如风雨。故善治者治皮毛，其次治肌肤，其次治筋脉，其次治六腑，其次治五脏，治五脏者，半死半生也。"

3. 养神为主，形神兼养 形与神是养生学中非常重要的一对概念。对于形、神的关系，在肯定二者统一的前提下，不同的学派有所侧重。从总体上看，道家侧重于养神，认为养生首在保精养神，神定则形安。如《庄子·刻意》中云："纯素之道，惟神是守；守而勿失，与神为一；一之精通，合于天伦。"而要做到保精养神，又要做到恬惔虚静，不为外物所动。如《老子》第十六章云："致虚极也，守静笃也。万物并作，吾以观复。"又如《庄子·刻意》云："平易恬惔，则忧患不能入，邪气不能袭，故其德全而神不亏。"《庄子·在宥》亦云："无视无听，抱神以静，形将自正。必静必清，无劳汝形，无摇汝精，乃可以长生。"在重视保精养神方面，道家也肯定形、神的统一，认为形是神的载体，养生同样离不开养形。如《庄

NOTE

子·天地》云："形全者神全。"《淮南子·原道训》云："夫形者，生之所也。"《庄子·刻意》云："形劳而不休则弊，精用而不已则劳，劳则竭。"为此，道家发明了五禽戏、呼吸吐纳、导引诸多炼形兼养神的方法。如《淮南子·精神训》云："若吹响呼吸，吐故纳新，熊经鸟伸，凫浴蝯躩，鸱视虎顾，是养形之人也。"葛洪《抱朴子·别旨》亦云："或屈伸，或俯仰，或行卧，或倚立……皆导引也。"道家这种养神为主、形神兼养的思想，用嵇康《养生论》的话可以概括为"形恃神以立，神须形以存……使形神相亲，表里俱济也"。

道家注重恬惔虚静以保精养神的养生理论被中医所吸收，甚至很多内容成为中医理论的有机组成部分，与中医理论融为一体。如《素问·上古天真论》云："恬惔虚无，真气从之，精神内守，病安从来？是以志闲而少欲，心安而不惧，形劳而不倦，气从以顺……故合于道。"完全是根据道家理论进行的阐发。道家在注重保精养神的同时，也不偏废形体的运动锻炼。但由于道家提倡和注重虚静，即使是形体的运动锻炼，也认为应当适度而不应过度。如《三国志·魏书·方技传》华佗语曰："人体欲得劳动，但不当使极尔。动摇则谷气得消，血脉流通，病不得生，譬犹户枢不朽是也。"道家所发明的诸多炼形方法，也都具有虚静、静柔的特点，体现出与独树一帜的道家思想的一致性，是对生命在于运动理念的有益补充，极大地丰富了中医养生文化。

第三节 道教文化与中医文化

道教自汉末创立以来，不断发展演进，逐渐形成了独具特色的文化系统。其深入朝堂、民间，流行甚广，对中国文化产生了全面而深刻的影响。就医学而言，其内丹、行气、房中、存神等养生方术及炼丹之术对中国古代医药学发展颇有贡献。另一方面，道教文化中巫术、鬼神信仰、服食丹药等糟粕又对医药学产生了一定的负面影响。

一、道教文化的核心内容

道教是以道家学说为根基的宗教，道教文化的核心内容包括道教哲学，信仰与教义，科仪、方术与戒律。

（一）道教哲学

道教继承老庄道家哲学思想，从宗教哲学的角度加以改造发展，将其神秘化、宗教化，并深受儒家思想和佛教哲学的影响，形成了独具特色的道教哲学，成为中国哲学的重要组成部分，并推动了中国哲学的融会发展。

1. 以"道"为本根的自然宇宙论与神学创世论 道教是以"道"作为宇宙的始基，以"气"作为构建宇宙论的基本范畴，以阴阳五行、八卦学说解释宇宙的组合结构。道教将"道"神化、人格化成主神予以尊奉，太上老君、元始天尊等主神在道教学说中都被描述成天地万物的化育者，故而道教创世理论又具有神学色彩。

2. 个人本位的追求生命永恒的生命哲学 以"道"为始基的宇宙论并非道教哲学的核心，而是其生命哲学的前奏。人道同体的神仙是教徒尊奉的对象和效法的楷模，实现个体的修道成仙、长生不死为道教教义的重要组成部分。

NOTE

3. 人道合一的自然哲学　儒家重人世伦常，佛家主张出世，皆不及道教重自然。道教是从人道合体、追求生命永恒的视角看待自然，认为自然大道既具有超越性，同时又内在于万物，人类生命与自然本体及宇宙万物息息相通。道教以此出发，极力探寻自然界的奥秘，并试图用道术驾驭自然，从而实现生命的超拔。

道教哲学在文化上兼收并蓄，吸纳儒、道、佛诸家因子，形成了道、一、玄、重玄、有无、动静、元气、精气神、心性等一套独特的哲学范畴，以及神仙不死、人能长生成仙等命题，对中国古代哲学产生了深远的影响，并最终对中国哲学三教合流的思想融会做出了巨大贡献。三教合流产生的宋明理学许多理论皆源于道教哲学，尤其是宇宙生成模式及心性学受道教影响颇深。理学家的宇宙生成模式图就源于宋初道士陈抟，理学中“理”“无极”“太极”“心性”“道器”“体用”等哲学范畴和命题在唐宋道教中早已论及。

（二）道教基本信仰与教义

道教作为一种成熟的宗教，有其独特的信仰和教义，要而言之有二：一是尊道贵德，以“道”为最高信仰；二是谋求长生成仙，由对“道”的信仰衍化出神仙信仰和追求长生不死。这种信仰和教义是道教对于宇宙和社会的基本看法和认识，并是道教仪式、方术行为及教徒规戒的理论出发点。

1. 尊道贵德　道教之名根源于《道德经》，老子所言之“道”是道教的理论基础，是其核心的教理教义、根本的信仰。唐代道士吴筠《玄纲论》称“道”为“虚无之系，造化之根，神明之本，天地之源”。《太平经》则云：“道”是“万物之元首，不可得名者。六极之中，无道不能变化。元气行道，以生万物，天地大小，无不由道而生者也”。尽管道教在历史上宗派繁出，各派的经文或有差异，科仪方术亦各有侧重，但以“道”为最高和最根本的信仰却是共同的。《云笈七签》卷九十称：“学道君子，非路而同趣，异居而同心。”道教修炼的最高追求就是返本还原，与“道”同体，实现永世长存。

“道”在人和万物中的显现就是“德”，故万物莫不尊道而贵德。道教不单信仰老子之道，同时还重修老子所言之“德”。《道教义枢·道德义》云：“道德一体而具二义，一而不二，二而不一。”唐玄宗在注解《道德经》的序文中直言：“道之在我就是德。”道教认为“德为道之基”，《太平经》认为“道者，天也，阳也，主生；德者，地也，阴也，主养”，要想得道，必须积德。《抱朴子》云：“非积善阴德，不足以感神明。”“德”与“道”同为道教教理教义的基本原则，是信仰和行为的总准则。道教其他诸多教义，比如“无为而无不为”“清静”“自然”“寡欲”“慈、俭、让”“抱一”等，皆是从“道”“德”引申而来。

道教以“道”和“德”为核心的教义思想主要是从天、地、人、鬼四个方面展开，从而构成其教义思想的层次架构系统。唐代道士吴筠《玄纲论》云：“天地、人物、仙灵、鬼神，非道无以生，非德无以成，生者不知其始，成者不见其终。”唐末五代道士杜光庭《道德真经广圣义》云：“《道德经》者乃天地之至妙，有天道焉，有人道焉，有神道焉，大无不包，细无不入，宜尊之焉。”概而言之，道教的“天道”教义内容主要包括天的形成与构成，以及居于天中的神；道教的“地道”教义内容主要包括地的形成、地理方位，以及地上诸神灵；道教的“人道”教义内容主要包括人的形成、人与自然神鬼的关系，以及人的行为规范等；道教“鬼道”教义内容主要包括人死后去所、鬼之分类，以及人鬼关系等。

由于“道”极玄妙，为了普通教徒信仰的需要，道教将“道”人格化为道教的主神加以尊奉，典型的做法是神化老子，将之视作“道”的化身，奉为道教教祖。《老子想尔注》云：“一者道也，既在天地之外，又入在天地之间，而且往来人身中，散形为气，聚形为太上老君。”但道教与世界上的其他宗教不同，其虽有自己最高的主神，但基于农耕经济文化的多神信仰特征，这个最高的主神并不是绝对唯一的神。受中国古代原始宗教万物有灵论的影响，道教认为“万二千物，各自存精神，自有君长”，其神谱具有囊括天、地、人的兼容性，其尊奉之神有“三清”（玉清、上清、太清）、“四御”（玉皇大帝、中央紫微北极大帝、勾陈上宫天皇大帝、后土皇地祇），以及日月星辰、江河山岳、风雨雷电、城隍土地诸神，无所不包。

2. 长生成仙　道教重生，强调要修道积德以求长生。《抱朴子·内篇·勤求》云：“天地之大德曰生。生好物者也，是以道家之所至秘而重者，莫过乎长生之方也。”《太平经》曾提出：“要当重生，生为第一。”但获得长寿仅是道教的低级追求，其终极目标则是长生成仙。

道教崇神体系中的一个独特之处就是神仙崇拜。《汉书·艺文志》云：“神仙者，所以保性命之真而游求于外者。”《天隐子·神解》云：“能通变者曰神仙。”《庄子》中载有神人、至人、真人、圣人等，对神仙形象进行了最初的描述，如《逍遥游》中云：“藐姑射之山，有神人居焉，肌肤若冰雪，绰约若处子。不食五谷，吸风饮露，乘云气，御飞龙，而游乎四海之外。”《齐物论》言：“至人神矣！大泽焚而不能热，河汉沍而不能寒，疾雷破山而不能伤，飘风振海而不能惊。”历代道教典籍中皆有大量神仙的记载，如东晋葛洪《神仙传》记有仙人92位，宋代陈葆光《三洞群仙录》录有神仙1000多位。这些神仙成为道教徒尊崇和追随的对象。神仙思想乃由我国古代不死思想而起，道教崇拜神仙乃是出于对生命永恒的追求。《金莲仙史》云：“仙道者，长生之道也。”《坐忘论》中写道：“神仙之道，以长生为本。”

神仙信仰和长生不死是“道”信仰的衍化。神仙既是道的化身，又是得道的楷模。成仙不但可摆脱死亡的威胁，而且可获得超越常人的“神通”，从而达到一种完全自由的、与大道合一的境界。故道教徒既信道德，又拜神仙。长生成仙是道教的基本信仰，是道教各派修炼的出发点和归宿。

凡人仙化，看似荒诞，但在道教中却有其合理的思想渊源。道教认为万物皆本原于“道”，人天生即具有“道”的属性，丘处机云“人与天地禀受一同”（《大丹直指·序》），《太平经》中言“夫天将生人，悉以真道付之”。《老子想尔注》将作为“天地根”的“玄牝”作为长生不死方术的理论基础，称“生，道之别体也”“道教人结精成神”。当然，这种真道只是人潜在的一种属性，需要加以修炼，予以巩固和开发。《太平经》云：“夫道若风，默居其傍，用之则有，不用则亡。”

（三）道教科仪、方术与戒律

道教的信仰和教义落实到具体的宗教活动中，主要表现为道教礼仪、方术行为以及教徒戒律。

1. 道教科仪　中国自古尊崇礼教。儒家礼制颇为繁琐，道教礼仪亦为丰富。道教要处理神、人、鬼之间的关系，而沟通神、人、鬼则需要一定的典礼仪式，道教称之为“科仪”。道教科仪丰富多样，其拜师、诵经及行、住、坐、卧皆有科仪。但其主体是斋醮，亦称斋醮科仪，俗称“道场”。“斋”“醮”在道教产生之前即已存在。“斋”为斋戒、洁净之意，指在祭祀前必须沐浴更衣，不饮酒茹荤，不行房事，以示对神灵的虔诚；“醮”本是古代冠娶礼祭，亦指祭祀礼仪。道教斋醮仪式是中国古代祭祀仪式的变易。斋醮科仪起初在内容和形式上都十分简单，东晋、南北朝时，经上清派、灵宝派道士推演，尤其是经过寇谦之和陆修静等人的整编修订，逐渐形成整套的仪范和程式。唐、宋、元时期，道教发展繁盛，斋醮科仪亦随之盛行。唐末五代道士杜光庭搜集、整理、编纂、删定了南北朝以来的各种科仪，并新修《太上正一阅箓仪》《洞神三皇七十二君斋方忏仪》《道门科范大全集》等科醮书多种，是道教斋醮科仪的集大成者。明代以后，道教转衰，斋醮科仪因俗简化，流传于民间。

根据斋醮仪式的使用范围和不同功能，道教传统上将斋仪区分为内、外斋和三箓七品。内斋指道士内修的斋法，由个人进行。外斋指道士为他人他事举行仪式的斋法，大多由集体进行。外斋分为三箓七品。三箓指金箓斋、玉箓斋、黄箓斋；七品指三皇斋、自然斋、上清斋、指教斋、涂炭斋、明真斋和三元斋。斋醮首先要设立坛场，其规模样式视斋醮形式而不同。斋醮科仪须有必要的设置和用品，如幡、法尺、法剑、九节杖、手炉、朝板、令牌、印信等法器，香、花、灯、水、果等供品，关牒、表申、章奏、榜文之类的文检等。另外，参加斋醮科仪的道士还必须穿着合乎要求的冠服。斋醮仪式由坛场执事共同完成，据《太清玉册》载，坛场执事主要有高功、都讲、监斋、侍经、侍香、侍灯、炼师、摄科、正仪、监坛、清道、知炉、知磬、词忏、表白等，皆各有职守。其中高功、监斋、都讲“三法师”是科仪主持的核心人物。斋醮科仪由一系列的仪范程序构成，主要包括上供、祝香、升坛、宣卫灵咒、鸣法鼓、发炉、存想、降神、迎驾、上表、奏乐、步虚、散花、赞颂、宣词、复炉、唱礼、祝神、送神、散坛等。

斋醮乃人神交接，故坛场清规甚严。《太清玉册》载有《醮坛清规》，所列凡三十五条，对登坛失仪明列惩处标准，如“履屦不整，罚二十拜”“倚斜不正坐，罚五拜”“语言戏笑，罚十拜”等等。若犯威仪弹罚不伏者，则逐出坛场不用。

2. 道教方术　道教是以术见长的宗教。道教之所以重术，《云笈七签》卷四十五《秘要诀法·序事第一》云：“道者虚无之至真也。术者变化之玄伎也。道无形，因术以济人；人有灵，因修而会道。”道教认为方术是推行大道的方法，道与术是体与用的关系，如《道法会元》云：“道乃法之体，法乃道之用。”道教所行之方术颇为博杂，大体可分为三类：一是修炼养生方术，如存思、导引、辟谷、行气、按摩、咽液、房中、外丹、内丹等；二是用以召役鬼神、镇邪治病、禳灾祈福的法术，如符箓、祝由、咒语、掐诀、步罡等；三是风水、占验、杂技、魔术之类，如堪舆、占卜、吞雾吐火、入水不溺、穿墙隐遁、撒豆成兵、踩高跷等。这些方术有些来自中国的原始宗教和民间文化，有些出自历代高道法师的创造，还有些是汉唐时期陆续从西域和印度传来的。下面择要介绍五种：

（1）服饵　指服食丹药。如《抱朴子·内篇·仙药》引述《神农》四经曰：“五芝及饵丹砂、玉札、曾青、雄黄、雌黄、云母、太乙禹馀粮，各可单服之，皆令人飞行长生。”只是道教所言丹药有些是有毒性的，若服用不当会伤身害体，甚至危及生命。

（2）行气　亦称“服气”“食气”“炼气”，是指一种以呼吸吐纳为主，往往辅以导引、按摩的养生内修方法。道教认为宇宙万物皆须气以生，故非常注重行气。

（3）存思　亦称存想。修炼时要求闭合双眼或微闭双眼，存想内观某一物体或神真的形貌、活动状态等，以期达到集中思想，去除杂念，通过意念进入一种设想的境界，以实现健身疗疾、证道成仙的目的。

NOTE

（4）炼丹　是古人为追求“长生”而炼丹的方术，分为炼制外丹与内丹。外丹术，又称外丹黄白术，或称金丹术，指通过各种秘法烧炼矿物质用以制造令人长生之丹药，用以服食。因其毒性非常大，不少人因服食而亡。后来道教转而以炼内丹为重，此术将人体拟作炉鼎，用以习炼精气神。

（5）符箓　符是一种笔画屈曲，似字非字的图形；箓是记天曹官属佐吏之名，又有诸符错杂其间的秘文。符箓被认为是天神的文字，有召神驱鬼、镇邪治病的功效，故常和禁咒一起被道士们用来召神劾鬼，驱妖镇邪。以符箓作为主要方术是符箓派道教的基本特点，从最早出现的五斗米道和太平道，至南宋繁衍的诸多符箓支派，莫不如此。

3. 道教戒律　道教戒律是约束道教徒言行，指导其生活、修炼的准则，是道教仪范的重要组成部分。道教初期原无正式戒条，至两晋南北朝时期，由上清派、灵宝派、新天师道等沿袭佛教戒律，制定“五戒”“八戒”，并汲取儒家忠孝纲常观念而制定“十戒”和其他戒律。金代，全真道丘处机开创传戒制度。元明之际，道教仍袭于佛教，于戒律之外另设清规，用以惩处犯律道士。根据所犯过失轻重，分别处以跪香、催单（劝离）、革出（逐出）、杖革（杖责逐出）及火化（处死）等。现存道教戒律主要收入《正统道藏》三洞之戒律类，《云笈七签》和《道藏辑要》亦有收录。其著作有《太上经律》《洞玄灵宝天尊说十戒经》《太上老君经律》《天仙大戒》《初真戒》《中极戒》等。

道教戒律虽因时而异，各教派亦有不同，甚至同一教派不同经典表述亦有出入，但其主要内容不出道家清虚抱朴、儒家忠孝节义，以及佛家诸恶莫作的思想范畴。道教尊老子为教祖，其戒律即以《道德经》为理论根基和衍化起点，如想尔九戒：“行无为，行柔弱，行守雌，勿先动，此上最三行。行无名，行清静，行诸善，此中最三行。行无欲，行知止足，行推让，此下最三行。”道教戒律吸纳融摄了儒家的伦理思想，儒家的忠孝仁爱、三纲五常等伦理观念在道教戒律中多有体现。曹魏时天师道《大道家令戒》要求道民“当户户自相化以忠孝，父慈子孝，夫信妇贞，兄敬弟顺”，显然是儒家伦常的翻版。天师道正一派的“正一五戒”则将“五戒”与儒家的仁、义、礼、智、信等“五常”相配。初真戒是入道者必须遵守的金科玉律，是入道的门户，是修道的起点，其“十戒”第一戒即云：“不得不忠不孝，不仁不信，当尽节君亲，推成万物。”道教戒律受佛家影响也是很明显的，其戒条的出现即是沿袭于佛教而来，其五戒、八戒内容皆与佛教戒律基本无异。老君五戒为：第一戒杀，第二戒盗，第三戒淫，第四戒妄语，第五戒酒。初真戒五戒为：不得杀生，不得荤酒，不得口是心非，不得偷盗，不得邪淫。总之，道教戒律是融合儒、释、道三教思想而成，但其核心思想乃是基于老子的大道无为、见素抱朴、清虚寡欲等理念，其目的在于维护道教自身的宗教尊严和秩序，维系道门的严肃、清静和纯洁，督促教徒修行，使道教的信仰教义得以落实。

二、道教文化对中医文化的影响

道教既以修道成仙为目的，必然会瞩目于生命现象，着力于探究生命规律，此与医学有着天然的联系。许多著名医学家同时也是道林中流砥柱，如众所熟知的葛洪、陶弘景、孙思邈、王冰、蔺道人等。道教兴起是在《黄帝内经》成书之后，其对生命之探究及其修炼之道术得益于医学颇多，其丹道理论的基础即是建立在气化学说、脏腑学说和经络学说等中医基本理论之上的。但道教有着自身独特的理论和方术，这些理论和方术被医学吸纳，对中医学术思想、养生保健、药物服食、医政教育、民俗医药文化等方面皆产生了一定影响。

（一）对中医学术思想的影响

道教文化中对中医学术思想产生影响最著者莫过于内丹之术。道教内丹学是道教人士为追求长生不死的宗教目的而对人体生命规律进行深入探索的宝贵成果，其以“人身一小天地”的天人合一、天人相应思想为指导，进行性命的修炼，以人体为鼎炉、精气神为药物，在体内修炼结丹，以达到强身健体、延年益寿，甚至修炼成仙的目的。

道教内丹学的形成离不开医学的影响，但另一方面，道教内丹学的发展又对医学产生了深远的影响。内丹之术重在探求人体生命之本原，所谓“将欲养性，延命却期，审思后末，当虑其先。今所乘躯，体本一无，元精流布，因气托初”（《周易参同契·性命根宗章》），并企图通过修炼，逆自然之易，夺造化之功，复归于虚无之道。关于内丹修炼的阶次，各家方法有差，一般可分为筑基、炼精化气、炼气化神、炼神还虚几个阶段。元代陈致虚《金丹大要》曰：“是皆不外神气精三物，是以三物相感，顺则成人，逆则生丹。何谓顺？一生二，二生三，三生万物，故虚化神，神化气，气化精，精化形，形乃成人。何谓逆？万物含三，三归二，二归一。知此道者怡神守形，养形炼精，积精化气，炼气合神，炼神还虚，金丹乃成。”内丹炼养实质上就是对人体生命本原的溯归，这种对身体生命本原的探索深刻地影响了中医学的命门学说，促进了中医学命门学说的成熟。

命门学说是中医学理论体系中的重要内容之一。“命门”一词最早出现于《黄帝内经》，指人之眼目，《灵枢·根结》云：“命门者，目也。”《难经》“命门”词义与《黄帝内经》的认识不同，《难经·三十六难》云：“肾两者，非皆肾也，其左者为肾，右者为命门。命门者，诸神精之所舍，原气之所系也，男子以藏精，女子以系胞。”右肾舍精神，系原气，是人体精气神的出入所在，故而称其命门。《难经》提出右肾命门说之后，后世医家在此基础上又有所发展，产生了“两肾总号命门”“肾间命门说”等不同的学术见解。中医学对命门的认识在从定位于脏腑向人体生命本原跨越的过程中，道教内丹学的影响至关重要。命门作为关窍之一，是内丹炼养中的重点，最早见于内丹要籍《黄庭经》，与《黄帝内经》将命门定位于目、《难经》将命门定位于右肾不同，将命门的范围大大扩展，把人体内精气聚集出入的重要部位或官窍都称为命门。如《黄庭内景经·肝气章》云：“七玄英华开命门，通利天道存玄根。”“七玄”“英华”“玄根”皆为道家隐语，“七玄”即指人体七窍，“英华”则指人体的精气、精华，“玄根”即生命之根本。《黄庭外景经·下部经》又说：“沐浴华池生灵根，三府相得开命门。”“华池”即是指下丹田，“三府”即三宫，也即三丹田。道教命门涵义的多义性，是道教对生命奥秘的探索，在一定程度上丰富了命门的内涵。自唐末五代之后，内丹著作中论命门主要转向与肾有密切关系的下丹田，为中医先天本原命门说的形成奠定了基础。成书于宋太宗雍熙元年（984）的医学名著《医心方》所引《圣记经》明确指出了命门即是下丹田，位于脐下三寸。《圣记经》今已不存，仅见《医心方》引文两处，从内容上来看，应为六朝后道教著作。可见在宋以前，道教命门观念对医学即产生了影响。

唐代道士施肩吾所撰《钟吕传道集》“论水火”云：“凡身中以火言者，君火、臣火、民火而已。三火以元阳为本，而生真气。真气聚而得安，真气弱而成病。若以耗散真气而走失元阳，元阳尽，纯阴成，元神离体，乃曰死矣。”“人身之中，以一点元阳而兴举三火。三火起于群水众阴之中，易为耗散而难炎炽。若此阳弱阴盛，火少水多，令人速于衰败而不得长生。”强调了“元阳”即真火的重要作用，它的盛衰关系着人是否生病，能否获得长生。这是从道教内丹术出发的病因阐述，道出了人生病之根本原因在于元阳真火之耗散。这也是明清之际医家重视从本原上寻找立命之本，从而建立命门学说的直接依据。“肾，水也，水中生气，名曰真火；火中何者为物？心，火也，火中生液，名曰真水。”“所谓真龙出于离宫，真虎生于坎位，坎离之中有水火。”真火由坎水肾中产生，这对于张介宾的命门“真阴真阳论”和赵献可的“命门真火为十二官之主”的命门观点具有重要的启发意义。张介宾对命门的发挥有其独到之处，他认为命门的位置在两肾之间，“命门与肾，本同一气”。命门的实质为人身之太极，是人体生命的本原。内丹派另一部奠基著作《灵宝毕法·朝元炼气》曰：“凡春三月肝气旺。肝旺者，以父母真气随天度运而在肝……凡夏三月心气旺。心旺者，以父母真气随天度运而在心……凡秋三月肺气旺。肺旺者，以父母真气随天度运而在肺……凡冬三月肾气旺。肾旺者，以父母真气随天度运而在肾……”以“父母真气”代指命门真火，“随天度运”强调了其先天特性，这是命门真火主导五脏真气正常运行的内丹学描述，也是明代命门学说中命门真火主导五脏功能的直接来源。孙一奎《医旨绪余·命门图说》中则云：“命门乃两肾中间之动气，非水非火，乃造化之枢纽，阴阳之根蒂，即先天之太极也。五行由此而生，脏腑以继而成。”明代郑瑄《昨非庵日纂》云：“肾间动气，金丹大药也……人生根本，实系于此。”不少医家直接援引道教来解读中医学中的命门，如明代孙一奎《医旨绪余》中云：“《黄庭经》曰：肾气经于上焦，营于中焦，卫于下焦。《中和集》曰：阖辟呼吸，即玄牝之门，天地之根。所谓阖辟者，非口鼻呼吸，乃真息也……命门之义，盖本于此，犹儒之太极，道之玄牝也。”

（二）对中医养生学的影响

道教既然以实现个体的修道成仙、长生不死为基本教义，自然会在养生上着力。明代正统、万历年间先后编成并刊印的《正统道藏》和《续道藏》中，所收的养生书约20种，气功导引书达120多种，如梁代陶弘景的《养性延命录》、宋代蒲虔贯的《保生要录》、宋代陈直的《养老奉亲书》、元代丘处机的《摄生消息论》等著名的养生专著，均为道士所为。一些道教经典著作，如《太平经》等亦存有大量养生内容。道教于养生从理论到修炼方术皆多有建树，对中医养生学产生了非常深远的影响。

道教注重生命，认为每个人的生命只有一次，人最宝贵者就是生命，必须要珍惜自己的生命。道教经典《太平经》云：“凡天下人死亡，非小事也。一死，终古不得复见天地日月也，脉骨成涂土。死命，重事也。人居天地之间，人人得一生，不得重生也。”故而“人最善者，莫若常欲乐生，汲汲若渴，乃后可也”。而长寿之途，则在于自爱自养，“人欲去凶而远害、得长寿者，本当保知自爱自好自亲，以此自养，乃可无凶害也”。道教经典中贯穿着积极的养生观念。《老子河上公章句》第五十四《修观》曰：“修道于身，爱气养神，益寿延年，其法如是，乃为真人。”《老子想尔注》亦言：“归志于道，唯愿长生。”这些积极的养生观念广为流传，深入人心，正是我国养生学极其发达的重要因素之一。

道教主张心性的修养。《彭祖摄生养性论》云：“神强者长生，气强者易灭。柔弱畏威，神强也；鼓怒骋志，气强也。凡人才所不至而极思之，则志伤也；力所不胜而极举之，则形伤也；积忧不已，则魂神伤矣；积悲不已，则魄神散矣。喜怒过多，神不归室；憎爱无定，神不守形。汲汲而欲，神则烦；切切所思，神则败。”《太上老君养生诀》云：“且夫善摄生者，要当先除六害，然后可以保性命延驻百年。何者是也？一者薄名利，二者禁声色，三者廉货财，四者损滋味，五者除佞妄，六者去妒忌。”《太平经》中的“守一”“存神”“定观”“内视”

NOTE

“守中”等，都和心性修养有关。这些和医学中调摄情志的思想是相通的，身兼道、医于一体的陶弘景《养性延命录·杂诫忌禳害祈善篇》中即指出：“喜怒过差伤人，忿怒不解伤人，汲汲所愿伤人，戚戚所患伤人。”其《教诫篇》亦云：“勿卒呼惊魂魄，勿久泣神悲戚，忽恚怒神不乐，勿念内志恍惚，能行此道可以长生。”再如内丹理论作为道教养生的最高级形式，其对丹田的认识是明清时期命门学说和养生重命门思想的理论渊源，受其影响所及，明清时期的中医养生学特别强调命门元精元阳对人身的重要作用，继而形成了“顾护命门为养生第一要义”和治形宝精的主张，成为明清中医养生学的一大特点。以赵献可、张景岳为代表的温补派一改丹溪滥用寒凉、伤人阳气之弊，主张用温补药物峻补命门，认为养生及治病均以保养真火为要。

另外，在道教历史上，道教徒们创造了许多修道养生的方法，诸如存思、守一、外丹、内丹、导引、呼吸、服饵、咽津、服气、符箓、房中等。其中虽难免杂有糟粕，但许多养生方术对健身祛病、延年益寿多有裨益，是中医养生学的一份宝贵财富。

（三）对医学中咒禁疗法的影响

我国早期巫医不分，后渐渐分道扬镳，此有文献为明证。考之《周礼》，周代虽然巫术仍盛行，设有大卜、大祝、司巫等官职，但这个时期医、巫已开始分离，专业医生出现。《周礼》把“巫祝”列入“春官宗伯”职官中，而医师则属于“天官冢宰”管辖，卜、祝、巫等神职人员失去对医药的控制，其地位下降，医学开始独立发展。巫术在早期医籍中多有痕迹，如早于《黄帝内经》的《五十二病方》中屡见“禹步三”“祝曰”“天神下干疾，神女倚序听神语”等专用语汇。至《黄帝内经》巫医祝祷之法虽仍有余存，但多言明乃上古之术，并不适用于当下。如《素问·移精变气论》云：“黄帝问曰：余闻古之治病，唯其移精变气，可祝由而已。今世治病，毒药治其内，针石治其外，或愈或不愈，何也？岐伯对曰：往古人居禽兽之间，动作以避寒，阴居以避暑。内无眷慕之累，外无伸宦之形。此恬淡之世，邪不能深入也。故毒药不能治其内，针石不能治其外，故可移精变气，祝由而已。当今之世不然。忧患缘其内，苦形伤其外，又失四时之从，逆寒暑之宜，贼风数至，虚邪朝夕，内至五藏骨髓，外伤空窍肌肤，所以小病必甚，大病必死，故祝由不能已也。”《灵枢·贼风》载：“黄帝曰：今夫子之所言者，皆病人之所自知也。其毋所遇邪气，又毋怵惕之所志，卒然而病者，其故何也？唯有因鬼神之事乎？岐伯曰：此亦有故邪留而未发，因而志有所恶，及有所慕，血气内乱，两气相搏。其所从来者微，视之不见，听而不闻，故似鬼神。黄帝曰：其祝而已者，其故何也？岐伯曰：先巫者，因知百病之胜，先知其病之所从生者，可祝而已也。”甚至有“拘于鬼神者，不可与言至德”（《素问·五脏别论》）等语，《史记·扁鹊仓公列传》则明言“信巫不信医”为六不治之一，张仲景虽生活在道教开始兴起的东汉末年，但其《伤寒杂病论》亦少见道教方术的影子。但自魏晋起，医药领域巫术色彩再度复返，葛洪为始于前，陶弘景、孙思邈等人继踵其后。考其缘由，与道教文化的影响有直接关系。

咒禁重入医书可考者为葛洪《肘后方》，其于卷三出现“咒法”条，当然此条亦有可能为陶弘景补阙时羼入。《肘后方》卷一亦开始出现符箓。葛洪、陶弘景均为当时道教领袖人物，其兼修医术目的仍在于修道。葛洪竭力主张道士兼修医术，云：“古之初为道者，莫不兼修医术，以救近祸焉。”他批评当时不修医术的凡庸道士说：“不识此理，恃其所闻者，大致不关治病之方，又不能绝俗幽居，专行内事，以却病痛。病痛及己，无以攻疗，乃更不如凡人之专

NOTE

汤药者。所谓进不得邯郸之步，退又失寿陵之义者也。”（《抱朴子·内篇·杂应》）认为修道者如不兼习医术，一旦“病痛及己”便“无以攻疗”，不仅不能长生成仙，甚至连自己的性命也难保住。不仅如此，葛洪认为行医治病是修道者积累功德的必要手段，将治病救人与个人的修行仙道紧密联系起来。《抱朴子·内篇·对俗》载：“或问曰：为道者当先立功德，审然否？抱朴子答曰：有之。按《玉钤经中篇》云，立功为上，除过次之。为道者以救人危使免祸，护人疾病令不枉死，为上功也。”正是此类兼修医术的道教人物重新将巫术引入医药典籍。之后，孙思邈在《千金翼方》中编入专门的“禁经”两卷，可谓咒禁之集大成者，有禁时气温疫、疟病、疮肿、喉痹、金疮、蛊毒、邪病、恶兽虎狼、蛇毒、蝎蜂等凡数百条，出现符箓5个，谓“医论如此说，是以令知服药先服药符大验，遣诸恶气，药势必当有效。朱书空腹服之讫”云云。

医药领域的此种巫术色彩，在医药教育和医学分科中亦有明显体现。据《魏书·官氏志》载，北魏道武帝天兴二年（399），“初令五经诸书各置博士，国子学生员三十人”。天兴三年（400），又置“仙人博士官，典煮炼百药”，此处的“仙人博士”很可能就是受当时道教和长生思想影响为煮炼丹药等药物而设立。隋统一全国后，在前代基础上，先后建立和完善了太医署，这是中国历史上最早的医学教育机构，也是世界文明史上最早见于记载的、规模宏大的官办医学教育机构。隋代医学教育设四个科系，其中即设有咒禁博士2人。唐代医事和教育制度承隋制，医科分医、针、按摩、咒禁四科。咒禁科规模较小，有咒禁生10人，设咒禁博士1人，职位为从九品下，“掌教咒禁生以咒禁拔除邪魅之为厉者”（《唐六典》）；另设咒禁师、咒禁工各2人，以辅佐教学。该科专业课程有山居方士之道禁，有出于释氏之禁咒等，还包括存思、禹步、营目、掌决、手印五种禁咒神法。宋代分医学为九科，其中有金镞兼书禁科。元代医学分13科，其中包括祝由科、禁科。明代太医院教学分为13科，祝由为其一。清代道教衰微，清初太医院在裁去按摩科的同时，裁撤依靠道家方术的禁咒、符水等迷信活动治疗疾病的祝由科，对此《春明梦余录》有载“凡医术十三科……曰按摩、曰咒由，后二科今无传”。医学分科和医学教育中的巫术色彩亦波及海外。公元701年8月，日本文武天皇颁布“大宝令”，几乎完全照搬唐制设置医事制度、医学教育、医官，其宫内省即设咒禁博士、咒禁生，学制为3年。

禁咒、祝由之术中包含的一些气功、心理疗法等虽具有一定科学性内容，但整体而言应列属于迷信糟粕，虽说无关乎医学发展主流，但不能不说是道教文化于医学文化负面影响之一斑。

（四）对民俗医药文化的影响

道教的一些神仙传说虽对正宗医药影响颇少，但对民俗医药文化影响甚巨，亦不容忽视。《道藏》中《神仙传》的人物虽多有虚夸，但在民间广为流传，百姓信仰至真，其影响于民俗心理至深，有些已成为医药典故，是医药文化的重要组成部分。如葛洪《神仙传》所载董奉，虽史书无传，其书无存，所传又多神异色彩，但其以高明的医术和不求名利、乐善好施的高尚医德被人们传为佳话，其杏林故事世代流传，后世遂以“杏林”为医药机构命名，以“杏林春暖”“誉满杏林”称誉医术高尚的医家。这种医德文明亦惠及海外，如日本著名的武田科学振兴财团的“杏雨书屋”，其命名即是根据“杏林”为中医代称而来。与此相类，苏仙翁的橘井故事亦使“橘井泉香”这一佳话广为流传，成为我国传统医药史上赞颂高超医术、高尚医

NOTE

德的著名典故，也是医师仁爱精神的象征。另外，南朝范晔《后汉书》和葛洪《神仙传》都记载有壶公悬壶于市的故事，葫芦因此成了中医药的标志，医生业医常以“悬壶”称之，医生治病救人则称为“悬壶济世”。

【复习思考题】

1. 你是怎样理解道家“无为而治”思想的？

2. 以《黄帝内经》为例，从中医思维方法、中医理论的构建及中医养生观三个方面谈谈道家文化对中医文化的影响。

3. 谈谈道教与道家的联系和区别。

4. 结合平时的观察与体会，谈谈你对道教文化的认识。

5. 道教内丹学对中医产生了怎样的影响？

NOTE

第七章 儒文化与中医文化

儒文化源远流长，是中国传统文化的重要组成部分。儒家积极入世，关注现实社会人生。其所倡导的仁、孝、礼、中庸等思想符合社会的长治久安，故多为历代统治者所推崇，在长达两千多年的封建社会中，一直是中国传统文化的主流，长期占据官方意识形态的正统地位，对中国社会产生了广泛而深远的影响，也对中医学、中医文化产生了广泛而深远的影响。

在儒家思想的影响和启示下，中医文化在发展过程中与儒文化不断渗透。中医学在疾病的诊治过程中考虑到政治、经济、战争等各种社会因素，儒者也纷纷“志于道，据于德，依于仁，游于艺”（《论语·述而》），把医学作为践行仁学的具体方法，至宋代形成了儒医群体。中医文化与儒文化的交融，为中医学、中医文化增添了浓郁的人文色彩，使中医学蕴含了社会医学的萌芽，对于中医学、中医文化的发展具有重要意义。

第一节 儒文化概说

春秋末期，孔子创立了儒家学派，经过先秦子学时期、汉唐经学时期、宋明理学时期及近现代新儒学时期的发展与流变，逐渐形成了完整的哲学思想体系，成为中国传统文化的主流，影响极为深远。

一、“儒”与儒学的起源

“儒”在甲骨文中作“需”，像人淋雨之状，章太炎认为是以巫术求雨的巫觋。后来指从巫、史、祝、卜中分化出来，具有某一技能和一定文化知识的人，许慎《说文解字》云：“儒，柔也。术士之称。”徐灏《说文解字注笺》云：“人之柔者曰儒，因以为学人之称。”《周礼·天官·太宰》“四曰儒，以道得民。”郑玄注：“儒，诸侯保氏有六艺以教民者。”唐代颜师古说：“凡有道术者皆为儒。”胡适《说儒》中指出，儒是“殷民族的教士”“周初的儒都是殷人，都是殷的遗民”。

周公被视为儒家的先驱，曾亲为卜筮、祈祷之事。孔子是儒家的创始人，少时也曾从事过丧事中的相礼职业。早期的儒士大都从事过巫术活动，担任术士的角色，可见儒与巫术、术士有一定的渊源关系。马王堆帛书《易传·要》引孔子曰：“吾与史巫同涂而殊归也”“我后其祝卜矣，我观其德义耳也”。《论语·雍也》记载，孔子曾对子夏说：“女为君子儒，无为小人儒。”其中，“小人儒”就是以祝、卜之类为职业的术士，“君子儒”就是能够从中“观其德义”而加以阐发的人。正如通过对卜筮之书《易经》的阐发《易传》上升为一部哲学著作，经由“小人儒”到“君子儒”的蜕变和超越才形成作为哲学学派的儒家。

NOTE

儒家虽为孔子所创，但儒家的一些重要思想在商周时期就已经萌芽。商周时期，随着农耕经济的逐渐发达，政治、文化也有了长足的发展。从政治上看，世袭、宗法及等级制度的成熟，逐渐促进了礼乐制度的进步；从文化上看，“王官之学”的局面使官员的职能之中出现了思想教化职能，从而逐渐缔造了“德”“礼”“孝”等思想，以及更为系统的伦理道德观念；从思想上来看，伊尹、周公姬旦等商、周之际的政治家、思想家，对商、周时期流行的天命思想提出质疑，强调了人事的重要性，实行“敬德慎刑”的礼治。这些都为儒学的形成奠定了基础。

二、百家争鸣与儒学的形成

春秋前后，“天子失官，学在四夷”（《左传·昭公十七年》）。“官学”开始下移，思想文化被一些民间人士掌握。孔子即是这些民间人士之一，但他并不满足于独善其身，而是开始创办私学，广纳生徒，逐渐建立了一支构成比较复杂但思想相对统一的政治思想团体。从此时起，儒家学派就正式诞生了。儒门子弟将原本作为“官学”核心内容的礼乐制度、伦理道德拿过来，反而要求统治阶层施行“仁政”，以德安邦，这是当时政治自下而上的迫切要求，儒家也因此能够从者众多，传承长久。

相较春秋时期，战国时期的周朝王室更加衰微，诸侯割据更加严重，社会、政治环境也日趋恶化。但这样的环境反倒给予民间学者极大的学术自由，一时间不同的政治观念、学术主张纷纷提出，出现了“百家争鸣”的现象，极大地推动了文化的发展。在当时具有较大影响的学术派别约有十家，即儒家、道家、墨家、阴阳家、名家、法家、纵横家、小说家、农家及杂家。这些派别主张各异、特点鲜明、彼此破立、交相辉映，呈现出各学派之间学术论战、争芳斗艳的繁荣局面。

儒学代表主要包括春秋时期的孔子和战国时期的孟子、荀子。孔子后学将孔子及其弟子言行记录并汇编而成的《论语》一书，集中体现了孔子的哲学思想、政治理念、道德伦理、教育原则，是儒家学说最为重要的文献之一。孟子及其弟子著成《孟子》一书，包蕴了孟子政治、教育、哲学、伦理等思想观点，记录了孟子及其弟子的政治活动。而身处战国末期的荀子，则被公认为先秦儒家的最后一位大师，其思想主要反映在《荀子》一书中。

孔子思想的主要内容包括：①仁学思想。仁学是孔子的思想核心，也是他所有思想的出发点和根源，其基本内涵是“仁者爱人”，外在表现是忠恕之道，并且体现了“克己复礼”的原则。②中庸之道。中庸就是适度，不偏不倚，折中调和。孔子将中庸看作是最高的道德标准和行为准则，说“中庸之为德也，其至矣乎！”（《论语·雍也》）③德政礼治。孔子要求统治阶级“为政以德”，同时认为应当“克己复礼”。这一方面明确了统治阶级的责任，另一方面加强了社会管理的制度化和体系化。④和而不同。孔子说“君子和而不同”，这实际上是否定了将事物同一化，从而实现多元和谐。此外，孔子还强调孝悌观念，反对崇拜鬼神的迷信思想，主张有教无类、因材施教等。

战国早期儒家思想主要是孟子的思想。孟子是孔子的三传弟子，其主要思想包括：①仁政思想。孟子将孔子的“仁学”主张置入其治国理念之中，形成了明确的“仁政”思想。孟子要求统治阶级在社会管理过程中施行“仁政”，重视民生。他的其他思想基本上都是围绕这一思想展开的。②民本主义。孟子主张“民为贵，社稷次之，君为轻”，这是其民本主义思想最

NOTE

为集中的体现。他要求关注百姓的生计，提出在经济上要“制民之产”，在军事上要减少战争，为百姓提供良好的生产生活环境。③性善论。孟子认为人性是“人之所以异于禽兽者”，人性本善，天生就有着恻隐、羞恶、辞让、是非之心，由此四心为发端，就会形成仁、义、礼、智。此外，孟子还重视德治，提出了存心、养心、尽心等一系列德行修养的方法。

孟子深化了孔子的思想，一方面将“仁”推进到了“仁政”，并明确将“仁”和“义”结合起来，形成后世儒学以“仁义”为核心的道德体系；另一方面将孔子提出的“性”和“天道”的关系进行了初步的阐释，为宋明理学围绕该问题展开哲学讨论提供了前提。同时，孟子丰富和发展了儒家的政治学说，也强调了个人理想人格的培养。总之，孟子是继孔子之后儒文化的又一个旗帜性人物，其思想强化了封建伦理和纲常对社会的管控，对中国传统文化的形成起到了重要的作用。

战国末期儒家最重要的代表是荀子。荀子的思想与孔、孟等早期儒家代表人物有较大差异，比较接近法家思想（荀子的弟子韩非和李斯都是法家代表人物）。以荀子为代表的战国末期儒家主要思想包括：①人定胜天。荀子认为天人有别，说：“明于天人之分，则为至人矣。”由此他提出“制天命而用之”的光辉思想。②性恶论。不同于孟子，荀子提出了人性本恶的观点，说：“人之性恶，其善者伪也。”荀子主张性恶，提倡后天的修习，只有进行后天的努力、进步，人们才能摆脱“恶”，社会才能和谐。③礼法观。荀子将礼的形成溯源至人们的经济生活，进一步扩大了礼的适用范围，认为礼的根本作用不仅在于指导个人的修身，而且对于国家政治统治也有着重要的作用。总之，荀子在批判、综合先秦各家学说的基础上，继承并改造了孔孟思想。

三、独尊儒术与儒学的经学化

汉代建立之初，青睐以道家之学为体、刑名之学为用的黄老学说，提倡“无为而治”，实行轻徭薄赋的政策，刺激了经济的发展；但与此同时，中央对地方的管理却被弱化了。汉武帝即位后认识到，此时迫切需要进一步强化中央集权制度。在董仲舒等人的倡议之下，汉武帝开始实施“罢黜百家，独尊儒术”的政策，政治、学术领域均以儒家为一尊，倡导大一统思想，强化君臣伦理观念，儒家于是取代了道家的统治地位。西汉时期儒家最重要的代表人物是董仲舒，他的儒学思想既迎合了汉王朝集权统治的需要，又为汉代经学研究搭建了框架。其主要思想包括：①“天道”思想和君权神授论。董仲舒说：“天不变，道亦不变。”强调了君权的神圣性，认为“唯天子受命于天，天下受命于天子”，试图将帝王的身份神化。②“大一统”思想。董仲舒发挥了《公羊春秋》的“大一统”思想，认为天下的制度、教化、风俗必须统一，一切不利于统一的思想、行为都必须加以禁止。③“三纲五常”论。董仲舒根据之前的儒家学说提出了所谓的“三纲五常”，其中“三纲”指“君为臣纲，父为子纲，夫为妻纲”，“五常”指“仁、义、礼、智、信”，这为社会管理制定了一定的行为规范，在一定程度上禁锢了人们的言行，方便了封建王朝的统治。董仲舒将儒学理论推向了一个新的阶段，对先秦原始儒学体系进行了一定的整理和完善，为儒学的发展做出了巨大的贡献，但同时也使得儒学为政治服务的倾向更为明显。

为了稳固儒学的一尊地位，汉武帝确定《诗》《书》《礼》《易》《春秋》为儒学五经，并在中央设立专门研习、教授五经的博士学官，极大地提高了儒学的统治地位。西汉晚期，经学家为争权夺利分裂为两派，今文经学一派继续推崇董仲舒之学，以刘歆、扬雄等人为代表的古文经学一派则希望通过学术之辩，取得政治上的主导地位。但这样的斗争以失败告终，今文经学仍旧占据着不可撼动的地位。在学术与权力的斗争过程中，当初汉武帝设立的五经博士也在西汉末年分裂成为十四家，被称作“五经十四博士”。

儒家的治经传统并没有随着汉王朝的覆灭而消亡。虽然在魏晋南北朝时期，佛、道二家在思想统治上的影响力迅速得到提升，儒家思想统治地位被大大削弱，但是隋朝创立的科举制度，仍然以“明经”取士，定《周易》《尚书》《诗经》《周礼》《仪礼》《礼记》《左传》《公羊传》《谷梁传》为“九经”。唐贞观时期，唐太宗为提高儒学地位，命孔颖达、颜师古等编写成《五经正义》，作为国学和科举的统一定本。唐文宗开成二年，于“九经”上又添《尔雅》《论语》《孝经》三部，定之为“十二经”，刻做石经，以备儒生参校。两宋时，随着孟子思想逐渐受到关注，《孟子》在南宋被确立为经书，加上之前的“十二经”，就构成了儒家“十三经”。明清甚至民国时期，以“十三经”为中心的经学研究，一直持续不断，出现了黄宗羲、顾炎武等经学大师，清乾隆、嘉庆、道光前后，埋头治经的学者更是不计其数。1905年，皮锡瑞著成《经学历史》一书，简要而深入地梳理了自两汉至清末经学的发展，成为研究经学史的入门读本。

儒学经学化是“罢黜百家，独尊儒术”后的必然结果，是中国儒文化的重要组成部分，对我国历史、哲学、文学、文化等方面都有着极为重大的影响。

四、三教合流与儒学的哲学化

在结束了五代之乱以后，宋王朝推行中央集权制度，注重经济和科技的发展，社会环境也随之稳定下来。宋初的专制制度迫切需要相应的思想理论进行支撑，儒学又开始受到官方的重视。但此时的儒学已经不可避免地与佛、道两家产生关系，从表面上看，在儒、佛、道三家关联的进程当中，儒家始终在排斥佛、道二家，但实质上，从魏晋玄学到唐后期的韩愈、柳宗元、李翱都在主观或客观地促进着儒、佛、道三家的会通融合。到北宋时期，“三教合流”的形势已经正式形成，其成果就是被当代中外学界也称之为“新儒学”的宋明理学。

宋明理学的代表人物包括北宋时期有“北宋五子”之称的周敦颐、邵雍、张载、程颢、程颐，南宋时期理学的代表人物是朱熹及心学创始人陆九渊，而明代最重要的代表就是王守仁（即王阳明）。两宋理学是建立在“三教合流”基础之上，逻辑思维模式发生改变之后的儒学产物，即便像程颢、张载这样极力反对佛、道二家的理学大师，仍然不可能脱离“合流”之大环境，也不可能完全摆脱佛、道的影响。明朝建立以后，出于政治统治的需要，官方极力提倡推广程朱理学，使其成为当时之官学。但是随着明代前期理学思想的日益僵化，理学在明代的社会作用也逐渐衰弱，此时需要更新的儒学形式出现。明中期以后，以王守仁为代表的“心学”承担了这样的社会责任。王守仁一扫明代程朱理学之后学的教条化，打破思想禁锢，强调“致良知”“知行合一”，实际上是将宋明理学推向了发展的最高峰。

宋代理学的集大成者是朱熹，他总结、整理、吸收南宋以前的儒学养分，从新的角度进行构建，完成了儒家思想的体系化。其思想主要包括：①理本气后观。朱熹对“理”的宇宙本体地位展开了精密的论证，他认为“理”是人类社会的最高道德、行为准则，包含了显著的伦理性；“理”又是宇宙间万事万物的唯一本原和共同本质，实现了宇宙的必然性和合理性。

朱熹说："以本体言之，则有是理然后有是气。"因此他总体上是认为理先气后的，认为理不依气而生，而气却需依理而化。②"理一分殊"的方法论。所谓的"理一"，是指"理"是宇宙间万事万物唯一本原和唯一本质；所谓"分殊"，是指以"理"为本原的万事万物表现出来的特征是具有明显差异的。"理一分殊"是朱熹哲学体系中最根本的方法论，它将宇宙统一本体和万物的多样性之间的关系合理地表达出来，包含了丰富的辩证法思想。③"性即理"的人性论。人性和"理"之间的关系是程朱理学热衷的话题，朱熹赞同程颐"性即理"的观点，并对此进行了发挥。朱熹认为人性与天理在本质上是一致的，"性即理也，在心唤作性，在事唤作理"。可以说，朱熹的"性即理"论是"理"的宇宙本体论映射在人性论上的投影而已。朱熹的学说兼容并包，远承孔孟诸子，近通二程、张载，又融汇佛老之学，广大精微，综罗百代，形成了儒学发展至理学时期的成熟形态。朱熹的思想不仅影响其后的中国封建社会意识形态，也影响了之后朝鲜、日本、越南等周边国家的官方意识形态。但不可否认的是，朱熹的学术思想中充满了唯心主义的倾向，在封建社会末期，甚至演化成"以理杀人"的软刀。

明代儒家最重要的代表是王守仁，他在儒学上的重大贡献主要包括：①心学。王守仁早年学习朱子之学，后沿袭南宋陆九渊之心学，提出了一套有别于宋代理学的主张，在明中后期影响巨大。在《传习录》中，王守仁指出："缘天地之间，原只有此性，只有此理。"将"理"看作是先于"气"而生的，而且理在心中，"心外无理，心外无物"。他指出："盖天地万物与人原是一体，其发窍之最精处是人心一点灵明。"王守仁的心学显然是充满唯心主义色彩的。②致良知。王守仁赋予孟子提出的"良知"以更为丰富的内涵。他认为，良知是造化万物的宇宙本体，不仅可以生天地，甚至还可以生鬼神；同时，良知又是人的天赋道德观念，是判断是非的标准。达到良知的方法就是"格物"，但"物"又在"心"中，所以致良知必须要"格心""正心"，即要求去掉人欲私念，恢复天赋良知。③知行合一。王守仁认为，致良知不是一个单纯"求知"的过程，还需要实践，他反对一味的空谈，但却将"行"的范畴扩大到"一念发动"，使其后学逐渐陷入以念为动的空谈之中。王守仁是中国儒学史上极富创造力的思想家，他构架起来的以"致良知"为核心的心学体系，将宋明理学推向了全新的高峰。虽然其学说有着明显的唯心主义倾向，但在整个儒学发展的过程之中是不可或缺的重要一环。

总体来讲，宋明理学（包括心学部分）的特征有两个方面：其一，其思辨性远高于前代的儒家哲学。这是因为理学在三教合流的语境之下部分地采用了佛家、道家的逻辑思维，对前人论证不充分之处补充论证，混乱错误之处予以纠正，举孔子"仁"学大旗，以《周易》为工具，深入探讨了《孟子》《中庸》之中提及的"性"与"天"的问题。由此，宋明理学一改之前儒学信条式的理论体系，转化成为极具思辨性的哲学理论体系。其二，以伦理道德为核心。宋明理学提出了一系列有关伦理道德的哲学概念，例如"理在气先"或"气在理先"的宇宙本体论、"格物"的认识论、"存理去欲"或"存心去欲"的修养论等，均是以伦理道德为核心内容的。

五、经世致用与儒学的实学思潮

明代后期，社会环境内外交困，经济发展趋于放缓，儒家的一些有识之士开始认识到，逐渐空疏衰败的宋明理学及日趋禅化的阳明心学都无法解决当时面临的实际问题，于是开始倡导以"经世致用"为中心的务实学术。随着认可、接纳并发展这种务实学术的儒生增多，"实学”很快就演变成了内容丰富、思想深刻、影响广泛的学术思潮，将中国儒学由宋明理学又推向了一个全新的阶段。

这一学术思潮经历了两百多年的时间，前后大约分为三个阶段：第一阶段在明清之交，这是实学思潮的兴盛时期，以倡导“经世致用”的务实学风为主要特征；第二阶段是清代乾嘉时期，这一阶段的特点是实证学风的高度发扬；第三阶段在清末，此时的实学主张研究和重视西方科学。由于实学思潮的高涨，学者的学术关注点由理学、心学转向遍及政治、经济、科学和文化等各个领域，从批评理学发展至对封建专制主义的抨击，终结了宋明理学的长期统治，并有力地冲击了封建礼教和封建传统，闪烁着早期启蒙思想的光芒。明清实学的代表人物包括顾炎武、黄宗羲、王夫之、李贽、方以智等。实学后传入朝鲜、日本等国，与朝鲜、日本本土文化相结合，形成独具特色的朝鲜实学和日本实学。由此可以看出，发端于明末清初、发展于清中期的实学思潮，产生了深远的国际影响，对于整个东亚文化的生成和发展起到了重要的作用。

明清之际儒家实学思想的倡导者王夫之反对程朱理学“存天理，灭人欲”的观念，指出天理即在人欲之中。同时，他极为推崇张载的气一元论，反对阳明心学的“心外无物”说及“生而知之”的先验论，认为宇宙之间俱为实体，这是明显的唯物主义观点。此外，王夫之还保持着“理势合一”的历史观，倡导均天下、反专制运动。作为实学代表人物，王夫之不仅仅是一个思想家，他还是一位实践者。清军入关之后，王夫之即以大明遗民的身份，开展、参与了大量的反清活动，看到复明已无可能，晚年只能过着流亡和隐居的生活，其大部分著作都是在隐居之时著成。

王夫之是我国朴素唯物主义思想的集大成者，启蒙主义思想的先导，与黄宗羲、顾炎武被称为明末清初三大思想家，与黑格尔并称“东西方哲学双子星座”。王夫之的实学思想主张经世致用，是17世纪中国特殊历史条件下时代精神的精华，但他的哲学也受到了时代和阶级的局限，表现出为封建传统意识束缚的弱点。

除王夫之以外，这一时期李贽和方以智的儒学思想也十分有特点。

李贽儒学的反抗精神极强，他不仅抨击程朱理学的空谈和道貌岸然的假道学，也否定了孔孟的圣人地位，认为不能“以孔子之是非为是非”。李贽受阳明心学影响很大，其哲学体系基本属于主观唯心主义，但是他也否定了程朱理学“理能生气”论，认为人的道德、精神就在于日常生活当中，“穿衣吃饭，即人伦物理”，这带有一定的朴素唯物主义性质。此外他还提出“天之立君，本以为民”，要求统治阶级在社会管理过程中顺乎自然、顺乎世俗民情，主张个性解放、思想自由，提倡平等，反对歧视妇女，提倡婚姻自由。

方以智之学是十分典型的儒家实学。在哲学方面，他提出“一而二，二而一”的观点，概括了矛盾及矛盾运动，体现出唯物主义和朴素的辩证法观点。他又将人类的学术区分为“质测”（自然科学）、“宰理”（社会科学）和“道几”（哲学）三大类。方以智以儒学立身，但极为热爱自然科学。他学识渊博，“有穷理极物之僻”（《物理小识》卷五），《清史稿·方以智传》说他“博涉多通，自天文、舆地、礼乐、律数、声音、文字、书画、医药、技勇之属，皆能考其源流，析其旨趣”。方以智广泛接受西方科技知识，经过实际考察研究，认同并推广西方的“地圆说”。他根据儒家气一元论提出朴素的光波动学说，指出“气凝为形，发为光声，犹有未凝形之空气与之摩荡嘘吸”（《物理小识》卷一）。他在《物理小识》一书中，记述有大

NOTE

量动植物的生态学内容和栽培、管理等知识。方以智还是我国早期汇通中西医学思想的倡导者，在我国近代医学发展史上有一定的影响。

六、西学东渐与现代新儒学的崛起

清末至民国时期，随着儒学受到太平天国运动和辛亥革命的两次重大冲击，以及其间洋务运动的兴起和维新变法的发生，西方的科学、文化、理念也渐渐流入中国，早期具有资产阶级意识的知识分子开始真正地打开大门，接纳了当时所谓的西学。但是这样的“接纳”其目的依然是卫道，即以中学为体，西学为用。这一时期儒学代表人物众多，其间较有代表性的是康有为和谭嗣同。

康有为穷其一生试图将中国的传统儒学思想同西方近代政治思想，特别是西方的宪政主义结合起来，他主张在中国实行君主立宪制，提倡三权分立、权力制衡。在中国第一次提出了“民权”思想，这比儒学传统的“民本主义思想”又进一步。谭嗣同身处晚清维新运动时期，他的学术著作《仁学》兼容了儒家、道家、佛家、墨家及西方资本主义思想，共冶自然科学、哲学、宗教、政治、经济、社会思想于一炉，既有唯物主义成分又有唯心主义成分，可谓是融合了古今中外的庞杂思想体系。

彻底打破了儒学独尊地位的，是爆发于1919年的五四运动。在此前后，陈独秀、李大钊、鲁迅等人对“儒教”进行了前所未有的深入批判，揭露了封建礼制的吃人本质。20世纪20年代以后，在东方精神文明和西方物质文明的交锋之中，一些怀揣爱国梦想的学者站了出来，重估儒学内涵的精义，反思儒学存在的问题，结合时局，提出了一系列新的言论，学界将此称作现代新儒学。

现代新儒学的特征有四个方面：①立足于儒学。现代新儒学将注意力主要集中于儒学的初始状态，特别是孔孟思想的现代研究和现代提升方面。②融合了中西学术。清末及民国时期的现代新儒学学人，几乎无一例外全都是中西学术融合的促成者，强调西学在中国文化重构过程中的价值，并创造了中西合璧的新的学术体系。③注重对本体论的构建。现代新儒学大家接受较多的西方学术，大多十分重视对于现代本体论形态的重新构建，例如熊十力“体用不二”本体论，冯友兰理、气、道体和大全为本体的“新理学”，马一浮的心本论等，都是在引入西学的前提下讨论儒家哲学之本体。④推崇直觉。现代新儒学倡导直觉证悟的哲学观念，认为直觉是人类一切行动的原动力，它不仅是一种经验，还是一种方法，具有向外渗透和向内反视的双重功能，与理智相辅相成。

总之，现代新儒学是跨越了封建时代的带有国际性思维的思潮，是中国儒学发展史上的一次伟大飞跃。

第二节 儒文化的核心思想

儒家文化思想十分丰富，是中国传统文化的重要组成部分之一，也是中医文化形成、发展过程中的主要动因之一。加深对儒家文化的了解，有助于深入地认识儒家文化的精神内核和中医文化的人文特色。本节着重对与中医文化关系比较紧密、对中医文化产生较大影响的仁爱思想、礼法思想、孝义思想、中和思想等儒家思想文化进行介绍。

一、仁学思想

"仁"字在《论语》中出现多达109次之多，可见仁学思想为孔子及其弟子重视的程度。孟子说："仁者爱人。"一语道明了儒家"仁"的内涵："仁"是一种人与人之间相互施爱的社会关系。这个"社会关系"既包括民民之间，也包括君民之间、君臣之间，人人都应当处在施爱于他人的社会环境之中。儒家所认知的"仁爱"，与墨家的"兼爱"、基督教的"博爱"是不同的，后两者强调绝对平等、不分远近的爱，具有强烈的宗教意识；而儒家"仁"之"爱人"，主张爱有差等，每个人对父母子女、兄弟姐妹的爱是最直观、最深切的，由此推而广之，由此及彼，最终形成普遍的爱。相较于其他，儒家的"仁爱"更符合人性，所以更易为大众所接受，也更能形成作为社会规范和行为准则的大爱。

"仁"是孔孟学说乃至整个儒学的核心，孔子把"仁"看作人类社会之中最高的价值原则，构建起了以"仁爱"为核心的儒学思想体系。而孟子承袭孔子的衣钵，为儒家的仁爱精神找到了"人性本善"的依据，而且比孔子更加深入地强调仁爱的政治意义，提出了"仁政"的思想。此后，不论是汉唐时期的经学还是宋明时期的理学，都在不同程度、不同角度地关注着"仁"这一儒学的核心内容。可以说，中国两千余年的儒学发展史中，仁学是不曾断代的学术论题，是中华儒文化思想体系的灵魂。

儒家的仁爱思想主要由以下几方面的内容构成：

1. 仁者爱人 如上所述，"爱人"是"仁"的核心，"爱人"就要避免人们的自私自利，要做到"己欲立而立人，己欲达而达人"，又要做到"己所不欲，勿施于人"。因此孔子说"泛爱众，而亲仁"，广泛施以大爱，接近仁人志士。在这样的"仁"的框架和纲领下，整个社会才能和谐相处，圆融不悖。

2."忠恕" "忠恕"是"仁"的重要内容，是仁之道，是"仁者爱人"在社会实践中的辅助和策应。所谓"忠"，并非专指忠于王权（或皇权），而是指对他人"心无二心，意无二意"，尽心尽力为他人谋事；所谓"恕"，是指推己及人，设身处地为他人着想，对待他人宽容而不苛刻。

3. 克己复礼 克己就是自我克制，复礼是指恢复西周之仪礼。这实际上是要求形成一个严格有序的社会规范，以确保"仁"的实现，避免天下紊乱。

4. "仁政"思想 孟子提出的"仁政"，是在孔子仁爱思想的基础之上，将"仁"单独置入治国之中对统治阶级提出的要求，君王必须以民为重，爱民如子。施行仁政就必须认识到"君为轻，社稷次之，民为贵"，这也是古代最早提出的民本主义思想。

5. "仁"的宇宙观 宋明时期的理学家，特别是二程对于"仁"的解读，上升到了形而上的程度，他们将"仁"看作是宇宙生生不息之根源，是人心之本有，无须向外界探求。

儒家仁爱思想的特点有四个方面：①强调政治。儒家仁爱思想虽然从"孝悌"等家族宗法观念入手，但实际的落脚点是在政治统治。仁爱思想是通过对个人、家族的调整，实现整个社会的协调，从而利于阶级统治的需要。②着眼伦理。不论儒家强调的恭、宽、信、敏、惠的道德品质，还是孝悌、忠恕精神，都属于伦理、伦常之范畴。"仁"是一种依靠内心的自觉去体验、实践的伦理规范，约束和规范着人们的行为举止。③推亲至众。儒家讲的仁爱，首先是

NOTE

从“亲亲”入手，从有血缘关系的亲人之间的爱推而广之，这种爱是将心比心，推己及人，将爱心推广至整个国家。④抑制个体。仁学实践的最终目的是实现社会的和谐稳定，而过于突出个性化势必会为这一目标带来障碍，因此儒家强调，在“复礼”之前先要做到“克己”。

儒家的仁爱思想对于儒文化乃至整个中华文化都有着极高的价值和意义，它是儒家的核心思想和首要价值，是中华文化的最高道德原则和人格理想。因此，仁爱之士均具有着伟大的社会担当和历史责任感。儒家的仁爱思想对整个人类社会的进步也有着重大的意义。儒家的仁爱伦理是以家庭为基点的角色伦理学，儒家德性伦理是构建当代世界德性伦理学的宝贵资源。儒家“民胞物与”的仁爱思想有益于人类理解物我同胞的原理，有益于人类发挥自制之心，创造天人合一、物我共生的美好家园。

二、礼治思想

“礼”的繁体字是“禮”。以“礻”作为偏旁的汉字多与祭祀相关器物、行为、心理有关，“曲”最初的形象表示两块玉器，“豆”是用作食器或祭器的青铜高足盘，许慎《说文解字》解释说：“礼，履也，所以事神致福也。”不难看出，最初的“礼”是指早期先民宗教祭祀活动中的各种规矩。在经过夏、商、周三代之后，礼逐渐扩展到社会各个领域，形成了一整套的社会典章制度。儒家从一开始起就极为重视礼治，孔子就多次强调了礼的社会规范作用，他认为“不学礼，无以立”（《论语·季氏》），不懂得礼的规范和要求，就无法在社会上立足，因此教育其学生“兴于诗，立于礼，成于乐”（《论语·泰伯》）。孔子的学生颜渊就感叹于老师对于自己的礼学教育，曰：“夫子循循然善诱人，博我以文，约我以礼，欲罢不能。”（《论语·子罕》）而孔子本人更是礼的践行者，“子入太庙，每事问。或曰：‘孰谓鄹人之子知礼乎？入太庙，每事问。’子闻之，曰：‘是礼也。’”（《论语·八佾》）儒家之所以如此重视礼的作用，从根本上来讲是因为儒家的至高理想是维护社会的安定和稳固。为了实现这一目标，以孔子为代表的儒家先哲大力倡导实现社会的礼治，这是落实儒家思想，特别是仁的思想的具体工具和有力手段，保障了儒家思想可以真正作为社会管理秩序而被接纳。

儒家的礼治思想在落实的过程当中，具有以下两大方面的特点：

1. 内容复杂，影响深远　儒家将礼看作是治国理政的重要工具，因此对礼的内容的规定十分复杂、缜密。《礼记·礼运》将古礼分为八类（丧、祭、射、御、冠、昏、朝、聘），《周礼·大宗伯》将礼分为五类（吉、凶、宾、军、嘉），《礼记》的《昏义》和《王制》两篇还有其他的分类方法，而《仪礼》现存17篇则更为详细地记录了礼仪的具体内容。所以《礼记·礼器》才有“经礼三百，曲礼三千”之说。而这些又与专制统治紧密地结合在一起，上至君臣百官，下至乡里平民，远至国家的社会统治，近至百姓的日常生活，都由礼而治。查考中国古代史，可以看到人们对于礼的要求大多不是被动地屈从，而是认为原本就应该那样，并主动地认可和执行，形成了类似西方心理学所谓“群体无意识”的状态。礼治根植于古代宗法社会制度，最终又加强了这种社会结构的稳固。

2. 礼法并举，先礼后法　儒家认为，社会对于礼的遵奉，有利于提高整个社会的道德水准，尚礼是实现德治的基础。同时，法治最为重要的手段和工具就是刑罚，而刑罚的来源也是礼，虽然法治能够直接告知一般百姓怎样的行为才能符合社会规范，违反社会规范的行为又会引起怎样的后果，但是总的来说，刑罚是被动的，是不得已而为之。因此，真正想要治理好国

NOTE

家，统治阶级就必须做到礼法并举，先礼后法。儒家认为礼与法是主与辅的关系，立法要以礼为依据，以礼作为罪与非罪的尺度和原则，不合礼的一定不合法。同时执法的最终目的绝非在于刑罚，而是在于教化，而教化的最佳结果则是儒家对于“讼”的最高理想，也即“无讼”。由此可见，儒家的法制观念始终是在礼的指导框架之下的，因此被称作是“礼法”。

三、孝悌思想

“孝悌”是儒家伦理思想的一个重要范畴，不仅涉及家庭的和睦，也关乎国家的和谐，“养亲敬亲，重体贵生；尊礼守法，移孝为忠”。孝悌的出发点是奉养父母双亲，这不只是让人们从物质上赡养父母，而且还要对父母怀有感恩之心，让父母内心平和，心情舒畅，也就是从精神上尊敬父母，此为“养亲敬亲”。儒家把自己的身体看作是父母身体的延续，如《孝经·开宗明义章》曰：“身体发肤，受之父母。不敢毁伤，孝之始也。”因此行孝道就要善待自己的身体，重视自己的生命。儒家又将养亲、敬亲以礼法的形式规定下来，并推而广之，使之成为君王行仁政的基础和全社会“泛爱众”的前提，孝悌思想也就上升到了国家政治层面，最终实现了“孝亲”与“忠君”之间的关联，行孝必然尽忠，尽忠首先行孝。

儒学将政治和教化融合成为一个共同体。在这个共同体中，孝悌思想是儒家核心价值——仁爱思想的逻辑起点，它不仅构成了封建社会道德伦理的根基，还实际影响了秦汉以来立法、执法的走向，发挥着协调社会群体关系、维护政治稳定、保证权力制衡等作用。以孝悌思想为核心的中华孝文化是儒文化的集中体现，更是中华民族的传统美德和华夏文明的传承基因，在整个中国文化里，占据着不可替代的地位。

在孝悌思想的创建、发展与实践过程中，儒家为不同身份、不同地位的社会各阶层设计了有所差别的孝悌内容层次，《孝经》较为具体地将孝悌思想的内容分为三个层次，即庶民之孝、臣子之孝及天子之孝。

所谓庶民之孝，就是指百姓在日常生活当中，时时处处顾念家中老者，平日当顺应天时地利，务做农事，行为谨慎，用度节俭，以求从物质、精神两方面来奉养父母。庶民之孝关乎家庭，维护了宗族的稳定、和谐，是儒家孝治施政的基础，其根本在于以孝道教化普通民众，使老百姓心甘情愿地成为驯良之民，便于管理。所谓臣子之孝，是《孝经》中诸侯之孝、卿大夫之孝及士之孝三者合一的统称，这是孝悌内容扩大化的典型产物，是实践于古代官场的政治行为。这一层次的孝悌，实际上已经由家庭而朝廷，由宗族长幼而庙堂君臣，发生了从孝亲到忠君的递进。臣子之孝鼓励诤谏之臣，敢于逆批龙鳞、直言进谏的大臣就被树立成为臣子之孝的典型和榜样。所谓天子之孝，包括了两个方面：其一，体现在执政者施行仁政，以爱民如子、从善如流的形式回馈臣民给予的孝悌，换句话说，就是以积极的形式回应社会各阶层的“忠君”之举；其二，君王应当恭顺而合乎礼法地对待自己的亲长，做好天下的表率，从而感化天下，使老百姓能够纷纷效仿，以实现全社会广泛的孝。

四、中和思想

《中庸》云：“中也者，天下之大本也；和也者，天下之达道也。致中和，天下位矣，万物育焉。”“中和”是万事万物的存在根本和至高境界，人们应当努力抱持“中”的态度，达到“和”的状态，从而实现平衡和谐，这就是“执中致和”的观念。

《中庸》说："喜怒哀乐之未发谓之中，发而皆中节谓之和。"所谓"中节"，就是指合乎礼仪法度，推而广之论，也可以理解为适度，做事保持不偏激、不片面的状态。中节，或者说适度，是中和思想的灵魂，是在现实中实现"和"的基础和准绳。

儒家的中和思想不仅仅在整个儒文化之中占有重要的历史地位，而且还与道家、佛家的和谐思想相互渗透、参照，为我国古代传统道德秩序、社会规则的确立提供了框架和要求，是我国儒文化，甚至是整个中国传统文化中最为精华的部分。

儒家中和思想内容不是简单的、单一的，而是有着丰富的内质，多维的视角，是对人与自然、人与人、人与社会、人的身心之间全方位的和谐关系的阐释，其中主要包括以下几个方面：

1. 处理好人与自然之间的和谐关系　儒文化始终强调天、地、人之间的和谐关系，强调人类要认识自然，了解自然规律，按照自然规律办事；反对破坏自然，甚至为了一时的物质需求而过度消费自然，涸泽而渔。总之，深入认识自然规律的目的，就是为了依照自然规律处事，最终实现天人之间的最大和谐。

2. 处理好人与人之间的和谐关系　儒文化始终关注社会，提倡宽以待人，尊重人的个性化，因此儒文化在人际关系方面讲究中和。孔子说："君子和而不同，小人同而不和。"君子的处世之道不是追求简单化的价值趋同，而是追求与观念、思想、行为上有差异的社会群体融合相处。

3. 处理好人与社会之间的和谐关系　从儒文化诞生之日起，儒家的先贤就十分重视整个社会的和谐秩序。早在先秦时期，儒家就提出了仁、义、礼、智、信、忠、恕、孝、勇等观念，这不仅是对个人修养的要求，更是促进社会和谐的核心价值。至北宋时期，张载又提出了"民胞物与"的思想，将整个社会看作是一个有序的大家庭，这个"大家庭"中的成员无论身份地位、财富出身，都是兄弟姐妹，应当和谐如一，并行前进。

4. 处理好个人的身心和谐关系　儒文化强调人心的恬惔、平和，调整好对外界发展变化的心理顺应，从内心深处认可、接受礼的要求。当遇到财富或者其他利益的时候，必须坚持中和的原则，保持中正的态度，实现身体与心理上的平和。

儒文化视域下的中和思想，有着十分明显的特点：一方面，儒家中和思想的本原基础是"诚"。中和的实现必须依靠发自于内心的真诚和坦诚，人心诚通，认识、行为也就自然而然地趋向于中和。另一方面，儒家中和思想强调"时中"。所谓"时中"就是指不论外界环境如何变化发展，应当"随时以处中"（朱熹语）。儒家的中和思想要求随时随地，不论外界如何，都能找到最为合适的平衡点，达到中和的效果。"诚"，体现了儒家中和思想的原则性；"时中"，体现了儒家中和思想的变通性。

五、名实思想

先秦的名实之辩起于孔子，《论语·子路》说："名不正，则言不顺；言不顺，则事不成；事不成，则礼乐不兴；礼乐不兴，则刑罚不中；刑罚不中，则民不所措手足。"名实思想之中，所谓"名"，是指主观的、概念性的认知；所谓"实"，是指客观的、实质性的存在。

孔子讲正名的目的在于正实，而正实的目的在于正政。在孔子提出名实思想之后，各家学者纷纷加入论战，从不同角度探讨名实问题。在百家争鸣，相互破立之间，荀子吸纳了各家之长，在《荀子·正名》一篇中将名实逻辑阐释得更为清晰、更为系统化。荀子名实思想是孔子名实思想的发展，两者不尽相同。孔子名实思想的主要内涵是“以名正实”，孔子言及之“名”，是《周礼》中已经规定好的，而“实”却是不断发展变化的现实。孔子“以名正实”的实质，就是他在面对礼崩乐坏的现实之后“复礼”要求的一种哲学呈现。荀子名实思想的主要内涵可以概括为“制名以指实”。荀子认为要实现社会的稳定太平，就要根据社会的发展，使主观概念与客观实际相符合，做到“有循于旧名，有作于新名”。如果出现了前所未见的客观现实情况，就需要人们主观上建立新概念以适应客观的发展。孔、荀二人所处时代大有不同，社会需要也有着很大差别，因此二人提出的“名”与“实”，内涵也不可能完全一致。总的来说，荀子的名实思想较孔子更加注重客观世界的变化发展，从而强调了主观与客观相符合，而非主观对客观的约束。

名实思想是儒家学说的重要组成部分。孔子“正名”论的提出，开创了先秦各家名实之辩的先河，道家、名家、墨家、法家都参与其中进行讨论。战国后期，荀子继承并改造了孔子的名实思想传统，兼容并包地融会贯通了其他学派的合理内核，比较系统地论述了名实思想体系，完善了儒家“正名”理论。

第三节　儒文化对中医文化的影响

作为中国传统社会的主流文化，二千多年来儒文化已经渗透到我们社会生活的方方面面，对中国人的思维方式、价值理念、行为心态等都产生了重大影响，也在诸多方面参与了对中医文化的塑造，尤其是“仁”“孝”“礼”“和”等思想观念对中医文化产生较大影响，成为中医生命观、诊疗观、养生观、道德观的重要组成部分。

一、“仁”对中医文化的影响

“仁”是儒家思想体系的核心和归宿，内涵丰富。其围绕“仁者爱人”所体现出的重视人的生命与现实生存是最主要的内容，这与中医学的关注点不谋而合、殊途同归。另一方面，宋代以后大量儒家知识分子进入中医领域，强调“医乃仁术”，将从事医学作为践行仁道的重要途径和具体方式，使得“仁”思想成为中医伦理道德的核心和基础。

（一）仁者爱人

“仁者爱人”的说法最为明确地表示出儒家思想对“人”的重视。樊迟曾问“仁”于孔子，子曰：“爱人。”（《论语·颜渊》）孟子总结说：“仁者爱人。”（《孟子·离娄下》）孔子又在《礼记·中庸》中言：“仁者，人也。”《孝经·圣治章》引孔子言：“天地之性，人为贵。”这一思想直接被医书所继承，如《素问·宝命全形论》称：“天覆地载，万物悉备，莫贵于人。”

由于对人的重视，所以儒家关注人的生命，关注人的身体，关注人的现世存在。孔子很少谈论怪、力、乱、神这些虚妄的东西，在生与死、人与鬼之类的问题上，他首先关注是的现实的人生。如他在季路请教鬼神和死亡之事时回答：“未能事人，焉能事鬼？”“未知生，焉知死？”（《论语·先进》）在万物之生与人生之间，他首先关注的也是人生。如《论语·乡党》

载，孔子在听说马厩被焚时，首先问“伤人乎”而不问马。

这种积极入世的态度和人文关怀精神，深深影响了后世的医家。如孙思邈《备急千金要方·大医精诚》明确指出：“人命至重，有贵千金。”《备急千金要方·药藏》又引孔子之言斥责轻视人生命的态度：“贵畜而贱身，诚可羞矣。‘伤人乎？不问马’，此言安用哉！”

同样，孟子、荀子也皆肯定生命的意义，肯定人“欲生恶死”的本能。《孟子·告子上》曰：“生亦我所欲”“死亦我所恶。”《荀子·正名》曰：“人之所欲，生甚矣；人之所恶，死甚矣。”对生命的重视态度彰显了以治病救人为宗旨的医学存在的意义，儒与医由此达成了一致的价值观，正如戴良《九灵山房集·原医·医儒同道》所言：“医以活人为务，与吾儒道最切近。”

（二）医乃仁术

“医乃仁术”的明确提出，始于明朝王绍隆的《医灯续焰》：“医以活人为心，故曰医乃仁术。”但这一思想从先秦开始，就早已贯彻在医家的言论和行为之中了。医乃仁术，是对中国传统医德思想的高度概括，也是儒家的道德准则“仁”在中医文化和临床实践中的具体体现。它不仅准确表述出传统医学是通往“仁”的途径这一根本性质，而且以儒家的德行修养为模板，为传统医学树立起道德伦理规范。

1. 医为达仁之道　儒家既以仁为己任，将仁作为个人道德修养的最高境界，就必须通过一定的途径去身体力行。古代入世的知识分子，首要的选择是走仕途，最高理想是“为帝王师”，辅佐君王施行仁政。但这条道路并不容易，而儒与医在济世救民上有一定的共通点，所以当仕途不通时，往往以业医济世作为自己的理想，故有“不为良相，即为良医”之说。

儒家以人为本、爱人重生的思想为儒者从医提供了理论上的支持。《论语·述而》曰：“志于道，据于德，依于仁，游于艺。”林亿在其整理的《针灸甲乙经》序中说：“通天地曰儒，通天地不通人曰技。斯医者，虽曰方技，其实儒之事乎！”医虽属于技艺，但在有道、有德之人手中施行，便是达到“仁”的最好途径。《论语·雍也》言：“夫仁者，己欲立而立人，己欲达而达人。能近取譬，可谓仁之方也已。”将爱人重生的思想推己及人，并且从自身做起、从身边人做起，从医就是一个具体的方法。

正由于医人和医国都是通往“仁”的途径，因此历代典籍中多有“论病以及国，原诊以知政”（《汉书·艺文志》）的类比，如《国语·晋语八》云：“上医医国，其次疾人，固医官也。”孙思邈对此进行了引述，《备急千金要方·诊候》曰：“古之善为医者，上医医国，中医医人，下医医病。”。从儒家的思维模式看，治国和治身的目的是一致的，手段是相通的。有抱负的医生，往往关心国事，并能运用医理阐述治国之道。正如《灵枢·师传》中所说：“上以治民，下以治身，使百姓无病，上下和亲，德泽下流，子孙无忧，传于后世，无有终时。”

2. 仁为医德之本　仁学思想介入医学，给医家提出了更高的素质和道德要求。晋代杨泉《物理论》中说：“夫医者，非仁爱之士，不可托也；非聪明理达，不可任也；非廉洁淳良，不可信也。”仁、智、廉是良医的必备条件，其中“仁”是第一位的，体现了医德的重要性。孙思邈《备急千金要方》中的“大医精诚”篇，千百年来被作为中医界的医德规范而广泛传颂。在医学教育领域，只有品行端正、聪慧善悟者才有资格学医，故有“非其人勿教，非其真勿授”（《素问·金匮真言论》）之说。

随着儒医群体的崛起，“医乃仁术”的思想也不断被提及和强调，成为医德规范的基础。

NOTE

具体来说，包括德术并修、同情仁爱、廉洁轻利、宽厚谦和等几个方面。

孙思邈在《备急千金要方》中，首列《大医习业》和《大医精诚》二篇，阐述医德和医术的完美结合。前者强调博览群书、研精覃思；后者强调澄心定志、精勤不倦。宋代医家仿照《礼记·大学》的修身、齐家、治国、平天下，提出正己、正物、愈疾三个阶段，即“凡为医之道，必先正己，然后正物。正己者，谓能明理以尽术也；正物者，谓能用药以对病也。如此，然后事必济而功必著矣。若不能正己，岂能正物？不能正物，岂能愈疾?”（《小儿卫生总微论方·医工论》）。“正己”包括端正医疗态度和明晰医学理论两个部分，即孙思邈所说的“精”与“诚”；“正物”指正确认识病情，并对症下药，即具体的诊疗措施。二者结合，才是医德医术具备的良医。

在诊视疾病时，医者应对患者有真挚的同情心，一视同仁，“皆如至亲之想”，“见彼苦恼，若已有之，深心凄怆”（《备急千金要方·大医精诚》）。元代曾世荣《活幼心书·决证诗赋》指出：“人有恒心，践履端谨，始可与言医道矣。凡有请召，不以昼夜寒暑，远近亲疏，富贵贫贱，闻命即赴。视彼之疾，举切吾身，药必用真，财无过望，推诚拯救，勿惮其劳。”进一步强调良医的素质，不仅要有恒心，还要品行高尚，行为端正。在具体行为上当尽心竭力拯救患者，不避辛劳，不求回报。清代喻昌《医门法律·明问病之法》又言：“医，仁术也。仁人君子必笃于情。笃于情，则视人犹己，问其所苦，自无不到之处。”除了强调“仁”之外，还谈到儒家“推己及人”的“恕”之道。

要成为良医，还要树立正确的“义利观”。孔子主张重义轻利，“君子喻于义，小人喻于利”（《论语·里仁》），“君子谋道不谋食”“君子忧道不忧贫”（《论语·卫灵公》）。孟子更是提出“舍生而取义”（《孟子·告子上》）。荀子亦主张“先义而后利”，“重义轻利行显明”（《荀子·成杨》）。儒家义利观对医家影响非常深刻，尤其是在儒医群体中，普遍认为行医是为了践行仁道，而非以医谋利或仅为生计而行医。如孙思邈《备急千金要方·大医精诚》警告：“医人不得恃己所长，专心经略财物，但作救苦之心。”费伯雄《医方论·序》亦言：“欲救人而学医则可，欲谋利而学医则不可。”由于儒家思想的影响，古代不少名医不计名利，访贫问苦，施医舍药，甚至深入疫区救治患者，树立了传统医德的典范。

医者的自我修养对于培养良好的医德也非常重要。《论语·述而》曰：“三人行，必有我师焉。”宽厚谦和、尊重同行是良医必备的品行。《备急千金要方·大医精诚》告诫：“为医之法，不得多语调笑，谈谑喧哗，道说是非，议论人物，炫耀声名，訾毁诸医，自矜己德。”明代名医陈实功《外科正宗·医家十要》指出：“凡乡井同道之士，不可生轻侮傲慢之心，切要谦和谨慎，年尊者恭敬之，有学者师事之，骄傲者逊让之，不及者荐拔之。如此自无谤怨，信和为贵也。”龚廷贤《万病回春·云林暇笔》则举出反面事例：“吾道中有等无行之徒，专一夸己之长，形人之短。每至病家，不问疾疴，唯毁前医之过，以骇患者。”缪希雍《本草经疏·祝医五则》强调为医“宜先虚怀”，如果骄傲自大，执着拘泥，势必目中无人，自以为是，一辈子也无法进步，因此要虚心好学，不耻下问。

将医术称为“仁术”，体现了传统医学对从医者道德的高标准、高要求。在仁学背景下，儒医同样可以通过提高自身修养和勤于实践达到古代知识分子“立德，立功，立言”的人生三大目标。正如华岫云《临证指南医案·华岫云序》称赞叶天士云：“良医处世，不矜名，不计利，此其立德也；挽回造化，立起沉疴，此其立功也；阐发蕴奥，聿著方书，此其立言也。

NOTE

一艺而三善咸备，医道之有关于世，岂不重且大耶!”儒与医的结合，仁与术的贯通，使中医学不再局限于技艺层面，而真正成为道与术结合的传统文化的代表。

二、“孝”对中医文化的影响

儒家文化非常重视孝道，认为“孝”是维护个人道德和社会伦理体系的出发点。《论语·学而》载：“有子曰：其为人也孝弟，而好犯上者，鲜矣；不好犯上，而好作乱者，未之有也。君子务本，本立而道生。孝弟也者，其为仁之本与!”孟子亦言：“仁之实，事亲是也。”（《孟子·离娄上》）先秦两汉典籍中，还有“孝，礼之始也”（《左传·文公二年》），“孝，文之本也”（《国语·周语》），“夫孝，德之本也”（《孝经·开宗明义章》）等论述，可见“孝”在传统文化中的重要性。

“孝”的本义为尽心尽力奉养父母。孔子曾根据不同情况指出，“无违”“父母唯其疾之忧”“能养”且“敬”都是孝的表现（《论语·为政》）。孝的目的是使父母身心康泰，这与医学的目的实际上是一致的。因此，践行医学成为履行孝道的重要手段之一，对中医文化产生了深远的影响。

（一）知医为孝

“孝”是传统社会中文人习医、从医的重要动机之一。对于孝子而言，父母的身体状况是最让人牵挂之事。如孔子曰：“父母唯其疾之忧。”（《论语·为政》）又说：“父母之年，不可不知也。一则以喜，一则以惧。”（《论语·里仁》）“知”年是为了能够及时了解父母生理、心理上的不同变化；“喜”的是父母年龄增高，长寿而健康；“忧”的是父母年龄越高，就更加接近死亡。如果为人子者了解一定的医药知识，对于尽孝无疑是有帮助的。

由于在中医学发展过程中，业医人员鱼龙混杂，医术水平良莠不齐，更有庸医误治致人死命的现象发生。为避免父母有疾却误于庸医之手，许多文人儒士开始习医，以便更好地关爱父母的身体而施行孝道。同时，多“忠”“孝”并举，把“留神医药，精究方术。上以疗君亲之疾，下以救贫贱之厄，中以保身长全，以养其生”（张仲景《伤寒卒病论集》）作为忠君孝亲的手段。而“君亲有疾不能疗之者，非忠孝也”（《备急千金要方·序》），将文人的社会职责进一步提升，充分体现了儒家文化的社会责任感。“知医”被作为行孝的必要条件而得到了大力提倡。如程颢《近思录》卷六《家道》曰：“病卧于床，委之庸医，比之不慈不孝。事亲者亦不可不知医。”不少原来习儒者更是抱着为父母师长疗疾的直接动机，精研医术，正式投入医学这一行业。金元四大家之中的张从正，将其著作命名为《儒门事亲》，并解释原因道：“惟儒者能明其理，而事亲者当知医也。”（《四库全书总目提要·子部·医家类》）另一大家朱丹溪，原因母亲有脾病而粗通医学，后来又因其师许谦久病，遂弃举子业，致力于医学，终成一代名医。其著作《格致余论》，书名亦体现出儒学与医学的关系。清代著名温病学家吴鞠通，因为青年时父亲一病不起，“哀痛欲绝，以为父病不知医，尚复何颜立天地间”（《温病条辨·序》），因此弃儒从医。

对“孝”这一儒家伦理本原的追求，改变了中古以来医疗队伍的结构，提高了医家的整体素质和社会地位，催生出中国医学史上“儒医”这一有鲜明文化特色的群体，是儒家思想对中医文化的重要影响之一。此外，对“孝”的重视，也推进了中医老年医学专科的分化。唐代孙思邈《千金翼方》中，已有“养老大例”和“养老食疗”的专篇。宋代陈直所撰的

NOTE

《养老奉亲书》是我国现存最早的老年医学专著。元代邹铉在其基础上增补内容，编成《寿亲养老新书》，内容广泛，颇具参考价值。又由于儒家有“不孝有三，无后为大”（《孟子·离娄上》）的观念，也在一定程度上刺激和推动了中医妇科、儿科的发展。

（二）全身尽孝

孔子一向强调，尽孝不仅仅是满足父母的衣食需求，还应关注父母的心理状态，满足父母的精神所需。因此，对待父母要敬、顺，要时刻和颜悦色，尤其是不应让父母担心。因此《论语·里仁》曰：“父母在，不远游，游必有方。”

由于自己的身体来源于父母，因此爱护自己的身体也是尽孝的一部分。如《论语·述而》言：“暴虎冯河，死而无悔者，吾不与也。”明确反对那种徒手搏虎、徒步涉河，轻视生命的做法。生命是父母赋予的，自身受到损伤，无异就是间接地使父母受到损伤；同时，一旦自身受到损伤，难免使父母牵肠挂肚、忧思费心，这都是不孝的表现。曾参又引孔子的话说：“父母全而生之，子全而归之，可谓孝矣。不亏其体，不辱其身，可谓全矣。”（《礼记·祭义》）又说：“身者，父母之遗体也。行父母之遗体，敢不敬乎？”又说：“舟而不游，道而不径，能全支体，以守宗庙，可谓孝矣。”（《吕氏春秋·孝行》）因此，作为孝子，绝不应去做危险的事，更不能触犯刑律。对那些可以主动避免的伤害，一定要积极预防。这点在医书中亦有体现，如《金匮要略》中所言“无犯王法、禽兽灾伤，房室勿令竭乏，服食节其冷热苦酸辛甘”等等。

但是，应该指出的是，儒家“身体发肤，受之父母，不敢毁伤”（《孝经》）的孝思想也对中医解剖学的发展产生了阻碍作用。《黄帝内经》和《难经》中就已初见雏形的解剖学传统，在儒家文化占统治地位的时期被完全遏制。《南史·顾觊之传》记载，唐赐之妻遵其遗嘱剖腹探查死因，结果与其子一起被处死的事件，其子唐副即是被判“不孝”之罪。直至清代中期，才出现了呼吁重视人体内部结构的王清任，但此时的中国解剖学已经远远不能与精细的西方解剖学相比了。

与“身体发肤，受之父母，不敢毁伤”矛盾的是割股疗亲行为的出现。最早的记载见于《旧唐书·隐逸传》，记有王友贞割股肉治愈母病之事。唐代陈藏器《本草拾遗》中，也有“人肉疗羸瘵”之说。割股疗亲之风在明代盛行，但历代明智的知识分子对此皆持明确的反对态度。严格地说，割股疗亲是在儒家孝亲的名义下，掺杂了古时巫术与佛家“舍身”思想的行为，与传统的孝道有所抵牾。

三、“礼”对中医文化的影响

“礼”的意义在古代非常广泛，包括国与国、人与人的交往礼节，贵族阶层举行的冠、昏、丧、祭等仪式，也包括政治制度、道德规范等内容。渗透到社会生活的方方面面，从而也对中医文化产生了各种影响。

（一）礼以立身

《论语·尧曰》曰：“不知命，无以为君子也。不知礼，无以立也。不知言，无以知人也。”孔子的礼是一种人人应当遵循的道德和行为规范，因此他强调“知礼”是人的安身立命之本，是维持正常社会交往的基础。孔子在生活中，时时注意施行“礼”、倡导“礼”。《论语·雍也》曰：“君子博学于文，约之以礼，亦可以弗畔矣夫！”《论语·宪问》曰：“上好礼，则民易使也。”

在社会生活中，“礼”有着维护基本秩序的作用，能使整个社会得以稳定而规范地运行，为个体的生存发展提供保障。社会失去“礼”的后果是非常可怕的，如《孟子·离娄上》所言：“上无礼，下无学，贼民兴，丧无日矣。”一旦失去礼的约束，出现混乱的局面，日常的饮食生活都不能够得到保证，健康与养生更是无从谈起。正如《论语·颜渊》中载齐景公语曰：“君不君、臣不臣、父不父、子不子，虽有粟，吾得而食诸?”

在家庭生活中，“礼”是维护血缘关系的重要形式。儒家重视人伦，强调孝为德之本，“爱有差等”（《孟子正义·尽心上》）。施行仁爱当先从身边做起，《孟子·离娄上》曰：“人人亲其亲，长其长，而天下平。”这使得中医在医疗方式和事业传承中，家庭和亲友产生的作用非常重要。而在具体诊疗中，也要时刻关注家庭伦理关系带来的影响。

对于个人来说，遵循“礼”的生活方式，“礼”对于调养身心有很大的作用。《荀子·强国》曰：“所以养生安乐者，莫大乎礼义。”《荀子·修身》又进一步具体地说：“凡用血气、志意、知虑，由礼则治通，不由礼则勃乱提慢；食饮、衣服、居处、动静，由礼则知节，不由礼则触陷生疾……故人无礼则不生，事无礼则不成。”

“礼”在儒家思想主流化、官方化之后，地位逐渐得到加强，部分形成了僵化的“礼教”，很大程度上对人性起到了戕害的作用。如朱丹溪《格致余论》载一典型病案：一妇人外出赴宴，宴罢回家后，在与婆婆的交谈中，知道自己在宴席上坐次失序，先是脸红惭愧，进而神志错乱，一直念叨“奴奴不是，奴奴不是”，十天后竟然因此死亡。“礼”的过度束缚，对于人的身心健康产生了不利的影响。

（二）礼以致和

《论语·学而》云：“礼之用，和为贵。先王之道斯为美，小大由之。有所不行，知和而和，不以礼节之，亦不可行也。”这是有若对于“礼”与“和”关系的论述，即礼的推行和应用要以和谐为目的，但单纯为了和谐而讲和谐，没有礼的约束和限制也是不行的。因此，既要遵守礼所规定的等级差别，相互之间又不能出现不和。因此，只有在“礼”与“和”思想的共同指导下，才能建立稳固的社会关系架构，有助于整个社会的安定。

中医基础理论在形成的过程中，受到“礼达而分定”（《礼记·礼运》）的启发，借助儒家对于社会秩序和功能分工的认识，来阐述人体器官功能及其相互关系。如《素问·灵兰秘典论》将脏腑一一对应官职，“心者，君主之官也，神明出焉。肺者，相傅之官，治节出焉。肝者，将军之官，谋虑出焉。胆者，中正之官，决断出焉。膻中者，臣使之官，喜乐出焉。脾胃者，仓廪之官，五味出焉。大肠者，传道之官，变化出焉。小肠者，受盛之官，化物出焉。肾者，作强之官，伎巧出焉。三焦者，决渎之官，水道出焉。膀胱者，州都之官，津液藏焉，气化则能出矣”。由于心为君主，一旦受邪，后果严重，故再发掘出“心包”一脏以代心受邪。如果各个脏腑各司其职，并通过生克制化的作用达到“和”的状态，那么人体就基本处于健康状态。中医还借用君臣概念来阐发人体的生理功能，如《素问·天元纪大论》称：“君火以明，相火以位。”君火为心火、少阴之火，是推动人体生理活动的根本动力，一般不可妄动，动必生大病；相火为肝肾之火，在君火的指挥下发挥作用，常常妄动生灾。

“礼”的观念在中药分类和方剂配伍上同样发挥了重要影响。《神农本草经》将药物分为上、中、下三品，称“上药一百二十种为君，主养命以应天，无毒，多服久服不伤人；中药一百二十种为臣，主养性以应人，无毒，有毒斟酌其宜；下药一百二十种，为佐使，主治病以应地，不可久服”。在方剂的配伍上，用君、臣、佐、使来表达不同药物的作用，如《素问·至真要大论》说：“主病之谓君，佐君之谓臣，应臣之谓使。”

由此可见，作为社会规范的“礼”被中医学吸收，并参与其理论的构建，并从另一个角度对“礼之用，和为贵”进行了阐释。虽非儒家思想的本义，但却在儒家思想和中医文化之间架起了一道桥梁。

（三）礼以促行

“礼”是规则，“行”是行为，“礼”用来规范行为，“行”用于体现规则。《论语·泰伯》云：“恭而无礼则劳，慎而无礼则葸，勇而无礼则乱，直而无礼则绞。”“礼”的加入，使行为有了节制，不致过度而生乱。

儒家经典中有“三礼”，即《周礼》《仪礼》《礼记》，集中记载了上古的礼制文化，是了解当时社会生活的宝贵材料。其中有不少内容与中医文化相关，但既遵循礼制又与医学相关的行为，还属在日常生活中体现出的清洁卫生习惯居多。比如，当时洗手和漱口已是必须的礼仪，《周礼》多次提到“沃盥”，据孙诒让《正义》解释，沃盥是让人捧着盆子盛水浇灌，以保证洗手之水为净水。《礼记》则详细记载了日常生活中“盥”“漱”的场合与礼仪，往往在清早由媳妇伺候公婆进行，如“鸡初鸣，咸盥漱”，“妇事舅姑……进盥，少者奉槃，长者奉水，请沃盥，盥卒，授巾”（《礼记·内则》）。当时，还有进食后用酒漱口以清洁口腔的习惯，称为“酳”。沐浴亦有时间规定，《礼记·内则》称，一般三日一沐，五日一浴。但在居丧时，为表示哀痛之情，沐浴往往是被禁止的，但对于有疾病的人可以破例，如“头有创则沐，身有疡则浴”（《礼记·曲礼上》），这也从另一方面反映出清洁身体对于疮疡的预防和治疗作用。“三礼”中，如这样能体现出中医文化的礼仪行为还有很多。这些行为已经形成了“礼”的一部分，“礼”又可以督促、保障这些行为持续进行。

四、“和”对中医文化的影响

“和”是中国古代哲学的指导思想之一，又有“太和”“中和”“和合”等说法，与“中庸”之义亦有重合。“和”是儒家思想的重要观念，但其影响绝不限于儒家，因此张岱年将其列为中国古代哲学的最高范畴之一。它对于中国传统的认识论和科学发展都有着广泛影响。

作为传统哲学和自然科学的交叉学科，中医学早期理论直接来源于哲学。因此“和”在中医学中的含义继承了哲学的概念，并随着传统哲学的发展而演进。“和”作为中医文化的核心理念，在思维层面，精炼地体现了中医的生命观、疾病观和治疗观，同时，也是对医疗目的的高度概括；在方法层面，又是具体治则治法的总结。

（一）和谐为健，失和则病

《易传》将“和”作为一种自然界至高的和谐状态，有“保合太和”之说（《乾·彖传》）。《礼记·中庸》认为“和”是“天下之达道”，“致中和，天下位矣，万物育焉”。天地的和谐是生命形成的根本条件，《荀子·天论》概括为“万物各得其和以生”。

“和”的状态落实到人体，主要体现在人与自然、人与社会、人体内部三个层面。人、自然、社会之间如能达成和谐状态，便是健康的表现；任何一方失和，便导致疾病的产生。所要强调的是，“和”绝非静止，而是一种恒动的平衡，只要不超越限度，“发而中节”（《礼记·

中庸》），便是中和之道。

1. 人与自然之和　自然界是在不断运动变化之中的，人生于天地间，亦随着自然界的变化而变化。二者只要相互适应，便能达到“和”的状态。人与自然的关系中，自然处于主导地位，因此，人应当以顺应自然为主，需“和于阴阳，调于四时”（《素问·上古天真论》）。一旦自然界的变化太过，时气失常，如“六气”变为“六淫”，人体不能适应，便会产生疾病。如《素问·经脉别论》言：“春秋冬夏，四时阴阳，生病起于过用。”《素问·六节藏象论》曰：“未至而至，此谓太过，则薄所不胜而乘所胜也，命曰气淫；至而不至，此谓不及，则所胜妄行而所生受病，所不胜薄之也，命曰气迫。”

2. 人与社会之和　相对而言，儒家更重视人与社会之间的关系。社会因素与人的健康和发病有着密切联系。《素问·疏五过论》提到饮食居处和社会地位的变动而导致疾病，并告诫医生要注意这一点，如“尝贵后贱，虽不中邪，病从内生，名曰脱营。尝富后贫，名曰失精，五气留连，病有所并”，又如“凡欲诊病者，必问饮食居处，暴乐暴苦，始乐后苦，皆伤精气，精气竭绝，形体毁沮。暴怒伤阴，暴喜伤阳，厥气上行，满脉去形”。反之，如能恬愉乐俗，心态平和，“美其食，任其服，乐其俗”（《素问·上古天真论》），就能减少疾病的发生。在这一点上，儒家文化和道家文化是一致的。

3. 人体内部之和　传统医学认为，人体内部是阴阳、精气神、气血津液、脏腑经络等共同作用下的统一体。其中，阴阳平和是最重要的因素，如《素问·宝命全形论》称：“人生有形，不离阴阳。”《素问·调经论》言：“阴阳匀平，以充其形，九候若一，命曰平人。”《灵枢·终始》曰：“平人者不病。”一旦“阴阳乖戾，疾病乃起”，严重者“阴阳离决，精气乃绝”（《素问·生气通天论》）。同样，五脏生克制化失调、形神失和、气血失和等，同样是引发疾病的重要因素，如“血气不和，百病乃变化而生”（《素问·调经论》）。

形神合谐是生命活动的基本条件。《荀子·天论》认为“形具而神生”，王充强调精神不能脱离形体而独存，范缜更是在《神灭论》中指出神形是互相结合的统一体，“神即形也，形即神也，形存则神存，形谢则神灭”，“形者神之质，神者形之用”。但道家与佛家更推崇精神的重要性。如《淮南子·精神训》认为“形有摩（灭）而神未尝化”，精神可以脱离肉体而长存。中医学的观点更倾向于前者，但更强调形与神的和谐依存关系，如“血气者，人之神”（《素问·八正神明论》），“形与神具，而尽终其天年”（《素问·上古天真论》），“心者，五脏六腑之大主也，精神之所舍也……心伤则神去，神去则死矣”（《灵枢·邪客》）。

情志之间的调和也是人体内部和谐的重要因素。《礼记·中庸》在对“中和”的阐释中，就以情志变化来说明，“喜怒哀乐之未发，谓之中；发而皆中节，谓之和。”而《黄帝内经》对此进一步做了阐发，指出人有五志七情，分别对应五脏，“人有五脏化五气，以生喜怒悲忧恐”（《素问·阴阳应象大论》）。正常情况下，情志是生命活动的一部分；但如果情志太过，严重影响气机变动，便形成病态。五志的变化，《灵枢·本神》中总结曰：“心怵惕思虑则伤神”，“脾愁忧而不解则伤意”，“肝悲哀动中则伤魂”，“肺喜乐无极则伤魄”，“肾盛怒而不止则伤志”。七情的变化，《素问·阴阳应象大论》中总结为怒伤肝，喜伤心，思伤脾，忧伤肺，恐伤肾。

在对失和致病的描述中，儒家经典可补医书不足之处。如音乐可以养生，亦可以导致疾病，关键在于是否“有节”。《左传·昭公元年》记载医和对晋平公论病，以音乐类比房事，

NOTE

指出平公病因在于女乐过度。如果是养生的乐曲，当“五节迟速本末以相及，中声以降，五降之后，不容弹矣”；而“烦手淫声，慆堙心耳，乃忘平和”，则易生疾病。

（二）和其不和，以平为期

如果说人体的“和”与“不和”是对健康与疾病的高度概括，那么“和其不和”便是所有治疗手段的最终目的，也是所有治疗原则的总纲，但有时也指具体治法。

1.“和”是治疗目的　作为治疗目的的“和”主要指和谐的状态，即人体的阴阳、气血、脏腑等功能相互和谐正常。如《灵枢·脉度》曰：“肺气通于鼻，肺和则鼻能知香臭矣；心气通于舌，心和则舌能知五味矣；肝气通于目，肝和则目能辨五色矣；脾气通于口，脾和则口能知五谷矣；肾气通于耳，肾和则耳能辨五音矣。”治疗的目的，就是通过各种手段来祛除“不和”，恢复“和”的状态，如《素问·生气通天论》说：“凡阴阳之要，阳密乃固，两者不和，若春无秋，若冬无夏，因而和之，是谓圣度。”

2.“和”是治疗原则　作为治疗原则的“和”主要指调和。儒家有“允执厥中”（《尚书·大禹谟》）之说，中医学将这一原则用于疾病的治疗，提出“谨察阴阳所在而调之，以平为期”“补其不足，泻其有余”等基本治则（《素问·至真要大论》）。《伤寒论》亦云：“凡病若发汗，若吐，若下，若亡血，亡津液，阴阳自和者必自愈。”到了明代，张介宾深受理学之影响，倡“和其不和”之论，使“和”成为治疗原则的总纲。清代戴天章《广瘟疫论·和法》对“和”之应用原则进行了总结，即“寒热并用之谓和，补泻合剂之谓和，表里双解之谓和，平其亢厉之谓和”。

3.“和”是具体治法　广义来说，利用药物的偏性调和阴阳，使机体达到和谐状态的治法都可归于和法，但其义过泛，不利于具体应用。《伤寒论》中提到“卫气不共荣气谐和”“和胃气”“以温药和之”的说法，涉及的范围包括“和解”“和胃（气）”“和化痰饮”三个方面，初步体现了具体的治法。正式确立“和法”的是金代医家成无己。他在《注解伤寒论》一书中，提出用小柴胡汤“和解少阳”法，标志着和法作为正式治法的形成。时至清代，程国彭在《医学心悟》中明确提出汗、吐、下、和、温、清、消、补为“医门八法”。从此，和法作为中医治疗大法之一被正式确立，对其代表方剂、组方原则和应用范围有了较为明确的总结，不再大而无当、缺乏实用性。作为具体治法的“和”主要采用阴阳相配、相反相成的组方原则，用药往往相对平和，寒温攻补皆不过度，能够同时解决多方面的矛盾，以尽快恢复人体内环境的动态平衡为目的，具体可分为和解法和调和法，以小柴胡汤为代表方，适用于复杂而证情相对较轻缓的病证。

（三）遣方配伍，和而不同

在春秋时代，有所谓“和同之辨”。如《左传·昭公二十年》载：“公曰：和与同异乎？（晏婴）对曰：异。和如羹焉，水火醯醢盐梅以烹鱼肉，燀之以薪，宰夫和之，齐之以味，济其不及，以泄其过。君子食之，以平其心。君臣亦然……若琴瑟之专一，谁能听之？同之不可也如是。”又如《国语·郑语》记载西周末年周太史史伯云：“夫和实生物，同则不继。以他平他谓之和，故能丰长而物归之。若以同裨同，尽乃弃矣。故先王以土与金木水火杂以成百物……务和同也。声一无听，物一无文，味一无果，物一不讲。”《论语·子路》也说：“君子和而不同，小人同而不和。”从以上的记述，我们可以看出：首先，“和”与“同”有着本质的区别，即“和”是不同性质事物的统一体，而“同”是完全的一致。“和”是动态的，互相作用的，不停发展的；

NOTE

而“同”是静态的，不同的事物之间没有相互作用或处在依附状态，是有碍于发展的。最终，“和”作为儒家的核心思想被推崇，而墨家强调的“同”逐渐被摒弃。

“和”是不同性质的事物以相反形成的原则组合起来的状态，正与中医方剂配伍的原则相一致。药物起源于食材，方剂来源于和羹。在《伤寒杂病论》中已发展完善的、以君臣佐使为代表的方剂配伍原则正是“和而不同”含义的直观体现。

五、养生思想对中医文化的影响

儒家的养生思想同样是儒家道德哲学的反映，它以儒家核心理念为指导，体现了对现世生命的过程、目的和价值的认识。儒家养生的内容虽然不如道家那么丰富而成系统，但其对生命的正确认知、对个人德行修养的重视、积极乐观的入世态度，以及一些具体的调摄方法，也是中医养生文化不可或缺的部分。

（一）体察生命，认知规律

儒家对人的生命的重视决定了其对生命现象的细致观察，以及在此基础上的对生命过程和规律的良好体认，这是儒家养生思想的出发点。如《论语·为政》中孔子自述说：“吾十有五而志于学，三十而立，四十而不惑，五十而知天命，六十而耳顺，七十而从心所欲，不逾矩。”针对不同年龄阶段的生理特点，孔子还指出精神调节和个人修养的重点，提出“君子有三戒”，即“少之时，血气未定，戒之在色；及其壮也，血气方刚，戒之在斗；及其老也，血气既衰，戒之在得”（《论语·季氏》）。其中不仅对人体气血功能及其规律的认识与医家息息相通，可补充说明《灵枢·本脏》所言的“人之血气精神者，所以奉生而周于性命者也”，而且对于不同年龄阶段的保健养生具有重要的指导意义，对后世“三因制宜”的养生观念亦有所启发。

（二）诚意正心，修身养德

对个人道德修养的重视，是儒家文化最突出的特点，也是儒家养生思想最重要的组成部分。《论语·雍也》明确提出：“知者乐，仁者寿。”即具有仁爱思想的有德者能够长寿。《礼记·中庸》又以舜之大孝为例，指出：“大德必得其位，必得其禄，必得其名，必得其寿。”

在通往道德核心“仁”的修身、齐家、治国、平天下的途径中，修身为根本；而要达成修身，需经格物、致知、诚意、正心四个阶段。《礼记·大学》论其过程为：“欲修其身者，先正其心；欲正其心者，先诚其意；欲诚其意者，先致其知。致知在格物，物格而后知至，知至而后意诚，意诚而后心正，心正而后身修。”这是一个不断加强自我修养的过程。曾子在“诚意”阶段称：“富润屋，德润身，心广体胖，故君子必诚其意。”在“正心”阶段言：“所谓修身在正其心者，身有所忿懥，则不得其正；有所恐惧，则不得其正；有所好乐，则不得其正；有所忧患，则不得其正。心不在焉，视而不见，听而不闻，食而不知其味。此谓修身在正其心。”即要掌控好愤怒、恐惧、喜好、忧虑等情绪，用理智来驾驭情志，集中精神、心无旁骛地修养品性，最后达到中正平和的心态。这与《中庸》讲的“喜怒哀乐之未发谓之中，发而皆中节谓之和”形成了呼应，也说明“中和之道”是修身养德的最终目的。

孔子在养生方面形神并重，说“心以体全，亦以体伤”（《礼记·缁衣》）。同时注意以“和”“中庸”为指导，节制情感和行为，以免嗜欲过度，如“非礼勿视，非礼勿听，非礼勿言，非礼勿动”（《论语·颜渊》），“惠而不费，劳而不怨，欲而不贪，泰而不骄，威而不猛（《论语·尧曰》）等。推崇如《诗经·关雎》般“乐而不淫，哀而不伤”（《论语·八佾》）的

NOTE

境界，以和谐舒缓、中正平和的形式来颐养情志。

孟子在养生方面更重视养心，提出“养心莫善于寡欲”（《孟子·尽心下》）、“不动心”、“养浩然之气”（《孟子·公孙丑上》）等原则，并认为在必要时可以“舍生而取义”（《孟子·尽心下》），体现了儒家对仁义道德的追求更甚于生命。

董仲舒在《春秋繁露·循天之道》中对“仁者寿”的原因进行了进一步论述，指出：“循天之道以养其身，谓之道也……仁人之所以多寿者，外无贪而内清净，心和平而不失中正，取天地之美，以养其身，是其且多且治。”同时还要注意气的通畅调和，从而达到天人合一的境界。

（三）积极向上，乐观豁达

孔子命运坎坷，奔走于诸侯间，始终未能施展抱负。但他仍抱着乐观豁达的态度，坚持理想，注重学习，同时享受生活。他一生好学，言“君子食无求饱，居无求安，敏于事而慎于言，就有道而正焉，可谓好学也已”（《论语·学而》），自称“发愤忘食，乐以忘忧，不知老之将至”（《论语·述而》）。他精通六艺，兴趣广泛，提出“仁者乐山，智者乐水”（《论语·雍也》），并爱好音乐，“在齐闻韶，三月不知肉味”（《论语·述而》）。他安贫乐道，说“饭疏食饮水，曲肱而枕之，乐亦在其中矣。不义而富且贵，于我如浮云”（《论语·述而》），欣赏颜回“一箪食，一瓢饮，在陋巷。人不堪其忧，回也不改其乐”的生活态度（《论语·雍也》）。他认同曾点的理想，即“莫春者，春服既成，冠者五六人，童子六七人，浴乎沂，风乎舞雩，咏而归”（《论语·先进》）。人生七十古来稀，孔子在当时的条件下，活过了古稀之年，与其积极乐观的人生态度有很大关系。积极乐观也是我们养生应该遵循效法的原则。

（四）起居有常，饮食有节

除树立高尚道德和培养良好心态之外，儒家许多具体的养生方法也被中医文化所吸收，主要体现在起居与饮食等方面。孔子曾言：“寝处不时，饮食不节，逸劳过度者，疾共杀之”，“智士仁人，将身有节，将行动静以义，喜怒以时，无害其性，虽得寿焉，不亦可乎？”（《孔子家语·相鲁》）说明有规律的日常生活对养生非常重要，应该遵循起居有时、饮食有节、劳逸合度、动静结合、情志无过等原则。

《论语·乡党》集中记录了孔子的生活方式，集中体现在对饮食的要求上，包括：“食不厌精，脍不厌细。食饐而餲，鱼馁而肉败，不食。色恶，不食。臭恶，不食。失饪，不食。不时，不食。割不正，不食。不得其酱，不食。肉虽多，不使胜食气。惟酒无量，不及乱。沽酒市脯不食。不撤姜食。不多食。祭于公，不宿肉。祭肉不出三日。出三日，不食之矣。食不语，寝不言。”反映了他对饮食卫生的重视、以“礼”规范饮食的行为、饮食有节诸方面的养生思想。

【复习思考题】

1. 儒文化的发展经历了一个怎样的历程？
2. 儒文化的核心思想有哪些？请分别简述其内容。
3. 儒文化有哪些内容与中医文化的联系最为紧密？并叙述理由。
4. 你认为儒文化给中医文化的发展带来哪些促进作用和阻碍作用？

NOTE

第八章　佛文化与中医文化

佛学诞生于印度，是佛教的思想根源和理论基础。东汉时期佛学自西域传入中土，与中国传统文化从冲突到融合。在经历了不断中国化的过程之后，佛学与中国本土的儒家和道家形成鼎足之势，成为中国传统文化的重要组成部分。佛学对中国古代的哲学、文学、语言学、绘画、建筑等领域乃至整个中国社会都产生了深刻的影响，从而产生了丰硕的文化成果，促进了中国文化的发展与繁荣。陈寅恪先生曾说："佛教于性理之学，独有深造，足救中国之缺失，而为常人所欢迎。故佛教实有功于中国甚大。自得佛教之裨助，而中国之学问，立时增长元气，别开生面。"（《吴宓日记》）中医学深深地植根于中国传统文化，在多学科交融的基础上形成了独特的理论体系，也与佛学文化形成相互交融、相互影响的关系。

第一节　佛文化概说

佛学是指佛教的义理和哲学。佛教既是宗教，又是哲学。宗教讲信仰，哲学讲信念。佛教重视人类心灵和道德的进步和觉悟。佛学最关切的问题是寻找人类受苦的根源，以及解脱苦难的方法和途径，而对解脱人生苦难问题的探讨，又必然地始终与人类自身的精神世界相联系。佛学探求人生和宇宙的"真谛"，就必然地要涉及主体的认识活动、思维方法等认识论问题。这样就产生了佛学智慧与认识活动的关系问题，涉及到世界观、人生观、宇宙观、本体论、认识论、方法论和修养论。

一、佛与佛教的产生

"佛"是梵文"佛陀"音译的简称，也作"浮屠""浮图""没驮""勃驮"等，意思是"智者""觉者"，即认识真理的人。《牟子理惑论》说："佛者，谥号也，犹名三皇神、五帝圣也。""佛乃道德之元祖，神明之宗绪。"

佛教的创始人是释迦牟尼。释迦，是种族名；牟尼，是尊称，即"圣人"之义；释迦牟尼，意即"释迦族的圣人"，有时也简称为"释尊"。其人本姓乔达摩，名字叫悉达多。

佛教是在古印度奴隶制度下，在社会极为动荡和等级森严的历史条件下产生的。公元前6世纪，印度社会生产力已发展到普遍使用铁器，农业生产的水平有了提高，手工业和商业也随之发达起来，于是建立了许多由奴隶主统治的小国。这些小国之间经常互相侵并，发生冲突。在政治上，雅利安人自中亚细亚进入印度河流域，征服了土著民族后，创立了野蛮的种姓制度。种姓制度把人分为四等，掌握祭祀文教的僧侣（称为婆罗门）为最高的社会阶层，奴隶（称为首陀罗）是最下贱的阶层。首陀罗是非雅利安人，受着极残酷的阶级压迫和民族压迫，被婆罗门肆意驱逐甚至残害。这种不平等的种姓制度，不仅被订在法律中，还神圣不可动摇地规定在当时占统治地位的婆罗门教义中。当时的阶级矛盾、民族矛盾集中反映在种姓制度问题上，形成了尖锐复杂的斗争，导致社会动荡，生产下降，人民处于水深火热之中，得不到温饱和安定。痛苦、失意、无望、颓废成为当时社会人们的普遍情绪。佛教创始人释迦牟尼不满僧侣的神权统治，29 岁时放弃王族生活，离家修道，经过 6 年的苦修，得道成佛。此后，他一直在印度恒河流域中部地区传教，拥有越来越多的信徒，从而组织教团，形成佛教。

二、佛教的传播与发展

（一）佛教在中国的传播

佛教传入中国的具体时间和年代，现在很难考定，学界普遍认可的说法是在大约两汉之间由印度从西域传入的。史籍记载，汉明帝永平七年（64）派遣使者 12 人前往西域访求佛法。公元 67 年他们回到洛阳，带回经书和佛像，开始翻译了一部分佛经，相传就是现存的《四十二章经》。同时在首都建造了中国第一个佛教寺院，就是今天还存在的白马寺。这个寺院据说也是以当时驮载经书佛像的白马而得名。根据这个传说来看，佛教传入中国虽未必始于汉明帝，而佛教作为一个宗教，得到政府的承认，在中国初步建立其基础和规模，可以说是始于汉明帝年代。

佛教在中国经长期传播发展，形成具有中国民族特色的中国佛教。由于传入的时间、途径不同和民族文化、社会历史背景的不同，中国佛教形成三大系，即汉传佛教、藏传佛教和上座部佛教。从地理位置划分，佛教派别最初为南传佛教和北传佛教两支。南传佛教由古印度向南方传播到斯里兰卡、东南亚及中国云南等地，以上座部佛教为主，其经典多为巴利语所写，现在流行于斯里兰卡、缅甸、泰国、柬埔寨、老挝等地。北传佛教主要由北方经丝绸之路向中亚、中国、朝鲜半岛及日本等国传播，其经典多为梵文、各种中亚文字和中文。自藏传佛教出现后，南传北传佛教两支的划分渐渐退出，取而代之的是南传佛教、汉传佛教和藏传佛教的划分法。

1. 汉传佛教 汉传佛教又称北传佛教、汉语经典系佛教或汉地佛教，属于大乘佛教，是以地理位置划分的佛教派系，是佛教的三大地理分支之一。所谓汉传佛教，就是首先将佛经翻译成汉语，以汉文化为传播载体，经中亚西亚传入新疆以至长安、洛阳，进一步传播到朝鲜、日本、越南等国的佛教派别。汉传佛教最初主要是在黄河流域传播，进而扩展到长江流域，影响人口数量最多，对中国传统文化的影响也最深远。汉传佛教是吸收了儒家、道家文化后再创造的产物，已经是中国传统不可分割的一部分。

2. 藏传佛教 藏传佛教也称喇嘛教，又称藏语系佛教。藏传佛教是将佛经翻译成藏语，经尼泊尔传入西藏，又从西藏沿中国西北传到内蒙古、外蒙古及俄罗斯远东地区，是在我国青海、西藏、内蒙古及现在距离西藏较近的地区流行的一种佛教派系。公元 7 世纪佛教密宗传入西藏，藏传佛教以密教为主，其影响的地域也比较广阔。随着喇嘛教在西藏的发展，上层喇嘛逐步掌握地方政权，最后形成了独特的、政教合一的藏传佛教。

3. 南传佛教 南传佛教是由印度向南传到斯里兰卡并且不断发展形成的佛教派系。上座部佛教主要流传于斯里兰卡、缅甸、泰国、柬埔寨等南亚和东南亚国家，以及我国云南省的傣族、布朗族、德昂族一带地区。在教义上，南传佛教传承了佛教中上座部佛教的系统，遵照佛陀及声闻弟子们的言教和行持过修行生活，因此称为“上座部佛教”。或可称为“声闻乘佛教”，也即俗称的“小乘佛教”。从佛教经典的语言文字来看，南传佛教主要依据巴利文经典，因此又称作巴利语系佛教。巴利语原为古代印度流行的一种大众语言，南传佛教相传佛就是用这种语言说法传教的。由于南传佛教在我国主要流行于云南，所以习惯上又称为云南上座部佛教。

（二）佛教的中国化

佛教在中国的发展过程，实际上是佛教与中国本土文化相结合形成中国佛教的过程，也就是佛教中国化的过程。这一点在汉传佛教中表现得尤为突出。中国汉传佛教已有两千年的历史，就它与中国本土文化的关系来看，其发展大致可分为以下 4 个阶段：

1. 译述佛经阶段　这一阶段也是佛教的初传阶段。从两汉之际初传到魏晋时期，历时约四五百年。这一时期重要的佛教代表人物都是外国的译经僧人，他们是佛教经典传译的主持人。他们的任务就是把佛教经典翻译成汉文，并介绍佛教的基本内容。这一时期，佛教处在中国本土文化的附庸地位，依附黄老之学，攀缘玄学，还没有也不允许它有自我独立意识。佛教经典的翻译，佛教经文的汉语化，使佛教在中国文化系统中立足、生根，并成为中国文化的一部分。同时译述佛经的过程，也是佛教思想中国化的过程。为了使佛经中的思想内容与中国儒家伦理道德相协调，常常通过选、删、节、增等方法，尤其是删去了父子、夫妇、主仆平等的原文，从而背离了印度佛经的本意，而添加了中国儒家文化的色彩。

2. 编撰佛经阶段　这一时期也是中国佛教的创造发展阶段。从东晋时期鸠摩罗什抵达长安到南北朝晚期佛教宗派出现，历时约三百年。这一时期佛教的创造发展者几乎都是中国僧人，而且著作的内容也从原来对佛教经典的翻译、转述、介绍发展到对佛教经典的解读、阐释和发挥。中国佛教学者继承了中国古代以述为作、以述代作的传统方式，对佛教经典进行研究。他们的著作名为对佛经的注疏和阐发，实际上是借注释佛经之名而行构建自己理论体系之实。有些发挥是赋予印度佛经以新意，有些干脆脱离对印度佛经的依傍，完全阐发自己的理论，这正是对原来印度佛教的发展。经过汉人对佛典的编撰，佛教就更加中国化了。像禅宗的理论在印度佛教中几乎找不到什么根据，他们自称为“教外别传”。而这些“别传”却是当时时代思潮的反映，丰富了佛教的内容，开创了中国佛教理论研究的新局面。这一时期的佛教开始产生了清醒的自我独立意识，佛教义理大大深化，佛教经学和佛教学派开始出现，佛教逐步与儒、道两家形成鼎足之势，开始与中国传统的儒、道尤其是儒家传统文化产生摩擦与冲突，在摩擦与冲突中相互协调，并进一步与中国传统文化相融合。

3. 创宗立派阶段　从南北朝晚期佛教宗派出现到唐武宗“会昌废佛”，历时二百多年。南北朝时期，佛教得到帝王的直接支持，拥有了有利于自身发展的寺院经济和僧尼信徒基础，在中国繁盛起来。隋唐时期，佛教进入创宗立派的新阶段，天台宗、三论宗、法相宗、华严宗、禅宗、净土宗、律宗、密宗等宗派林立，学说纷纭。为吸引更多的信徒，各大宗派尽量简化修行的方法，以吸纳普通平民，佛教文化被深深地融入传统的民俗文化之中而被广泛地传播。这一时期，佛教的中国化趋于成熟，佛教与中国传统文化进一步全面契合。

4. 三教合一阶段　或者也叫作佛教的儒学化阶段。从“会昌废佛”到民国初年这一时期，从韩愈排佛运动到宋明理学的兴起，儒学继汉代独尊之后又开始高踞于中国社会意识形态的上层，佛教固有的宗教义理和思维方式被儒学所利用。佛教与中国传统的儒学和道教，从排斥、

NOTE

冲撞到交流，潜移默化，逐渐渗透到中国传统文化的中枢部分。其中，佛教与中国传统文化经历了一个长期而艰难的磨合过程，才逐渐糅合到一起。尤其是中国传统文化中的儒学，深得佛教心性之学的影响，又与道家思想相融合，从而形成了中国传统文化中的宋明理学。

三、佛教宗派

佛教传入中国以后，经过三国两晋、南北朝及隋朝长时间的传播与流布，逐渐与中国传统儒家、道家思想碰撞、融合，出现了在印度佛教基础上的创新，成立了中国化的佛教宗派。从南北朝晚期开始，在中国大地上形成了一个个有创始、有传授、有信徒、有教义、有教规的宗教集团。这些中国式佛教宗派的形成是中国佛教成熟、兴盛的集中表现，也是佛教中国化的重要标志。佛教宗派主要有天台宗、唯识宗、三论宗、华严宗、律宗、密宗、禅宗、净土宗等。其中，禅宗是中国佛教规模最大、流传最广、最具中国化特点的佛教宗派。中国佛教的特质在禅，禅宗的出现是中国佛教史上的一场革命，标志着中国佛教史进入了一个崭新的阶段。佛教进入中土，就面临着如何适应新的土壤，在完全异质文化背景下生长的重大问题。而禅宗正是佛学理论与中国传统的儒家与道家思想在相撞激荡的基础上融合的结果。

（一）禅宗

禅宗是汉传佛教宗派之一，始于菩提达摩，盛于六祖慧能，以禅定作为佛教全部修习而得名。其核心思想为“不立文字，教外别传；直指人心，见性成佛”，称为“教外别传”。禅宗的崛起，使佛教成为一个纯粹理性的宗教，变成中国文化的巨流。

初祖菩提达摩创立禅宗，二祖慧可，三祖僧璨，四祖道信，五祖弘忍，代代相传。五祖弘忍法师门下分赴两京弘法，名重一时。其中有神秀、慧能二人分立为北宗渐门与南宗顿门。北宗主张渐修，南宗主张顿悟。由于南宗传承很广，成为禅宗正统。弘忍之前的早期禅宗主要依据《楞伽经》立宗，《楞伽经》是印度中期大乘佛教的重要经典之一，是论述唯识思想的重要经典；从五祖弘忍以来，即大力弘扬《金刚经》，《金刚经》的核心思想为万法皆空；慧能以后，尤以辑录慧能言行的《坛经》为主要依据，《坛经》理论的核心是“顿悟成佛”“见性成佛”。

（二）天台宗

天台宗因发源于浙江省台州市天台县国清寺而得名。因其创始人智顗（531—597）常驻浙江天台山的说法，故称天台宗，天台山国清寺是天台宗的祖庭。天台宗是中国佛教最早创立的一个宗派，以《法华经》为主要教义根据。天台宗以龙树为初祖，北齐慧文为二祖。智顗被称为智者大师，他所注《法华玄义》《摩诃止观》《法华文句》，被奉为天台三大部。在天台三大部中，《法华玄义》是智者大师以《法华》为中心的佛学概论；《法华文句》是以因缘、约教、本迹、观心四意，即四个层次对《法华经》的解释；《摩诃止观》则是智者大师的观心大法，亦即修道的方法论。就是在《摩诃止观》这部典籍里，提出了“一念三千”这一重要的概念。所谓“一念三千”，即是吾人当下一念之中具足三千诸法，包容现象界的全体。

（三）华严宗

华严宗是汉传佛教的流派之一，以阐扬《华严经》而得名。其实际创始人是法藏，但传统上以龙树菩萨为初祖。武则天赐号“贤首”，所以又名贤首宗。《华严经》是华严宗所依的根本经典，而且是一部大乘经典的总集名称。《华严经》曾具体描述释迦牟尼在菩提树下证悟

NOTE

成佛时的境界，说当时在释迦牟尼的心中，世界一切万有无不印现，即不仅能印现森罗万象，而且也能一时印现地狱、天堂乃至十方诸佛世界；不仅能印现一切万有的现在相状，而且也能一时印现它们过去、未来的相状。总之，在这一境界上，所有时间的和空间的、世间的和出世间的现象，都同时印现出来。《华严经》重点阐述了“一”与“多”相即相入的关系。在晋译该经《十住品》中的第七住，列举菩萨必须学习的“十法”。其中第一法就是“知一即是多，多即是一”。《初发心菩萨功德品》更说：“知一世界即是无量无边世界，知无量无边世界即是一世界；知无量无边世界入一世界，知一世界入无量无边世界。”就是说一般与个别、全体与部分的无条件的、绝对的等同和统一，不存在任何矛盾差别，绝对平等无碍。《华严经》的这种“一多相即”说，后来为法藏大力发挥，构成华严宗哲学体系中极为重要的部分。

（四）净土宗

净土宗是以“往生西方极乐净土”为目的的宗派。净土宗认为，世风秽浊，靠“自力”解脱甚难，而主张靠“他力”往生净土，其途径就是“一心专念”阿弥陀佛名号。因本宗以称念佛名为主要修行方法，希望借助弥陀本愿的他力，往生于西方极乐净土，所以又称为念佛宗。净土宗从庐山慧远倡导净土思想，历经北魏昙鸾及唐朝道绰、慈愍等大师的大力推弘，随着时代的迁移，愈为后代人所奉行，是影响中国佛教民间信仰最为深远的宗门。

净土宗的主要思想依据是“三经一论”。“三经”是《无量寿经》《观无量寿经》《阿弥陀经》；“一论”是指佛陀入灭后八九百年左右，世亲菩萨所造的《往生论》。三大经典之中，《阿弥陀经》描述阿弥陀佛西方净土种种庄严的事相，并说明发愿往生的意义及方便，赞叹阿弥陀佛不可思议的功德。经文较短，很容易诵读，被奉为净土宗修行者必诵之经。《无量寿经》详述阿弥陀佛在因地为法藏比丘时所发的四十八愿，以致圆满成佛，庄严国土，摄受十方念佛众生，并说明三辈往生的条件。《观无量寿经》旨在说明想要往生西方极乐国土的众生所必修的净业正因，并以十六观法谛观阿弥陀佛的身相及极乐净土相，又解释九品往生的因果。至于《往生论》，则说明修习“五念门”，可得种种成就，令众生得以往生安乐国土，面见阿弥陀佛。

（五）三论宗

三论宗传统认为龙树是该宗的印度初祖，以鸠摩罗什为中国初祖；但实际上，三论宗是由隋朝吉藏创立的一个汉传佛教宗派。三论宗因依据龙树的《中论》《十二门论》和提婆的《百论》等三论立宗而得名。该宗初祖龙树是释迦牟尼之后第一个重要的大乘佛教学者。其《中论》《十二门论》等，发挥缘起性空的学说，为大乘佛学建立了牢固的理论基础。

诸法性空的中道实相论，为三论宗的中心理论。这种理论认为，万有诸法都是由于众多因缘和合而生，是众多因素和条件聚合的产物，这叫缘起。离开众多因素的条件就没有事物是独立不变的实体，这叫无自性，也就是性空。即缘起事物的存在就是性空。“缘起就是性空，性空就是缘起；真空不碍妙有，妙有体现真空。”这就是中道实相论。并根据《中论》卷首“不生亦不灭，不常亦不断，不一亦不异，不来亦不出”八不偈语之意，对中道实相论进行了进一步的阐发。

第二节　佛文化的核心内容

学习佛文化应当从哲学的高度去认识，唯此才能把握其真谛。其中，缘起说是全部佛教哲学的理论基石，善恶、净染、真假是佛教哲学的中心内容，追求解脱是佛教哲学的根本目的。解脱是全部佛学的出发点和落脚点，甚至可以说，佛学是一门解脱的哲学，着重阐释解脱人生苦难和成就佛果的根据、道路和方法，其中所包含的哲学思想是解脱论的理论基础，涉及人生观和宇宙观、伦理学和认识论等多方面的哲学问题。

一、四谛说

“谛”就是真理。“圣谛”是圣人所知的绝对正确的真理。“四圣谛”说的是四种真理，即苦谛、集谛、灭谛、道谛。

1. 苦谛　苦谛指现实存在的种种痛苦现象。佛教认为，变化无常的大千世界，只不过是痛苦的汇集处。由于众生不能自我主宰，为无常患累所扰，所以没有安乐性，只有痛苦性。“人生是苦”是佛教全部教义的出发点，是释迦牟尼对人生深切的、根本的体察，表现了他对人生本质的洞彻和人生价值的判断。苦谛中包括“八苦”：生苦、老苦、病苦、死苦、怨憎会苦、爱别离苦、求不得苦、五取蕴苦。这“八苦”当中，前四苦是对人生过程的描述，是生理上的痛苦，是肉体上的痛苦；后四苦是对人的情感、思想、意识的描述，是精神性的痛苦。总之，一切皆苦，人生在世，充满痛苦。“一切皆苦”是人生的痛苦真谛，佛教对人生之苦做了全面、深刻、形象的揭示。正所谓“三界无安，犹如火宅”“三界皆苦，无可乐者”。

2. 集谛　集谛指造成痛苦的原因和根据。集，指集合、汇聚之意。集谛就是探求痛苦之所以产生的原因。佛教从“五取蕴”“十二因缘”“诸行无常”“诸法无我”“一切皆空”等方面论证了人生空幻、人生痛苦的根源。

3. 灭谛　灭谛指佛教最高理想的无痛苦状态。灭，指人生苦难的灭寂、解脱。灭谛就是灭尽贪欲，根绝欲望，从而灭除痛苦的道理。要脱离人生的苦海，就必须从根本上摆脱生死轮回，进入涅槃境界。“涅者不生，槃者不灭”，寂灭一切烦恼，圆满（具备）一切清静功德，就实现了人生的最高境界。

4. 道谛　道谛指实现佛教理想境界应遵循的手段和方法。道，指道路、途径、方法。道谛就是引向灭除痛苦，证得涅槃的正道。佛教提出了消灭痛苦的八种正确的途经，即“八正道”：正见、正思（或正志）、正语、正业、正命、正精进、正念、正定。从方法的角度看，道谛强调培养信徒坚定的信仰和精勤的态度，对信徒的思想、言论和行为，既有消极的防范，又做积极的引导。同时，道谛还十分重视调练心意，以形成一种特异的心理状态。这些方法，对于树立和坚定教徒的信仰发挥了巨大的作用。从内容的角度看，道谛的要义在于道德构建，要求道德自我完善；在于心灵宁静，追求安息的境界。道谛强调通过个人的努力来实现人生的理想境界。

苦、集、灭、道四谛中，苦谛是关键，是最根本的一谛，是佛教人生观的理论基石。正因为佛教把人生设定为一个苦难重重的历程，从而奠定了超脱世俗的立场。佛教倡导的道德责任

NOTE

和奉献精神、去恶从善、约束自我等等，都是由此生发出来的。佛教教义最关切的问题就是寻找人类受苦的根源，以及解脱痛苦的方法和途径。

二、缘起与性空

所谓“缘起”，就是世界上没有独存性的东西，也没有常住不变的东西，一切都是因缘和合所生起。所谓“性空”，就是因缘和合所生起的假有，本性是空的。缘起性空是宇宙人生的真理，世间万有都是因缘和合而生，也都将随着因缘分散而灭。一切现象都是缘起而有，因为缘起而有，那么它就不会有自己的个性，没有不变性、永恒性和自主性，所以其本性是“空”。正因为缘起性空，所以世间万有随缘幻现。幻现的万有虽然历历在目，但却如梦幻泡影、如露亦如电。缘起性空是佛教的根本教理。“缘起”与“性空”之间存在着因果关系。这就是宇宙人生“缘起性空，性空缘起”的哲理。

1. 缘起说　“缘起”说是释迦牟尼所创立的原始佛教的理论基础，可视为佛教的根本思想。传说释尊在菩提树下，因观察缘起而开悟成佛。昔日佛在菩提树下所觉悟的，就是万物皆从因缘生，缘生诸法，原无自性，其性本空。这是社会人生的真理，虽是佛教的世界观、人生观，无论佛出世或不出世，此乃永远不变的绝对真理。因此，“见缘起者见法，见法者见缘起”“见缘起者见法，见法者见佛”。也就是说，若能真正认识缘起说，就等于理解了佛教。由此可见，缘起说在整个佛教理论中占有重要的地位，可以说缘起说是佛教之根本。

释迦牟尼认为，一切事物都由因缘和合而成，都生于因果关系，都是有条件的。离开了条件，也就无所谓存在。人的痛苦、生命和命运，都是自己造因，自己受果；自己造业，自己受报。在佛教看来，缘起的意义是指事物的因果关系。“缘”指条件、起因，“起”表示“缘”的一种功用。一切事物都由缘而起，都是在一定条件下存在的。佛教经典《杂阿含经》里有一句名言：“此有则彼有，此生则彼生；此无则彼无，此灭则彼灭。”这是“缘起”说最概括的表述。

2. 性空说　“性空”可理解为，众缘合成的一切事物，其性本空，没有真实的自体可得。这里的“性”是指一种不依条件（缘）而独立存在的“自性”（自体），“自性”的含义是自己有、自己成、自己规定自己、本来如此、实在恒常之意。我们只要冷静地推论、反复地思考，就会发现：世间万事万物都是在一定的时空条件下由多种因素组合而产生的现象，并不存在不依条件的绝对单一独立的“自性”。宇宙万物都是由各种条件（缘）而产生的，任何事物都是“缘生则生”“缘阙则阙”，即产生该事物的条件具备了，该事物就产生而存在；条件不具备，就不能产生。缘生的事物不能离缘而存在，这就叫作“无自性”，即“性空”。由于佛教主张世间万物与人之身体皆由地、水、火、风之四大和合而成，所以提出了“四大皆空”。印度学者龙树说：“缘起就是性空，性空就是缘起，世界上没有一件事物不是性空。”又说：“事物若有自性，何需依赖众缘，若是众缘和合，还有什么自性?”人们通常认为，“有”是存在，“有”不是“空”，“空”是不存在，“空”不是“有”，因此“空”与“有”对立。实际上“空”与“有”不但不对立，而且是一体的，“有”中存在着空性，空性不会在“有”之外存在，也不必等“有”毁灭了才谈空性。佛法是依“有”言“空”，“空”“有”一体，“空”“有”不二。可见佛法说的空，是“缘起性空”的空，是“因缘所生法”，本身“无自性”的空，不是空无所有的空虚的空，也不是否定事物具有的作用及事物相续转化的断灭空。

NOTE

《心经》中所说的“色不异空，空不异色，色即是空，空即是色”对于正确解释“四大皆空”有很大帮助。意思是说，“色”（指一切物质）并不是与“空”截然不同的另外一种东西，“空”也并不是与“色”截然不同的另外一种情况。“色”与“空”是同一事物的两个方面，“色”指事物本身存在的现象，“空”指事物的性质。从色（物质）本身来说，它是一个存在；但从它的根本性质来说，它是在一定的时空条件下，由多种因素组合的一种现象，并不存在不依条件的绝对单一独立的“自性”。因此，色本身就是无自性的空，具有空这种性质的物质就是色。这里的“空”指的就是“自性空”，“自性空”是一切因缘和合之物永恒不变的性质。

佛法讲“四大皆空”的用意，是要人们认清宇宙人生的真相，以解除身心的束缚，获得解脱和自在。能积极进取、淡泊名利、乐于助人、不图回报，既利于社会，又体现自己的人生价值。人们因不了解“有”的空性本质，过分执着于“有”，把“有”当作一种永恒不变的存在，这是一种贪欲的人生。一个人对“有”看得太重，贪得无厌，欲壑难填，那么他就会烦恼痛苦。佛法就用“四大皆空”或“万有性空”来破除他们对世间假“有”的常见。世间还有一些人，他们虽能看出“有”的“性空”本质，但因不了解缘起事物的作用不空、相续不空，不了解整个宇宙人生皆是具有互相影响、互相联系、互相依赖和互相作用的刹那生灭的相续相的更高深的道理，认为世间一切万物既然是“性空”的，那么生存还有什么意义呢？于是他们中有的人不顾家庭伦理、社会道德，放纵自己、为所欲为、害人害己害社会；还有的人则是消极厌世、颓废悲观。这两种人生态度才是虚无主义。佛法就以“性空妙有”“相续不空”来破除他们执着“空”的断见。

三、轮回与业报

轮回理论是古印度文化的基本理论之一，其本原来自婆罗门教，佛教沿袭之并加以发展，注入自己之教义。“轮回”谓众生由惑业之因（贪、嗔、痴三毒）而招感三界、六道之生死轮转，恰如车轮之回转，永无止境，故称轮回，又称作生死轮回、生死相续、轮回转世。有情众生因业受报，随业转生，无休无止，生生灭灭，相续不断，形成了迁流不息的生命流转，即所谓生死轮回。

业报是因果规律。佛教认为，业是轮回的主因，可以直接导致果报的发生。过去或现在所造的业，将会招感众生在来世受果报，不同的业力决定产生不同的果报。从某种意义上讲，我们现在是我们过去的结果，我们的未来又将是我们现在的结果。《本事经》云：“世间诸有情，皆随业力转；业为其眷属，业为其伴侣；随业而往生，不定如轮转；或处天人中，或居四恶趣。”原始佛教认为，有情众生的生命是依缘而起，并处于经常不息的演变之中，否定有常恒不变的灵魂，否定有轮回的主体存在。《清净道论》云：“没有上帝、梵天，亦无此生命轮回实体，唯依缘起而有轮转。”

“轮回业报”思想是印度宗教哲学体系中不可或缺的重要组成部分，与其说是一种纯然的宗教伦理观，不如说它是哲学伦理学上的一个核心理论。在漫长的人类思想发展过程中，轮回业报始终与宗教哲学上所热切关注的命题——灵魂不灭、因果报应、涅槃解脱等学说紧密相联。然而，佛教的轮回业报与印度传统的轮回学说有着极大的差异。它既不同于西方宗教的“灵魂复活”，也不等于传统印度宗教的“灵魂转世”。它是基于“业感缘起”理论而建立起来的富有宗教哲学意趣的学说。

佛教根据“业感缘起”理论，对奥义书的业报轮回学说进行了深入的批判和改造，重新进行解释，将之进一步系统化和哲学化，最终发展成为佛教哲学理论的核心。

根据佛教，业是行为或造作的意思，身、口、意所造作的一切有意念的活动均称为业，它包罗了思想、语言和行为中的方方面面。一般来说，一切善恶活动构造了业的全部；但是从最高意义上讲，业是所有善恶意念活动的总称。佛陀说：“诸比丘，我说行为业。众生通过意念，由身口意作业。”《法句经》云：“诸法心先导，心主心造作，若以染污心，或语或行业，是则苦随彼，如轮随马足……诸法心先导，心主心造作，若以清净心，或语或行业，是则乐随从，如影不离形。”

佛教的“三世轮回”讲的业报是自作自受。《泥洹经》说：“父作不善，子不代受；子作不善，父亦不受。善自获福，恶自受殃。”强调个人的善恶决定自身的祸福，每个人都要对自己的行为负责。

佛教的这种轮回说，主张人们的活动与其后果有一定的关系，会得到报应，善因必有善果，恶因必有恶果，所谓善有善报，恶有恶报；并由此引出人在前世、现世和来世三世间轮回。这在一定意义上有其合理的一面，实际上是阐发道德与生命之关系的理论。他强调了个人言行的自我责任，强调一切都是自作自受，强调由自身行为来改变自我命运和未来生命，自己的命运就掌握在自己手里。这在客观上对人们的行为确实起到了一定的劝诫和约束作用，所以袁宏《后汉纪》中说：“王公大人观死生报应之际，莫不瞿然自失。”

天命说、业报说都具有劝善的动机和目的，对于人类遵守道德、维护社会的安定、促使人类的文明进步起到了积极的作用。轮回业报是印度独有的产物，是一切印度宗教的立宗之本，也是古代印度人建构其独特的形而上哲学的核心所在。

四、三法印

从“缘起说”出发，释迦牟尼进而提出了关于人生的三大命题，也是佛教的三项根本佛法。三法印出于《大智度论》：“佛法印有三种：一者，一切有为法，念念生灭皆无常；二者，一切法无我；三者，寂灭涅槃。”在汉译《杂阿含经》中的表述是“一切行无常、一切法无我、涅槃寂静”。现在三法印的一般表述是“诸行无常、诸法无我、涅槃寂静”。三法印即判断佛教学说的三个标准，是印证是不是真正佛教的标准，可用以印证各种说法是否正确，可检验自己修行的是否正确，故称三法印。

诸行无常，指世间万有是变化无常的，人的一生始终处在不停地流转变化之中，没有永恒不变的实体。行，本是流转变化的意思。佛教认为，世间一切事物现象都是变化不已，没有常住不变的，都处在无常的生灭变化之中。

诸法无我，指一切现象皆由因缘和合而成，没有独立的实体或主宰者，没有独立的自性。诸法是包括现象与本质、此岸世界和彼岸世界的总称。换句话说，世界上没有单一独立的自我存在、自我决定的永恒事物，一切事物都只是因缘凑合而成的，是相对的和暂时的。从佛教人生观来看，诸法无我的核心，是为了破除“我执”（即执着于自我）。

涅槃寂静是超脱生死的寂静境界。“涅槃”是佛教理想世界、彼岸世界的极乐境界。“涅槃”是梵文音译，意译作“圆寂”“灭度”，佛教各派依据不同理解或不同语境又译为“无为”“解脱”“寂灭”等几十种译法。部派佛教通常视涅槃为灭除了烦恼与痛苦的状态和境界。如

《杂阿含经》卷十八说："涅槃者，贪欲永尽，嗔恚永尽，愚痴永尽，一切诸烦恼永尽，是名涅槃。"

三法印是佛教的特色，也是佛教的核心价值，是其区别于其他宗教的不同所在。三法印是阐释人生宇宙的三个真理，它可协助我们判断佛教所讲的道理是否符合佛法，凡是符合三法印的佛法就是符合"真理"，不管它是谁说的。因为此三法印是由佛陀讲演出来的，所以它是印证"真理"（佛法）的一种方法。三法印中，"诸行无常"和"诸法无我"是对现实的认识，而"涅槃寂静"是人生最后的理想归宿。无常、无我、涅槃是佛教对人生宇宙的现实与理想的基本认识。

五、三学六度八正道

（一）三学

三学，又称三无漏学，是学佛者必须修持的三种基本学业，即戒、定、慧。出自《楞严经》卷六："摄心为戒，因戒生定，因定发慧，是则名为三无漏学。"丁福保《佛学大辞典》指出，学佛人可通学者有三：一为戒学，戒者禁戒也，能防禁身口意所作之恶业者。二为定学，定者禅定也，能使静虑澄心者。三为慧学，慧者智慧也，观达真理而断妄惑者。戒学者律藏之所诠，定学者经藏之所诠，慧学者论藏之所诠。依戒而资定，依定而发慧，依慧而证理断恶。因位之修学，过此三者，果上则无学也。《名义集》三学篇曰："道安法师云：世尊立教，法有三焉：一者戒律，二者禅定，三者智慧。斯三者，至道之由户，泥洹之关要。戒乃断三恶之干将也，禅乃绝分散之利器也，慧乃济药病之妙医也。今谓防非止恶曰戒，息虑静缘曰定，破惑证真曰慧。"由戒生定，由定发慧，由慧起修，分别对治人的贪、嗔、痴三毒，最终可以解脱烦恼、究竟涅槃。三者彼此加强，缺一不可，而且相辅相成。只要精进修行三无漏学，必定可以达到最终的解脱之道。三学是对付三毒之法。防非止恶即为戒，戒能伏贪爱心；息虑静缘即为定，定能伏嗔恚心；破恶证真叫作慧，慧能伏邪痴心。

1. 戒 亦称增上戒学，指戒律。即防止行为、语言、思想三方面的过失。由于大小乘的不同，其戒律也有所不同。另外对出家的僧侣和在家的居士也有所区别，有沙弥尼十戒、居士戒、出家戒、具足戒。例如小乘有五戒、八戒、十戒等。小乘五戒为：杀生、偷盗、邪淫、妄语、饮酒。五戒是佛门四众弟子的基本戒律，不论出家在家皆应遵守。十戒是：不杀生、不偷盗、不邪淫、不妄语、不饮酒、过午不食、不接受黄白之物、不视听歌舞、不涂饰香鬘、不卧高广大床。

2. 定 亦称增上心学，指禅定。即摈除杂念，专心致志，观悟四谛。小乘有四禅，大乘有九种在禅、百八三昧等。小乘四禅为：初禅，即禅定的初级阶段，这时沉思于专一，摈除情欲，消除不善心，这就是"离"。由此渐进而生喜乐，即欣喜与慰安。但此时尚有思虑，尚未达到表象的沉静，故称初禅。二禅，由初禅进而安住一想，达到表象的沉静，获得一种更高的喜乐。三禅，由二禅进而舍离喜乐而达到完全安静的境地，获得轻安的妙乐。这时已产生智慧，达到正念和正智的阶段。但此时尚有身体上妙乐的感觉，所以对涅槃的境地来说还有一段距离。四禅，由三禅再进一步，完全超脱苦、乐，连自身的存在都已忘却，达到舍念清净的境界，即涅槃境界。九种大禅为：自性禅、一切禅、难禅、一切门禅、善人禅、一切行禅、除烦恼禅、此世他世乐禅、清净禅。百八三昧为般若经典中所说的108种禅定，《大智度论》卷五

NOTE

有详细说明。

3. 慧　又称增上慧学，亦即智慧。慧就是有厌、无欲、见真。摈除一切欲望和烦恼，专思四谛、十二因缘，以窥见法，获得智慧解脱。

三学概括了全部佛教教义，三学中以慧最重要，戒和定都是获得慧的手段。只有获得慧，才能达到最终解脱的涅槃境界。

（二）六度

“度”梵语是“波罗蜜多”，字义是“到达彼岸”，就是从烦恼的此岸度到觉悟的彼岸。六度就是六个到达彼岸的方法。此乃佛教积极之法，菩萨所修之行也。一曰布施，二曰持戒，三曰忍辱，四曰精进，五曰禅定，六曰智慧。此六者，谓之六波罗蜜。波罗蜜义为彼岸到，与渡义同，故译曰度。《大乘义音》卷十二：“波罗蜜者，是外国语，此翻为度，亦名到彼岸。”谓菩萨乘此六度船筏之法，既能自度，又能度一切众生，从生死大海之此岸，度到涅槃究竟之彼岸。此为大乘佛教最主要的中心教义。

1. 布施　布施有三种：第一，凡以物质利益施与大众的叫作“财布施”，包括身外的财物和自身的头目手足和生命；第二，凡保护大众的安全使他们没有怖畏的叫作“无畏布施”；第三，凡以真理告知大众的叫作“法布施”。

2. 持戒　持戒是指要遵守方法，遵守戒律。戒也有三种，即防止一切恶行，修集一切善行和饶益有情。菩萨最根本的戒是饶益有情戒，就是一切为了利益大众，其余所有戒条都要服从这一条。

3. 忍辱　忍辱即为利益有情故，忍受毁骂打击，以及饥寒等苦，所谓“难行能行、难忍能忍”，终不放弃救度众生的志愿。

4. 精进　精进即不懈地努力，不断地进步，积极进取的精神。精进通六度，精进度的作用能使其他五度都精进，即对发心布施、持戒修身、修行忍辱、修学禅定、勤求智慧都恒修精进。

5. 禅定　禅定意译为静虑，就是寂照的意思。禅定有世间禅定、出世间禅定、出世间上上禅定。众生心性散乱、妄想纷飞、心猿意马；菩萨修行禅定，能够度脱散乱之心。

6. 般若　般若意译为净智妙慧，简称智慧，为自觉、觉他而修禅定和智慧。智慧能度愚痴，众生要消灭无明烦恼、痴迷无知，就要靠智慧光明的般若。因为有了智慧，所以对于世间、出世间一切诸法，是无所不知，无所不晓。释迦牟尼佛在成道时，就是把八个妄想识心转成为四个菩提妙智，所以说他是一位大智慧大觉悟的人。般若在六度次第位居第六，论其功用，实为第一。布施、持戒、忍辱、精进、禅定五度，如果没有般若智慧，就不会发心修行。所以说般若智慧又是六度的先导。智慧也有三种：第一真智，又称实智，是从其如实理所生起的智慧。从实理起，还照于理。第二俗智，又称权智，意为权巧方便，它能够普照世间、出世间、十法界所有一切诸法。第三中智，即中道妙智，不偏不倚名曰中，意即不偏于空，也不著于有。正所谓真俗圆融，空有无碍。恰如镜子照东西一样，镜中之像，若说它是空的，而幻像宛然存在；若说它是有的，镜体空无一物，这就是空有互相彰显，真俗本来一致。这种智照称为中智。彻底悟知色不异空、空不异色，色即是空、空即是色的道理。这就是智慧度愚痴。

（三）八正道

“苦”是人生实相，离“苦”得“乐”，人之所欲。学佛最终的目标，即是透过佛法的修

NOTE

学体证，达到解脱生死轮回的“苦”，获得涅槃寂灭的“乐”，这是人生最圆满的境界。因此，佛陀成道之初，即为众生开示八种转凡成圣，通向涅槃解脱的正确修行方法，称为“八正道”。八正道分别为正见、正思、正语、正业、正命、正精进、正念、正定，这是八条通往涅槃的捷径。所谓“正”者，以此八法尽离邪非故；所谓“道”者，因其能通达不生不灭、寂灭最乐之境故。循此八正道，可使众生苦集烦恼永断，证得涅槃的圣贤境界，因此又称“八圣道”。八正道又如船筏，可使众生从“迷界”的此岸渡到“悟界”的彼岸，因此又称为“八道船”“八筏”。通常以八正道为四圣谛中“道谛”的内容，是为“灭谛”之“因”。

八正道中，“正见”居首，“正见”即离诸颠倒邪见的正观，是如实了知世间与出世间因果的智慧，是透过三法印、四圣谛、十二因缘等佛教教理来观察宇宙万象而获得的正确见解。学佛应该正见因缘果报、善恶业力、无常苦空、佛道永恒，有了正见的智慧，对于是非、善恶、真伪才能做正确的思惟判断，发诸于身口意才有正确的行为，而不至造下三涂之因，自然免受五趣轮回之苦。《杂阿含经》卷二十八说：“假使有世间，正见增上者，虽复百千生，终不堕恶趣。”正见的重要，由此可见。

八正道可大分为八，实为一体，其中任何一项的实践，必然使其余七项伴随，同时圆满成就。正如《大毗婆沙论》说：“由正见故，起正思惟；由正思惟故，得正语；由正语故，复得正业；由正业故，复得正命；由正命故，发起正勤；由正勤故，便得正念；由正念故，能起正定。”佛法虽有八万四千法门，然而每一法门都不能背离八正道，由此可见八正道的重要性。

戒、定、慧三学是佛教的实践纲领，八正道归纳起来亦不出戒、定、慧三无漏学：正见、正思惟属于慧学；正语、正业、正命属于戒学；正念、正定属于定学；正精进通于戒、定、慧三学。

八正道也是最平实而生活化的实践法门，日常生活中对因果义理有肯定的认识，就是正见；平日所思所想，念念与佛法真理相契合，就是正思惟；与人交谈说话都是慈颜爱语，令人生起信心、欢喜，就是正语；平时所行所作，都合于道德礼法，不会为了一己之私欲而侵犯、伤害别人，这就是正业、正命；进而主动济弱扶倾、乐善好施、行善止恶，这就是正精进、正念；遇到困难挫折，能够沉着、冷静，运用智慧去判断、解决事情，这就是正定。八正道包含了信仰与道德的要目，不仅是出世解脱道的实践法门，也是世间生活中人人皆应遵守的道德准则。

第三节 佛文化对中医的影响

随着佛教在中国的传播与发展，佛教医学也传入我国。佛教医学的传入，既是借医传法的需要，也是僧尼保健的需要，佛学文化与中国文化发生了全面的整体性融合，也自然地渗透到中医药学成为中医药文化的有机组成部分。传入中国的佛教，对中医药学的影响无所不在，从病因、病理到药物、药理，从防治法则到医德规范，无不带有佛学文化的印迹。但需要指出的是，当佛教医学传入中国的时候，中医药学的理论体系已经形成，从对生命的认知到对疾病的认识，从疾病的诊断到疾病的治疗，从用药治病的原则到养生防病的理论，中医药学已经具备了完整的体系，因此佛学文化并没有改变中医药学的理论体系，而是被中医药学消化吸收以为

NOTE

己用。如孙思邈所著《千金翼方》就最早提到《大藏经》的医籍，并吸收了佛教医学的四大不调、万物皆药等思想。

一、融通中医理论

中医学与古巴比伦医学、印度医学合称人类最早形成体系的三大传统医学。中医学是富有中国传统文化特色的医学，是中华民族在长期的生活、医疗实践中积累总结而成的具有独特理论风格和丰富诊疗经验的医学体系。佛医是佛祖释迦牟尼及其弟子们在修行成佛的过程中融摄了古印度医学而逐渐发展起来的一种具有独特医学体系的宗教医学。二者各具特色，又相互融通。

佛教在解脱众生苦难的基本理论中，提供了医治众生心病和身病的理论和技术。一方面全部佛法的义理可以作为养生治病的理法，另一方面佛教医学还以善治施医著称于世。依于此义，佛教可以说就是广义的医学，是治疗人生疾苦的良方。佛学在觉悟世间生老病死之根源的基础上，引导世人得到身心愉快的生活。

《大藏经》收录了许多医籍，其中专论医理或涉及医理的经书约四百部，蕴藏着丰富的医药学知识，汇集了生理解剖、药物、临证治疗、摄生保健、心理咒禁等多方面的内容，博异丰盈，独具特色。佛学经典中喻“佛为医师，法为药方，僧为看护，众生如病人”。《大藏经》中包含佛教医经的译文，如《捺女耆婆因缘经》《温室洗浴众僧经》《龙树菩萨药方》《人身四百四病经》《婆罗门诸仙药方》《天竺经眼论》《婆罗门药方》等。佛教经典中有关医疗方面的记载更是不胜枚举，如《佛医经》《医喻经》《疗病痔经》《治禅病秘要经》《齿经》《除一切疾病陀罗尼经》《咒时气病经》《金光明最胜王经》《四分律》《五分律》《十诵律》《摩诃僧祇律》等，都有谈及医药的问题。可以说佛陀就是佛教医学的祖师。

中医与佛医在祛病救人和健康长寿这一共同价值追求的语境下相融相通，如佛教的极微说和中医的元气论，佛教的缘起法与中医的天人感应，佛教的诸行无常与中医的恒动观，佛教的四大学说、五大归纳法与中医的阴阳五行说，佛教的中道观与中医的整体、平衡观等等。中医学用中国哲学的阴阳五行学说构建其理论体系，认为阴阳二气是形成生命的基本元素，以阴阳论述脏腑，同时又用五行学说构建了五脏系统，形成了独特的理、法、方、药医学体系。在《佛说医喻经》中，佛陀认为，作为医王应该具备的条件有四：识知某病，应用某药；知病所起，随起用药；已生诸病，治令病出；断除病源，令后不生。即言“一、先识病；二、次知病因；三、应病与药；四、令病痊愈，永不复发”，也就是诊断疾病、探求病因、对症下药、治愈疾病。如果从医学的本质上来看，往古圣贤都在探求着生命科学之道。

佛医与中医在理论上的融通主要体现在病因学说。中医将病因分为内伤七情（喜、怒、忧、思、悲、恐、惊）与外感六淫（寒、暑、燥、热、湿、风），七情被认为是生病的主因，因为七情是五脏之主，喜和恐太过激烈则伤心，怒则伤肝，忧则伤肺，思则伤脾，惊悲则伤肾。中医从内因、外因来探讨疾病产生的原因，与佛经阐述者颇多相似之处。例如《大智度论》认为，生病有“外缘”和“内缘”两种因素：“外缘”即为外在条件，如受到寒热、饥渴、摔伤、挫伤等等；“内缘”即内在条件，如纵欲贪色、发怒、恐惧、思虑等。《增一阿含经》记载，佛陀为诸比丘说风、痰、冷三大患，此三大患有三种良药可医治：风患者，苏及苏所作饭食为良药；痰患者，蜜及蜜所作饭食为良药；若冷患者，油及油所作饭食为良药。此

NOTE

外，佛陀又说贪欲、嗔恚、愚痴是人类三大患，此三大患分别以不净、慈心、智慧等三药对治。这是佛陀教导众生救济调和身心病苦的良方。又如《佛说佛医经》中说，人得病有十种因缘：一者，久坐不卧；二者，食无贷（饮食无度）；三者，忧愁；四者，疲极；五者，淫佚；六者，嗔恚；七者，忍大便；八者，忍小便；九者，制上风（呼吸）；十者，制下风。《摩诃止观》亦指出造成疾病的原因有六种，即四大不调、饮食不节、坐禅不调、鬼神得便、魔神所扰、恶业所起。前三种因素引起的病，只要改善饮食，不受病菌感染，即可治愈；后三者则与患者自身的业力相关，必须藉由拜佛礼忏修福才能减轻病苦。《大智度论》中记载，疾病的产生是由外在的因缘或内在的因缘所造成的。南传的《清净道论》也提到引起疾病的八种原因，即风、痰、饮食不调、业、外伤、非人、鬼、魔。

概括佛教医学关于致病原因的论述不外两端：一是四大不调，二是贪嗔痴毒。

（一）四大不调

所谓四大，指的是地、水、火、风。在印度哲学看来，四大是构成物质世界万有的基本要素，四大各有不同的性质和业用：地大以坚为性，能载万物；水大以湿为性，能使物摄聚不散；火大以热为性，能使物成熟；风大以动为性，能使物成长。人身也是由四大所成，这是印度医学的理论基础。

佛学认为，世界上的一切事物和现象都是暂时的、非永恒的，人类只不过是大自然的一部分并和自然息息相通，大自然的变化必定影响人的生理和病理；人的肉身和生命由地、水、火、风的坚、湿、暖、动等性所构成，若“四大”不调，就会导致各种疾病，甚则败坏分崩，所谓“四大分散”。《佛说佛医经》阐述了“百一”理论：“人身有四病，一者地，二者水，三者火，四者风。风增气起，火增热起，水增寒起，土增力起。本从是四病，起四百四病，土属鼻，水属口，火属眼，风属耳。”具体地说，四大不调即初则土大增，全身沉重；二则水大积，涕唾乖常；三则火大盛，颈胸壮热；四则风大动，气息冲击。四大各有一百一病，地与火可发热病二百二，水与风可发寒病二百二，合为四百四病。深受佛学影响的唐代医学家孙思邈在其代表作《备急千金要方》中糅合五行及四大学说，“地水火风，和合成人。凡人火气不调，举身蒸热；风气不调，全身僵直，诸毛孔闭塞；水气不调，身体浮肿，气满喘粗；土气不调，四肢不举，言无音声。火去则身冷，风止则气绝，水竭则无血，土散则身裂。然愚医不思脉道，反治其病，使脏中五行共相克切，如火炽然，重加其油，不可不慎。凡四气和德，四神安和。一气不调，百一病生。四种动作，四百四病俱发。又云一百一病，不治自愈；一百一病，须治而愈；一百一病，虽治难愈；一百一病，真死不治”。

佛经中载录痈疽、疥癞、风狂、癫痫、癃残、眼痛、耳痛、鼻痛、舌痛、身痛、诸肢节痛、心痛、头痛、齿痛、肋痛、腰痛、背痛、腹痛、无眼、无耳、无鼻、无舌、无手足、盲瞎、聋哑、背偻等病，如是等等共“四百四病”，风、热、痰、杂各一百一病，陶弘景之《肘后百一方》盖取名于此。隋代巢元方《诸病源流论》曰：“‘凡风病’有四百四种，总而一言之，不出五种，即是六脏所摄，一曰黄风，二曰青风，三曰赤风，四曰自风，五曰黑风……所谓五风，生五种虫，能害于人。”唐孙思邈《千金方》也载：“凡四气合德，四神安和，一气不调，百一病生，四神同作，四百四病，同时俱发。”皆与佛医之论有融通之处。

（二）贪嗔痴毒

NOTE

外在的四大不调固然是致病的因素，而内在的贪、嗔、痴三毒更是引发各种疾病的主因。

《维摩诘经》说："我现在所有的病，都是由于过去的妄想所造成的。众生因为执着了我相，所以才产生烦恼和疾病。"一切疾病的根本原因，来自我们内心攀缘外境所产生的妄念。以下分别说明贪嗔痴之所以致病的原因。

1. 贪　是对于自己的喜爱境生起染污耽着的心。《摩诃止观辅行》认为，贪着美好的色、声、香、味、触五种东西，都会产生疾病。因为色、声、香、味、触会蒙蔽我们的心智和德性。因此，佛教的养生之道认为，沉迷色境的人多半会生肝病；贪享声音的人多半会生肾病；贪爱香气的人多半会生肺病；贪图口味的人多半会生心病；眷恋触觉的人多半会生脾病。可见凡事以中道为宜，否则贪图睡眠容易造成惛沉；贪求美味，吃过多高脂高糖的食物，易引起诸多慢性病；缺乏运动、噪音过高等，容易造成现代人的文明病。凡事若能有所节制，求其适中，则易拥有健康的人生。

2. 嗔　又作嗔怒、嗔恚。《大智度论》卷十四云："嗔恚其咎最深，三毒之中，无重此者；九十八使中，此为最坚；诸心病中，第一难治。"嗔心起时，血脉贲张，容易引起高血压、心脏病复发等疾病。清朝普能嵩禅师有一首偈云："名医化导有来因，疾病伤寒先忌嗔，脉理深微能率性，良方精细度迷津。"医生在为人治病时，要先知道病因，才能对症下药。比方说，伤寒病最忌讳嗔怒，先将情绪平稳下来，不要起嗔恨心，就比较容易治好。

3. 痴　是指愚昧无知，不明事理。众生被无明烦恼缠缚身心，而不得出离生死苦海；即使生病，只相信偏方密医，也不愿探究病痛产生的前因后果，加以对症治疗。身体外在的病，容易察觉，但心里的毛病，却如影随形地跟着我们而不自知，久积则易成病。现代生理学认为，愤怒、愉悦、忧愁、恐惧、悲伤、激动等过度的心理情绪，会影响体内的生理变化，久而久之，造成不易治愈的疾病，例如消化性溃疡、精神疾病等。

佛陀有八万四千法门，专治众生八万四千烦恼病。例如，对于贪欲心重者，佛陀教他用不净观来对治，观想不净的种种，自然不会再起贪爱。对于嗔恨心重的人，就教他慈悲观，发脾气时，只要一念慈悲心起，怒气就发不起来。若愚痴太重，就以因缘观来对治，想到世间一切都是因缘和合，生灭无常，犹如飞尘与粪土，从而转惑见为真智。明代憨山德清大师说："老病死生谁替得，酸甜苦辣自承担；一剂养神平胃散，两重和气泻肝肠。"若是懂得陶冶心神，修养自己的心地，凡事心平与气和，必能受用无穷。总之，佛法的诸多药方都是在教育众生如何去除贪嗔痴三毒，净化身心。

二、丰富中医方药

佛教以救人苦难、普度众生为宗旨，在佛教经典中以医药作为譬喻，将众生的无明烦恼比作病，而佛法则如同医病之药，能使众生解脱烦恼，提出"佛如医王，法如良药"。除了这些佛法心药之外，还从印度传入诸多实实在在的药材，丰富了中医的方药资源。

随着佛教在中国的传播与发展，本草方书也吸收外来药物并因地制宜地配制成良方。《名医别录》首载沉香、薰陆香（乳香）、鸡舌香、藿香、詹糖香、枫香、苏合（香）、紫真檀木等。《唐本草》首载安息香、龙脑香、苏方木、胡椒等。这些香料主要是制作佛香在寺院广泛使用，除心理气氛的营造作用外，焚香过程中释放出的化学物质多有环境消毒作用，香汤沐浴和涂香更有皮肤直接吸收的效果，其防病保健作用不言而喻。直接用以治病的药物也有很多，如能够治疗皮肤病、癞病的毗醯勒（这种植物在印度除了西部干燥地区之外，几乎全国都有生

NOTE

长），能驱鬼及治胎死腹中之痛的阿波末利迦（牛膝草），作为涂香及植物药的郁金（郁金确有杀菌作用，可以预防皮肤病。自古以来郁金常作为植物药使用，能治肝病，也可健胃、利尿、治脓疱等，药效广泛），以治疗妇女疾病而著名的番红花，具有补肾益精、养肝明目之功的奢弥草（枸杞子），可以治疗眼病的迦罗毗嗲树（羊踯躅），可以治眼疾、风邪且有通便之效的良药诃梨勒（诃子），可以入药的呵梨陀（黄姜），果可食用、可以治咽喉病的迦毗陀树（梨树）等。隋代天竺和尚门那崛多翻译的《不空绢索咒经》载有25种药物（如龙脑香、麝香、荜拨、雄黄、石黛等），5张药方（如揩齿方、荜拔蜜丸敷治恶疮）。唐僧义净翻译的《曼殊室利菩萨咒藏中一字咒王经》，有关医药的内容相当丰富，涉及内、外、儿、妇产、五官科疾患的治疗，记载了19种药物（如齿木、牛膝根、石蜜、黄牛乳等）。唐代印僧宝思惟静翻译的《观世间菩萨如意摩尼陀罗经》中，着重谈到眼药的组成、制作和施药的方法，说用雄黄、牛黄、郁金根、胡椒、荜拨、干姜等药，研极细末，再用龙脑香、麝香和之，涂眼，治疗目青盲胎、胬肉等。唐代于阗和尚实叉难陀翻译的《观世音菩萨秘藏和意陀罗神咒经》中第三、四、五品，分别介绍了媚药、含药、眼药的组成、制作及功效。所载药物尤以牛黄、麝香、郁金香、龙脑香、白檀香、丁香为常见。此外，相应记载了一些病名（如热病、蛊毒、丁疮等）。宋僧法贤翻译的《迦叶仙人说女人经》主要讲述了孕妇“随月保护之药”方的组成与煎服方法，其特点是以尤钵罗花、莲华、蒺黎草等为常用药，各药均等分研末，以服汁、乳糖、蜜为主而水为辅与药末同煎，而且大多数要候冷后服用。晋代葛洪《肘后方》记载的“药子”婆罗门胡名叫“船椒树子”，这是现存中医古籍中最早的有关印度药物的记载。

南北朝及隋唐医书中引载印度等地的方药逐渐增多。据范行准《胡方考》，此时引入的印度药方有40多首。南北朝医书大多散佚，现就唐代方书而论，《备急千金要方》《千金翼方》就有10余首，如耆婆百病丸、耆婆治恶病方、耆婆汤、耆婆大土补益长生不老方、阿伽陀圆、服菖蒲方等，其中《千金翼方·卷十二·养性》所载服菖蒲方后就注明“天竺摩揭陀国王舍城邑陀寺三藏法师跋摩米帝，以大业八年（612）与突厥使主至，武德六年（623）七月二十三日为洛州大德护法师净土寺主矩师笔译出”。《外台秘要》则载有20多首，如莲子草膏、酪酥煎丸、治肺病方等。明代李时珍《本草纲目》引据书目中就有《金刚经》《金光明经》《圆觉经》《法华经》等，并记述20余种外来药物的梵名。赵学敏《本草纲目拾遗》的来源之一是释氏书和《五台山志》等佛教地志类文献。

在卫生保健方面，东汉传入的《温室洗浴众僧经》详细论述了人体洗澡的卫生意义，书中还谈到用杨枝洁齿，令人“口齿好香，方白齐平”。这些内容在我国古代医书中都有反映。隋代《诸病源候论》载：“以水杨枝洗口齿。”唐代《备急千金要方》则把佛教揩齿和道教叩齿并提：“每旦以一捻盐内口中，以暖水含，揩齿及叩齿百遍……口齿即牢密。”《千金翼方》也载有“口嚼杨枝，支口中秽气”。《外台秘要》更有升麻揩齿方，“每朝杨柳枝咬头软，点取药揩齿，香而光洁”。揩齿可以说是刷牙的滥觞。

敦煌石窟的医药卷子和部分壁画上的动植物也与医药有关，龙门石窟的药方洞刻有初唐方剂100余首，五台山、峨眉山、九华山、普陀山、嵩山等佛教圣地留下不少方药，这些都是佛学文化中存留的方药资源，有待挖掘和整理。

三、提升医德境界

NOTE

崇尚道德是一切宗教的共同追求，佛学作为宗教哲学，其核心宗旨是教人向善，停止造作一切恶行，奉行一切善行，所以佛教很早就提出人类最基本的道德规范。佛教处理人与人之间关系的伦理道德准则可以概括为三个层面：一是平等慈悲。宋代僧人清远说："若论平等，无过佛法。唯佛法最平等。"慈悲，慈是慈爱众生并给予快乐，悲是悲悯众生并去除其痛苦。简言之，大慈与一切众生乐，大悲拔一切众生苦。慈悲是佛教的根本。二是去恶从善。北宋高僧契嵩曾会通儒家和佛教思想说："夫圣人之教，善而已矣。夫圣人之道，正而已矣。"三是自利利他。大乘佛法认为"自他不二"，在实现自己解脱的同时，也帮助别人获得解脱。所有佛教的戒律无不体现着道德的约束和境界的提升。

就医学道德而言，孙思邈的《大医精诚》从思想境界、治病态度、为医风范和行医规范等方面对学医和行医提出了具体、细致而全面的要求，可谓医学道德的宣言书。其内容详尽而精细，概括起来有四大方面：第一，为医要真诚。生命科学是难以精通的技艺技能，提请医生必须慎重对待。由于经方难精通，疾病很复杂，诊病很困难，所以医生用心要精微，学医要精勤，否则后果很严重。第二，治病要真心。治病要仁心，无论身份贵贱，无论亲疏远近，普同一等，视患者如亲人，不嫌弃不放弃。将心比心，设身处地，一切从患者出发。第三，大医之风范。为医要静心，庄重而严肃，气度要宽宏；为医要细心，诊病要全面，不得有失误；为医不为名，一心为治病；常怀同情心，终系病者苦；美味图逸乐，人神耻不为。第四，为医要规范。为医非儿戏，态度要认真，不得多语调笑，谈谑喧哗；出言少是非，人后莫论人；严己以宽人，谦逊而养德；自恃而高傲，恶习要不得；为医不为财，救人自多福；恪守忠恕道，志存救济心。

四、参与医疗实践

历代医僧及佛门弟子中之习医者，借行医弘扬佛法，成为古代医疗队伍中的一支力量。其医术高明，以医名世，为医疗实践积累了丰富的经验，提供了重要的借鉴。

《天竺经眼论》中的金针拔障术是我国有史可考的手术治疗白内障的最早记载，由印度僧人传授予谢道人。《外台秘要》云："用金蓖决，一针之后豁然开云而见白日。"由于这种手术疗效显著，被医家广泛采用，融入我国眼科学。《目经大成》中的金针拔障术八法——审机、点睛、射覆、探骊、扰海、卷帘、圆镜、完壁，已达到相当高的水平。《龙树菩萨方》的七十二眼方也直接影响了中医眼科学的发展，有的至今仍被运用于临床。

晋代僧人支法存，其先辈为胡人，后移居广州。支法存少以聪慧入道，习医，遂以医名。适当时北方士大夫于永嘉之际南渡，士大夫不习水土，多患脚弱（即脚气），其症多凶险，染者无不毙踣，毙人甚众。众医不能治，唯支法存以其医技治之，存活者不计其数，因此名扬天下。所著有《申苏方》五卷，后佚。其佚文散见于后世医著如《备急千金要方》《外台秘要》等书，辑有支法存方十余首。支法存对岭南常见的热带病疟疾及寄生虫感染如肺吸虫、蜷虫、姜片虫、血吸虫病等均有所成就；对溪毒（沙虱）之蒸气疗法，启迪其后阮河南、许胤宗等人，把蒸熏疗法做进一步提高；他亦为我国脚气病防治学的先驱。

南北朝医僧深师，又称僧深、释僧深，名竺潜。祖籍山东琅琊。俗姓王，为晋丞相武昌郡公王敦弟。年十八出家为僧，师事中州刘元真。因精佛学、医学，深得朝廷仕宦之崇仰，于永嘉南渡后，优游讲席者30余年。其医师事仰道人，亦以善疗脚弱闻名，为医立法拟方颇具仲景风范。时王文州大子病疟，结实积热，深师以恒山大黄丸治之愈，即为一例。他曾撰录支法

NOTE

存所用永平山师连、范耀祖等诸家旧方成《僧深药方》30卷，已佚。所载脚气病效方百余首，为《外台秘要》《医心方》等所引录，可窥其一斑。

东晋医僧于法开，是佛学“六宗七家”之一的“识含义派”祖师。师事于法兰，祖述耆婆，妙通医法，以诊晋穆帝司马聃之疾而闻名。据《绍兴府志》载，于法开曾于旅途中投宿一民家，正值主家妻难产，数日胎儿不下，举家惊慌。于法开命产妇食羊肉十余块而后针之，须臾胎儿得以分娩。范行准认为此为我国羊膜之最早记录。

唐代僧人蔺道人，骨伤科医家，因出家为僧，故称道人，是一位很有学识的僧人，精于骨伤理论和医疗技术。他一面修道，一面为贫病者、伤折患者诊病治伤。唐会昌（841—846）废佛年间，唐王朝废止宗教，改寺院为馆舍，促令僧道还俗生产。蔺道人离开长安，流落至江西宜春钟村，耕种以自给，结草庵以居，与钟村之彭叟交厚。彭叟常往来其庐，并助以耕作。一日，常助其耕耘的彭叟之子因上山砍柴折伤颈椎、肱骨，医多束手无策。蔺道人重操旧业，用自己高明的整骨技术为其治愈伤痛，避免了残废。从此，他的整骨特长名闻遐迩，求者日众。蔺氏颇厌烦之，遂取其所制秘方《理伤续断方》赠予彭叟，自己复移他处隐居，不知所终。彭叟承其医术，遂精骨伤科术，其书亦得以流传，后世称为《仙授理伤续断秘方》。蔺氏学术思想源于《黄帝内经》和《难经》，以气血学说为立论依据，继承《备急千金要方》和《外合秘要》等骨科方面的学术成就而有所创新，首次倡导和规定了骨折脱臼等损伤的治疗常规，即清洁伤口、检查诊断、牵引整复、复位敷药、夹板固定、复查换药、服药、再洗等，介绍了正骨手法的14个步骤、方法和方药，并论述了处理损伤、关节脱臼，以及伤科常用的止血、手术复位、牵引、扩创填塞、缝合等具体操作技术。如对一般骨折主张用杉木皮衬垫夹敷固定的方法，指出“凡夹缚（即固定）用杉木度教片，周回紧夹缚，留开皆一缝，加缚必三度，缚必要紧”。对复杂骨折，除上述要求外，更强调“夏三两日，冬五三日解开”换药，“夹缚处用热药水泡洗”以促进伤口愈合，“洗时切不可惊动损处”。对骨关节的固定，要注意“时时运动，盖屈则伸……或屈或伸，时时为之方可”，重视关节的活动及功能锻炼。这是伤科外固定技术上的重大改革，实为后世小夹板固定的渊源。书中记载的肩、髋、肘、腕关节复位术及开放性骨折的手术治疗亦是医籍中之首载，所创制的内服方，不少至今仍属可取，而古今名方四物汤亦为蔺道人之首创，记载于该书中。蔺道人对我国骨关节损伤治疗学之发展有不可磨灭的影响。

五、深化养生思想

中医很早就提出“治未病”和“养生”的思想理念。“养生”一词最早见于《庄子·养生主》，“治未病”的概念最早见于《黄帝内经》。这种思想理念在佛学文化的影响下得到了深化。

（一）因果论与治未病

佛学文化完整的哲学理论、独具的认知方法为中医养生提供了深刻的思想。因果论是佛学的重要理论，认为任何事物的产生和发展都有一个原因和结果。一种事物产生的原因，必定是另一种事物发展的结果；一种事物发展的结果，也必定是另一种事物产生的原因。原因和结果是不断循环，永无休止的。“因”就是一切事物和现象的形成原因，“果”就是一切事物和现象呈现的结果。与因果论相关的是业报说，“业”就是造作、行为，所做善事是“善业”，所做恶事是“恶业”。造作了“善业”或“恶业”，必然会产生“善报”或“恶报”，这就是“业报”。所受之报就是“果”，所做之事就是“因”。因果论是佛陀智慧的结晶，是佛陀洞见事物的本质而总结出来的事物的发展规律。因此，因果论也就成了佛学重要的认识论。缘起学说是全部佛学的理论基础，缘起，即诸法皆因缘而起。在《杂阿含经》中，释迦牟尼曾将缘起定义为“此有故彼有，此生故彼生，此无故彼无，此灭故彼灭”。既然凡事都有因，那么疾病也不例外。如果能够着眼于引发疾病的根源即病因进行疾病的预防，就可以从根本上逐除疾病，这就是中医“治未病”和“养生”的思想理念。佛学在探求了因果业报之后，指出消除人生苦难和拯救人类灵魂的“八正道”。中医在揭示了治未病的理论之后，也同样从精神情志到饮食起居，从运动锻炼到呼吸吐纳，从养生之道到养生之术，提出了一系列养生的原则和方法。《素问·上古天真论》精辟地概括为：“上古之人，其知道者，法于阴阳，和于术数，食饮有节，起居有常，不妄作劳，故能形与神俱，而尽终其天年，度百岁乃去。”总之，中医养生和治未病的理念就是要我们从根源上把握致病原因，恪守正确的思想和生活方式，从而拯救生命的沉没，提高生命的质量。

（二）心性学说与形神合一

佛学的心性学说为中医养生提供了崭新的思想路径。中医学认为，养生的根本在于“形与神俱”，即“形神合一”。《吕氏春秋·尽数》曰：“精神安乎形而年寿得长焉。”所谓“精神安乎形”就是气定神闲、精神内守、形神合一。如何才能达到“精神安乎形”？关键在情志，在于心理因素。《黄帝内经·举痛论》曰：“百病生于气也。怒则气上，喜则气缓……惊则气乱……悲则气结。”所以《太平御览》曰：“太上养神，其次养形，神清意平，百节皆宁，养生之本也。”养生的根本，就在于神清意平。《素问·上古天真论》曰：“志闲而少欲，心安而不惧，形劳而不倦，气从以顺，各从其欲，皆得所愿。故美其食，任其服，乐其俗，高下不相慕……所以能年皆度百岁。”而佛学是安定心志的良方。一部《金刚经》就是启迪人们认知四大皆空的真谛，从而破除一切执着，到达彼岸世界以获得解脱的智慧之书。若能深刻领悟佛学四大皆空的宗旨，做到无念、无相、无住，就自然会“精神安乎形”。禅定是佛教最核心、最重要的修行方法。通过修习禅定，可以克服外界六尘的诱惑和内心情欲的困扰，摒弃一切欲望，达到眼不见色、耳不闻声、鼻不嗅香、舌不知味、身不触觉、意不缘法，心无挂碍，才会彻底摆脱烦恼，精神得以专注、安详，并因禅定能产生智慧，解除人们内心存在的种种烦恼与颠倒妄想，彻底根除人的“心病”达到养神的目的。

（三）坐禅内修与元气调息

佛学调理身心的方法为中医养生提供了有效的途径。佛教具有悠久的历史、完备的理论和严格的修行方法。作为慈悲济世的宗教，佛教对于众生的身心健康非常重视，因而在佛教的修行方法中，处处都能体观出保健养生的功效。

佛教修行方法中的禅定，通俗地讲就是静坐。于静谧通畅处，着宽衣松带，盘腿而坐，可采取跏趺、单盘或散盘三种姿势。全身放松，脊柱正直，口唇微闭，舌抵上腭。两手仰掌，一掌叠于另一掌上，拇指相对，置于大腿根部。调整呼吸至细微绵长，使心念处于宁静安详的状态。佛学修行往往寓动于静，静中有动，静坐可视为静止的运动，能调整呼吸、宁静心神、舒畅关节、按摩肌肉，若深入之后尚能明心见性。坐禅入定是内修，佛门的坐禅，是一种人体的元气调息活动。在佛教徒的修习上，禅定是关键，它不但是修身良法，还是养生妙方，因而在佛门受到极度的重视，佛教徒通过禅修去探求生存的奥秘，追寻人生本真。

除了禅定的内修，还有对筋骨肌肉进行锻炼的外修。筋骨肌肉的锻炼最好是采用武术形式，还有经行。经行是于一定之地按顺时针方向旋绕往来。如禅宗的跑香、净土宗的绕佛。跑香讲究甩手阔步、朝气蓬勃，原本是防止坐禅久后昏昏欲睡而设，时常练习又可养身疗病。绕佛应当缓步从容、气定神闲，边走边唱念“南无阿弥陀佛”。经行是适度的全身运动，其中还蕴含着宗教仪式，较之普通的跑步、行走更富于庄严、欢喜的氛围。

（四）素食节食与饮食养生

佛教修行对于饮食做出了较为严格和全面的规定，素食和节食的禁忌为中医养生文化提供了有益的补充。

1. 戒五荤 佛教戒律规定不得食五荤。五荤是五种具有刺激性气味的菜类，葱、韭、薤（薤即小蒜）、蒜、兴渠（产于印度）。《楞严经》载：“诸众生求三摩提，当断世间五种辛菜。是五种辛，熟食发淫，生啖增恚。如是世界食辛之人，纵能宣说十二部经，十方天仙嫌其臭秽，咸皆远离。”这五种菜类，具有特殊的刺激性气味，生吃使人容易动怒，熟食让人容易起淫，不利心神的清宁。

2. 素食 素食不仅是中国佛教之优良传统，而且具有养生的道理。相反，如《素问·生气通天论》曰：“高梁之变，足生大丁。”马莳《黄帝内经素问注证发微》注曰：“又人有嗜用膏粱美味者，肥厚内热，其变饶生大疔。”张景岳《类经》注：“厚味太过，蓄为内热，其变多生大疔。”

3. 节食 百丈大智禅师《二十条丛林要则》中明确提出：“疾病以减食为汤药。”佛教修行提倡过午不食，甚至日中一食。这种饮食方式不仅是僧人乞食化斋的宗教规范，也是养生却病值得借鉴的饮食习惯，与《素问·上古天真论》提出的“食饮有节”异曲同工，不谋而合。中医育儿有一经验之谈叫作“若要小儿保平安，常带三分饥和寒”，实际上这应当是普遍遵循的养生理念和方法。

【复习思考题】

1. 为什么说佛教宣扬人生苦难是以消极的形式启迪人们积极的生活态度？
2. 佛学文化与中医文化在理论构建上的融通主要表现在哪些方面？
3. 佛学因果论对中医养生有何启发意义？
4. 禅定修行与中医养生有何理论上的联系？

NOTE

第九章　西方文化与中医文化

西方文化通常指西欧、北美的文化，它起源、发展并成熟于欧洲，后来随着列强势力的向外扩张，到20世纪初扩展到包括南北美洲、澳洲和南非在内的广大地区并影响全世界。西方文化源于古代希腊、罗马文化和希伯来文化，中世纪的近千年时间都处于基督教文化的统治之下并融进了阿拉伯文化。

在近代以前，西方文化虽然也曾传入中国，但是对中国文化的影响甚微。鸦片战争以后，西方文化大量涌入中国，开始全面而深刻地影响包括中医文化在内的中国传统文化。故本章主要讨论近代以来的西方文化与中医文化的关系。

第一节　西学东渐与传统文化革新

西学东渐，是指西方学术思想向中国传播的历史过程。鸦片战争结束后，在西方世界的侵略下，我国被迫由封建社会进入半殖民地半封建社会。同时，中国传统文化也受到了近代西方文化的深刻影响，古老的中国在各个领域发生了天翻地覆的变化。

一、西方文化的发展脉络

要全面领会西方文化对我国的影响，有必要先简单回顾一下西方文化的构成与发展脉络。这里的西方文化，主要是指近代欧洲文化，它是由三种不同的文化融合而成，包括古希腊罗马文化、基督教文化、蛮族传统三部分，其中古希腊罗马文化是主体。

（一）古希腊罗马文化

古希腊文化出现于古代地中海沿岸的城邦国家，在城邦国家，人与人之间的联系，同我国以血缘为纽带因而强调家族集体利益不同，城邦国家是一种自由人的联合，是一种松散的联盟，他们把个人自由看得高于集体利益，贵族之间、贵族与平民之间通过平等谈判，明确各自的权利义务，形成条款，各自遵守，盟约被破坏，国家即解散。在城邦国家的政治组织里，古希腊人发展出两种独特的生活理念——纯艺术与纯知识。他们不像大多数古代民族一样需要用宗教规范人的思想行为，而是用艺术来激励人民，净化尘世。同时，由于理性主义兴起，古希腊人奠定了现代科学的基础，他们从一些最简单基本的公理原理出发，层层推导，发展出一套复杂严密、高度抽象化的知识体系，比如数学家欧几里得的《几何原本》直到近代还是基本的数学教材，亚里士多德创立了作为一切推理基础的逻辑学。不同于其他民族对知识抱有实用主义的目的，古希腊人对知识的追求是为证明自身伟大。这种无功利的特性也体现在近代欧洲许多科学家（如牛顿、莱布尼茨等）新成果的发现，它们并不是建立在实用的基础上，而是

NOTE

单纯地为了探索世界运行的规律。这种证明人类价值的行为，证明人类自身伟大的精神，就是古希腊罗马文化的本质。

（二）基督教文化

基督教文化是古希伯来文化和古希腊文化融合后的产物，基督教于公元1世纪起源于巴勒斯坦，在公元4世纪成为罗马国国教。基督教徒认为上帝将对人类进行最后审判，每个人必须自我忏悔美化自己的灵魂，才能进入天国。罗马帝国建立后，随着古罗马帝国政治恶化，人们对前途逐渐失去信心，基督教对生活在贫苦之中的广大民众具有强大的安慰作用，越来越多的人开始信奉基督教，对西方文化的影响长远深刻。

基督教重要的信条是：只有一个真神耶和华，别的神都是虚假偶像，不可拜偶像，也不可用拜偶像的方式拜神。其实质是肯定人的不朽灵魂，实现灵魂对现实的超越，人的灵魂不能用凡物的形象来表现，所以严禁雕刻偶像当神来崇拜，痛斥行为邪恶却注重仪式的伪信，正确的拜神只有一种方式，即遵循先知的教导，做个义人。基督教文化里的历代先知们教导人们严肃沉着，礼拜虔诚，不撒谎不起邪念，公正待人，违反即受审判。

基督教文化凝聚起整个西方教徒的信仰共识，形成了相对于世俗权力及其利益的超验良知。随着教会的普及和日渐扩张，这种独立于世俗王权的道德或精神的普遍共识，逐渐变成了高度组织化的宗教权威，在世俗政权本身无法形成对最高权力的内部制度化制约的情况下，基督教作为社会性的精神权威，发挥着从外部制约世俗王权的作用。

（三）近代欧洲文化

欧洲的欧洲文艺复兴是一场反对腐朽宗教统治的运动，是以人为中心的人文主义来对抗中世纪以神为中心的封建主义。哲学上的人文主义，恢复了柏拉图和亚里士多德的理性主义传统；文艺上以但丁为代表，恢复了对人自身的信仰；科学上也达到了一个新高度，如日心说、绕日移动三大规律、精密的数学体系的建立等等。思想上有了新的高度，行动上就不避艰险，他们征服海洋，探索未知世界，史称大航海时代。启蒙运动开始后，理想主义、自由主义更加彻底地批判了封建制度和教会，法国大革命即为理性主义、启蒙主义胜利的表现，这使欧洲社会得到空前发展，工商业繁荣，科技快速进步。但是大量财富集中的资本主义社会造成了下层人民生活困苦，矛盾尖锐，于是又有了反思物质主义的浪漫主义、现实主义、唯美主义等文艺现象。可见，近代欧洲文化充满冲突与矛盾。理性主义和科学主义推动社会发展取得突破性成就，但随着物质文化的发展，原本追求高雅精神文化的古希腊传统逐渐被技术理性、工具理性、实用主义、功利主义等腐蚀，文化自身的“物化”“异化”现象越来越严重，两次世界大战的爆发更加显示欧洲文化出现了深刻的精神危机。

二、西方文化在中国的传播

鸦片战争后，近代西方文化大量涌入中国，以儒家思想为主体、为代表的中国文化，在信仰、观念、行为法则、政治制度等各方面受到全面的、前所未有的冲击，中国开始对西方文化大量吸收。中国文化对西方文化的接纳大体经历了三个阶段，即物质技术层面阶段、政治制度层面阶段、思想文化层面阶段，这三个阶段也反映了中国人对西方文化逐渐深入的认识过程。

（一）物质技术层面阶段

NOTE

鸦片战争结束后，中华民族面临着严重的民族危机，中国人民起初只是震惊于欧洲国家强大的军事实力，认为“夷人之长”“我之短”仅体现在科学技术上，只要学习了坚船利炮、声光化电，国家便可昌盛富强，即著名的“师夷长技以制夷”。基于这一认识，封建统治阶级进行了洋务运动，创立了我国第一批近代军事工业、军事学校，仿西方建制建立海军，设立译馆、书局，选派留学生等。洋务运动是中国走向西方的第一步，虽然是一次低层次的学习西方运动，但在一定程度上使西方文化在我国得到传播，起到了开一代风气的拓荒作用，是中国近代化的必经阶段。

（二）政治制度层面阶段

科学技术只是文化的一部分，必然和政治组织、文学、哲学相配套，否则只能是无源之水、无本之木，必然遭到失败。中国人逐渐明白了这个道理，尤其在北洋水师覆灭后，国人开始从制度层面上接受西方文化。“及至甲午之役，海军全体覆没，于是大家始晓得火炮，铁甲声光电化不是如此可以拿过来的，这些东西后面还有根本的东西。”（梁漱溟《东西文化及其哲学》）于是以康有为、梁启超、严复为代表的改良派开始登上历史舞台，他们从西方引来进化论、民权论等思想，仿效日本的明治维新和俄国的彼得大帝改革，想要建立一个君主立宪制国家，戊戌变法集中体现了这一主张。戊戌变法除了从科技上，还从政治制度、教育等形而上层面进行改革，例如：提倡向皇帝上书言事；改革行政机构，取消闲散重叠机构，裁汰冗员；准许旗人自谋生计，取消他们享受国家供养的特权。这些措施都比洋务运动有更深刻的意义。但改良派惧怕革命，他们虽然提倡“民权”，但距离实现民权实则很遥远，改良派所倡导的变法，是依靠以皇帝为代表的统治阶级进行自上而下的改革。事实证明，在半封建半殖民地的中国，这种改良是不可能实现的。以孙中山、黄兴为代表的革命党人，从西方文化中搬来“天赋人权”思想和民主共和国方案，提出“驱逐鞑虏，恢复中华，建立民国，平均地权”的口号，为建立民主共和国进行革命斗争。辛亥革命后，形式上的民国虽然建立了，但是中国并没有因此走向复兴，帝国主义国家对中国的掠夺反而越来越厉害，整个国家在军阀政客的操纵下陷入更混乱、更黑暗的境地，尤其是袁世凯复辟，更使人们丢掉了改变政体就能救中国的幻想。

（三）思想文化层面阶段

中国人民经过多年的摸索，终于认识到，矿山、邮局、船炮、议会都是细枝末节，根源是我们国民精神、文化的落后，要振兴腐朽没落的中国，只能彻底转变中国人的世界观，重建中国人的思想意识。正如梁启超所说：“社会文化是整套的，要拿旧心理运用新制度，决计不可能，渐渐要求全人格的觉悟。”因此第三阶段——文化层面的变革出现了。

1915 年，新文化运动狂飙突进，由胡适、陈独秀、鲁迅、钱玄同、李大钊等一些受过西方教育的人发起的一次“反传统、反孔教、反文言”的思想文化革新，举起了科学与民主的大旗，掀起了波澜壮阔的启蒙运动。这场运动彻底批判了中国的旧文化、旧道德、旧思想，对国民性进行改造，中国文化的变革进入新时期。民国以来，“科学”的思想在国内得到较为广泛的传播，特别是新文化运动把科学作为批判封建文化的理性武器，大力宣传科学精神和科学的思想方法，在当时很多人看来，科学是使中国繁荣富强，使中国人民成为富有现代意识、独立自主人格的重要工具。民主思想用以反对君主专制和君主独裁，反对维护专制制度的封建文化，鼓舞青年解放思想，敢于怀疑那些向来被认为是天经地义的陈腐观念，以求实进取的精神奋起自救。新文化运动的重大意义在于，当中国人民意识到国家强盛的根本原因是国民精神的健旺后，迅速涤荡了中国旧文化中腐朽没落的部分，启发着人们追求民主和科学，探索救国救

NOTE

民的真理，为马克思主义在中国的传播创造了条件，对新中国的建立也起到了重要的作用。

三、西方文化对中国传统文化的影响

以儒学为主体的中国传统文化，自近代以来受到西方文化前所未有的挑战，在中国的知识分子开始反思中国文化的劣势时，自然就把矛头对准了儒学。因此，西方文化对中国文化的影响，在儒学身上表现得最为典型。

五四时期有两个对立的文化阵营。一方面是自由主义者、无政府主义者和早期的马克思主义者组成的统一战线，他们都认为中华民族要走向新生，必须同象征着中华旧文化的儒家传统决裂。与之相对立的，是保守主义的文化阵营，包括学衡派、国粹派、东方文化派等，他们从不同角度致力于维护中国固有的文化传统，拒绝欧风美雨的侵蚀。

欧洲文化是一种复杂的现象，在整个19世纪一直处于激烈的变动、自我革新中。当时很多中国人对西方文化的精髓并不完全掌握，对西方文化的理解也各不相同，存在着巨大差异，很多人只是把自己见到的“一鳞半爪”当作欧洲文化介绍到中国，于是中国出现了各种各样的“主义”。任何文化都是在特定的土壤里发展起来的，不能简单地移植，离开了适宜的土壤，生搬硬套，难免“橘生淮北则为枳”。因此这些“主义”在中国必然是不适应的。加上第一次世界大战给人类造成的巨大灾难，引起了人们对科学的反思，梁启超《欧游心影录》中记述的对科学破产的感受，正是反映了所谓守旧派对西方文化和中国文化关系的思考。

中国要维护民族的生存和独立自主，必须确立民族文化。但同时，西方近代文化伴随着暴力侵略进入中国，在当时那种境遇下，为了民族的延续与生存，又必须反省和批判传统文化。从早期的知识分子如严复、章太炎等把西方哲学科学概念与中国传统文化中的概念进行简单的类比，到思考更为深入的新儒家出现，都是这种反省和维护思想交织的表现。

比如“以太”这个古希腊哲学家所设想的宇宙五元素之一，大约在19世纪末随着西方近代自然科学一起传入中国，被很多中国知识分子接受。谭嗣同在《以太说》中阐发“以太”无所不在，为万物之源的理论；章太炎在《菌说》中认为，“以太即传光气”，“彼其实质，即曰阿屯（原子）”，“即以太亦有至微之形”；孙中山在《孙文学说》中以“以太”释“太极”。

从20世纪20年代新儒家的早期代表人物梁漱溟到40年代“新理学”的创始人和新儒家的开拓者冯友兰，他们都一再强调在向西方学习过程中必须理解把握西方文化的根本精神，批评拉杂附会不求甚解的态度。如熊十力指出，西洋诸名家思想经介绍入中国者有许多，然而“必有继续深研之努力，方得根据其思想而发扬光大，成为己物”（熊十力《十力语要》），否则不能真正吸收西方哲学家的精神。

新儒家强调，在向西方学习的过程中必须建构一种主体意识、清醒的民族自我意识，不为表面现象所迷惑；只有在全面认识和深刻理解西方文化的基础上才能分清精华和糟粕，从而正确地吸收西方文化。新儒家并不否认儒家思想中存在着陈旧、腐朽、僵化、没落的内容，正因为如此，儒家思想需要更新。“新的民族文化，儒家思想的新开展，不是建筑在排斥西洋文化上面，而乃建筑在彻底把握西洋文化上面。”（贺麟《儒家思想的新开展》）提倡要以开放的胸襟和平等的眼光看待中西文化，既不囿于西方文化，又不局限于中国文化，在新的历史和文化背景下重建儒学传统，力图创造出一种启发性灵、扩充人格、强大民族精神的新儒家文化。

新儒家直接到西方哲学中寻找方法来改造中国哲学。冯友兰认识到传统文化的重建不仅要

NOTE

敢于面对西方哲学的挑战，还要善于利用西方哲学的成果。他吸收了西方哲学的逻辑分析法来改造程朱理学，进行了儒学逻辑化的尝试。他认为，西方哲学发展演变最重要的成果就是它的逻辑分析，这是中国哲学所缺少的。他主张中西哲学的结合，一方面是要吸收西方哲学的逻辑方法，来弥补中国哲学在逻辑上的欠缺和理智分析方面的不足；另一方面，则要运用中国哲学中充分发展的负的方法，去纠正西方哲学纯分析带来的局限和弊端。他通过逻辑分析使传统哲学的概念范畴（比如理、气、道体与乾元、大全等）清晰化了，并把它们组织成了一个严谨的逻辑结构。他在《新理学》中的某些结论同程朱理学是相通的，然而是通过分析演绎加以论证的；而程朱理学的结论是通过对现实生活的观察与思考得出的，并通过大量的生活事实加以证明。“新心学”的创建者、当代新儒家的代表人物之一贺麟，则力图把新黑格尔主义与陆王新学结合起来。他认为，改造和发展儒家思想的途径在于吸收西方哲学宗教艺术的思想精华，其实质即在于吸收西方资产阶级关于个性解放的思想和浪漫主义的艺术精神来改造传统儒学，吸收西方哲学理性思辨的方法来改造中国哲学，以西方哲学发挥理学。总之，在新儒家看来，中华民族的复兴同时就是民族文化的复兴，而民族文化的复兴也就是儒家文化的复兴。

中国传统医学作为传统文化的重要组成部分，必然地受到西方医学的冲击，同样表现为用西医的术语、概念、理论来解释改造中医。中医科学化等思想的出现就体现了这一点。中国文化在现代化的过程中呈现出丰富性、多样性、复杂性、矛盾性的特点，传统性和现代性的冲突是始终存在的一个问题，如何把传统和现代结合起来，取其精华，弃其糟粕，推动中华民族独立自主、健康向上地前进，是我们要长期面对的课题。我们既要反对故步自封，又要坚决抵制民族虚无主义。毛泽东同志 1940 年发表的《新民主主义论》中指出，中国的新文化应该是“民族的、科学的、大众的”，为中国新文化的建设指明了正确的方向。但同时我们也要看到，由于各种复杂的原因，我们今天并未完成这一目标，新中国文化建设任重而道远。

第二节　近代西方文化对中医的影响

科学文化被认为是西方文化最主要的特征之一，在文艺复兴以来的西方文化中更为突出。近代西方科学全面发展，对世界文化带来了深刻影响。随着西学东渐，科学知识与科学思想在中国迅速传播，西医在中国立足，中国社会形成崇尚科学文化的观念，中医文化也开始革新与转变。

一、近代科学文化对中医的影响

（一）近代科学文化的兴起

欧洲的中世纪曾被称为“黑暗的时代”，基督教教会势力强大。到了中世纪后期，随着商品经济的发展，市民社会的形成，宗教势力有所减退，于是在知识学术界兴起了回归古希腊和古罗马文明的风气，即所谓“文艺复兴”。古希腊的自然科学传统在文艺复兴时期得到新的重视。16 ~ 17 世纪时，新的科学方法论得以确立。

法国哲学家培根（1561—1626）提出，在获得真正的知识过程中不能带有成见，必须以感官经验为依据，不能主观猜想。他主张以实验和观察材料为基础，经过分析、比较、选择、排除，通过归纳法得出正确的结论。

意大利科学家伽利略（1564—1642）创立了对物理现象进行实验研究的方法，运用数学方法、逻辑论证开展实验。他提出“理想实验”的方法，即在科学研究时把影响事物的因素尽量剥离和简化，这一方法具有重要的科学意义。

法国科学家笛卡儿（1596—1650）还提出了“系统怀疑的方法”，他说唯一不能怀疑的是“我在怀疑”本身，即“我思故我在”。他还主张身心二元论，认为包括人体在内，所有物质的东西都是受机械规律所支配的机器，而人的精神世界则是另外一种存在。

在此基础上，英国科学家牛顿（1642—1727）第一次构造了公理化的经典力学体系，提出力的概念，把一切化学、热、电等现象都看作“与吸引或排斥力有关的事物”，体现了一种机械论的自然观。他开始比较完整地建立物理因果关系体系，将其作为经典物理学的基石。他“用归纳法去从中做出普通的结论”，然后用演绎法推演出种种结论，再通过实验加以检验、解释和预测，取得了杰出的科学成就。

近代科学的进步，以及航海大发现、蒸汽机的发明等应用和技术方面的重大进展，改变了西方文明的进程，并在后来影响到全世界。

（二）近代西方科学文化在中国的发展

晚清洋务运动和清末新政时期，西方科学技术在中国得到一定程度的传播。清末成立京师大学堂，首次设立高等教育机构，并开办声、光、化、农、工、医、算学等自然科学学科。旧有的以经、史、子、集为框架的“四部之学”知识系统，已经被以现代学科为分类标准的知识系统所取代。民国成立后的学制，已完全以现代学科体系为基础。1914 年有留美中国学生在美国成立“中国科学社”，次年创办《科学》杂志，1918 年起该社迁回国内，成为自然科学领域有代表性的刊物。各个学科相继出现了一批知名专家，如邝荣光、竺可桢、詹天佑、李四光、侯德榜、林士谔、华罗庚等，标志着中国自然科学的建制化和科学家群体的形成。从 1915 年开始进行的科学名词审查工作，审查并按学科编辑医学、化学、植物学、物理学、动物和算学等名词，对科学知识的规范与传播产生一定的影响。科学教育在民国时期还被纳入各级学校教材，加深着国人对科学的认识。

（三）近代科学文化对中医的影响

晚清时期的洋务运动，开启了学习西方科学文化的进程。中华民国成立后，新文化运动大力宣扬民主与科学，促使科学文化在中国进一步盛行。著名学者胡适 1923 年撰文指出：“这三十年来，有一个名词在国内做到了无上尊严的地位……那个名词就是‘科学’……我们至少可以说，自从中国讲变法维新以来，没有一个自命为新人物的人敢公然毁谤‘科学’的。”

在新文化运动借西方科学文化以批判旧文化的凶猛火力中，中医也备受抨击。新文化的主力干将如陈独秀、胡适、鲁迅，还有参加五四运动、后来成为著名学者的傅斯年等，对中医都曾有过各种批评。陈独秀 1915 年在《新青年》创刊号上发表的《敬告青年》檄文，其中就涉及中医药。他说：“医不知科学，既不解人身之构造，复不事药性之分析，菌毒传染，更无闻焉；唯知附会五行生克寒热阴阳之说，袭古方以投药饵，其术殆与矢人同科；其想像之最神奇者，莫如‘气’之一说，其说且通于力士羽流之术；试遍索宇宙间，诚不知此‘气’之为何物也！”

即使是倡导中国文化的学者，对中医的评论相对中肯，但同样也有着中医不“科学”的

NOTE

看法。《东方杂志》主编杜亚泉于1920年在《学艺》杂志上发表《中国医学的研究方法》一文说：“现在学西医的，或是学中医的，应该把中国的医学，可以用科学说明的，就用科学的方法来说明，归纳到科学的范围以内。”梁漱溟评论中医说：“中国人虽然于医药上很用过一番心，讲医药的书比讲别的书都多。而其间可认为确实知识的依旧很少很少……中国人既然无论讲什么，都喜欢拿阴阳等等来讲，其结果一切成了玄学化，有玄学而无科学。”

当时的梁启超手术事件，集中反映了知识界对中医的态度。1926年3月，梁启超因患血尿不愈转入协和医院做手术，被误割了右肾，惹起社会关于西医的许多批评。梁启超于是发表了一份声明说：“我们不能因为现代人科学智识还幼稚，便根本怀疑到科学这样东西……至于诊病应该用这种严密的检查，不能像中国旧医那些‘阴阳五行’的瞎猜，这是毫无比较的余地的。我盼望社会上，别要借我这回病为口实，生出一种反动的怪论，为中国医学前途进步之障碍。”鲁迅也发表《马上日记》一文，反对责难西医，批评“‘中医了不得论’也就应运而起”，抨击“腰子有病，何不服黄芪欤？什么有病，何不吃鹿茸欤？”等中医言论。虽然梁启超本人实际一直在接受中医治疗，但出于推动科学的目的却对外界绝口不提。胡适也曾经由中医治好肾病，但他在1935年为《人与医学》中译本作序时，认为通过该书“叙述的西洋医学每一个方面的演变过程，我们也可以明白我们现在尊为‘国医’的知识与技术究竟可比人家第几世纪的进步”，并说：“回头想想我们家里的阴阳五行的国医学，在这个科学的医学史上能够占一个什么地位？”

由此可见，“科学”与否已成为近代中国知识界看待中医的焦点。这些知名人士的立场，对整个社会的中医观念产生了很大的影响。其中一个明显的负面效应就是中华民国教育行政系统的排斥中医。

中华民国成立后，北洋政府教育部于1912～1913年公布民国学校系统令，并陆续颁布各科学校规程，即《中华民国教育新法令》，其中《医学专门学校规程令》和大学规程中的医科，都只有西医而无中医。中医界发起组织“神州医药总会”，组织请愿团进行抗争。但时任教育总长汪大燮称：“余决意今后废去中医，不用中药。”教育部发函称：“现在世界大同，科学日精，凡讲授专门科学，须以最新学说为衡。”拒绝将中医列入学制。

此后，中华民国教育部门一直以不科学为理由，阻止中医进入教育系统。例如1929年南京国民政府教育部公告称：“查现有之中医学校，其讲授与实验，既不以科学为基础，学习者以资格与程度亦未经定有标准，自未便沿用学制系统内之名称，应一律改为传习所。”对民办中医学校进行打击，使中医学校教育长期处于不合法的处境下。

二、近代西方医学文化对中医的影响

（一）近代西方医学文化概述

西方医学文化是西方科学文化的具体学科分支。由于西医与中医同属医学，因此在文化观念上对中医的影响最为直接。

现代所说的“西医”，通常是指西方工业革命以来的近现代医学。它是在古希腊、罗马医学的基础上，随着自然科学的进步逐步发展起来的。

15～16世纪起，随着欧洲文艺复兴运动的影响，西方医学开始发生重要变化。1543年维萨留斯（Vesalius，1514—1564）《人体之构造》一书发表，纠正了古代解剖学上的许多错误，

NOTE

成为现代解剖学的奠基之作。17世纪哈维(Harvey, 1578—1654)发现血液循环，彻底推翻盖伦关于血液运动的错误论断。17世纪起，由于显微镜的成功应用，医学走上了实验科学的道路。虽然一开始医学应用自然科学还难免僵化，只形成诸如医学机械说派、医学物理派、医学化学派等并不成熟的派系，但实验医学的传统已经确立，并随着自然科学的飞跃而获得成果。19世纪中叶自然科学的三大发现（细胞学说、能量守恒定律、进化论）积极地影响了医学，而物理、化学、生物学等也为之提供了条件，细胞病理学、微生物学、免疫学、生理学、生物化学、药理学等均有显著发展，比较完整的近代医学体系最终形成。

将实验方法应用于医学，是18和19世纪的重要变化。法国生理学家贝尔纳(Bernard, 1813—1878)通过实验阐明了唾液、胃液、肠液、胰液等消化液在食物消化中的作用，研究了糖原的体内代谢过程，其著作《实验医学研究导论》奠定了现代生理学的基础。1858年，德国病理学家魏尔啸(Rudolf L. K. Virchow, 1821—1902)出版《细胞病理学》，将显微镜与细胞学应用于病理形态学研究。他指出，疾病是由于生命细胞的紊乱引起的，细胞结构的异常变化可以通过显微镜观察到；并描述了各种细胞病理变化的情况，开启了从微观基础阐明疾病机理的道路。路易斯·巴斯德(1822—1895)发现了微生物，后来又发展了免疫学。德国科学家科赫(Robert Koch, 1843—1910)提出了判定某种微生物是否致病的“科赫三原则”，先后分离出炭疽杆菌、伤寒杆菌、结核杆菌、霍乱弧菌、鼠疫杆菌等许多病原微生物。

近代自然科学的发展，使得人们越来越注意以纯粹的生物因素来解释疾病现象，人的心理、社会等其他因素的影响变得可有可无，生物医学体系逐渐形成了。从19世纪末20世纪初开始，西方基础医学和医疗技术发展的积累终于又带来一次突破。医学理论研究进入了分子、量子水平，分子形态学、分子生理学、分子病理学、分子药理学、分子遗传学等学科成立，一些特殊疗法的药物及免疫制剂，如胰岛素、白喉抗毒素、抗肺炎球菌血清等相继出现，尤其是20世纪30~40年代抗生素进入临床，解决了以往的一大批不治之症，标志着现代医学的正式来临。20世纪中后期，西方医学进一步进入基因时代，诊断和治疗技术手段日益精细。

总结起来，近现代西方医学文化有如下几个重要特征：一是受西方科学文化的思维与方法影响，重视实证与实验研究；二是吸收近现代物理、化学、生物学等基础学科的成就，推动研究、诊断、医疗和制药等技术不断进步；三是从个体诊治走向公共卫生。因此，西方医学的解剖学、生理学和病理学等学科不断发展与完善，病原生物学、免疫学、药理学和预防医学等新学科逐步建立，诊疗设备与制药的工业化渐成规模，形成了以医院为主体的临床医学模式和重视群体防治的公共卫生模式。这些发展还体现在近现代西方的社会政治制度中，形成了新式的医疗卫生制度。

1840年鸦片战争之后，一系列不平等条约的签订，使中国的门户被打开。西方医学在中国开始广泛地传播。先是在广州、福州、厦门、宁波、上海5个通商口岸，继而在内地许多省份都建立了教会诊所或医院，随后又陆续开办西医学校，成立西医团体。在鸦片战争失利后，清政府开展洋务运动，包括向国外派遣官费留学生，而当时各国也有意识地吸引中国青年留学，有不少中国人到国外学习西方医药，回国后执业行医或开展研究。

民国时期，国家开始实施新式卫生行政，发展现代医学的医疗、教育与研究。全国逐步建立起中央到地方的各级卫生机构。20世纪前期，中国的西医达到了一定的规模。在近代中国出现的多次重大的传染病疫情中，西医在公共卫生和疾病控制方面的优势得到重视，增加了社会对西医的认可。近代以来的中国，出现了中、西两种医学共同存在的局面。

（二）近代中西医论争

在科学主义盛行的近代，中医作为中国传统文化的一个组成部分，与西医形成了论争之势。

1. 晚清中西医汇通思潮　中国医药学在古代的发展中也曾广泛吸取外国医药学的成就。因此，面对近代西方医学，大多数中医都持“拿来主义”的思想，主张沟通和吸纳其合理内容，这种思想被称为“中西医汇通”。

自然科学的中西汇通思想，在明末清初即已开始。医学方面的“中西汇通”之名始于清末徐寿《医学论》，自唐宗海的著作《中西汇通医书五种》刊行后流行于世。汇通，意为汇聚和沟通，着重于研讨中西医的比较与汇通。代表性医家有唐宗海、朱沛文、恽铁樵、张锡纯等人。

唐宗海（1846—1897）是四川彭县人，幼习儒，因父患血证而攻医，以血证闻名于世。其医学著作主要有《血证论》（1884）、《医经精义》（1892）、《本草问答》（1893）、《金匮要略浅注补正》（1893）、《伤寒论浅注补正》（1894），后来合成《中西汇通医书五种》，是近代影响最大的汇通医书。唐宗海敏感地洞察到近代社会的变化，称之为“古今大变局”，他试图沟通中西医学，以适应时代需要。他认为中西医汇通的目标是“不存疆域异同之见，但求折衷归于一是”，为此《医经精义》列举了不少医理一致的例子，如心主血、血管（脉）行血等。不过有些观点如“三焦油膜说”则被后人批评为牵强附会。但他总结中西医方法差异，提出中医长于气化、西医长于解剖，成为广泛流传的说法。

朱沛文是广东南海人，自幼通读中西医书，后曾亲往西医院观看解剖过程，对中西医学均有深入了解。其所著《华洋脏象约纂》（1893）是一本专门探讨中西医异同的学术著作。朱沛文认为，中西医学均是以人体为研究目标，人体脏器结构组织等物质是中西医共同的客观基础，因此他选择从“脏象”入手，通过对每一脏器的中西理论逐一对比，具体分析中西异同，并进而探求其异同的根源。朱沛文提出了著名的“通其可通，并存互异”。他认为，中西医对人体脏器功能的理论认识有着许多相同或近似的地方，像心主血、胃主消化等，这就可以共通并存；但中西医又有许多互异之处，像中医的精、气概念和经络学说等在西医中都没有对应理论。对此，朱沛文深刻地分析其根源是来自于中西医的认识方法不同，应当“并存”，共同发展。所以其医学主张是“有宜从华者，有宜从洋者”，不偏于一端。

在清末，由于中西医并存的局面客观形成，中西汇通的口号盛行于一时，因此中医各个学科都出现了许多中西并采的著作。进入民国以后，中西医汇通的探讨更为深入。著名中医学者张锡纯（1860—1933）提出“衷中参西”的学术观点。其著作《医学衷中参西录》“采西人之说与方中义理相发明”，如借鉴西医学关于脏腑位置、心脏结构、血液循环、肾上腺功能等生理学知识，阐释中医学相关的传统观点；借鉴病原微生物、充血、出血等西医知识，补充中医病因病机学说的不足；灵活运用“参西解中”或“以中解西”等不同的方式，探讨中西药物的性能和功用，从而开辟了中西医汇通的新思路。

民国时期出现了一些废止中医的声音，文学功底深厚的恽铁樵（1878—1939）进行了针锋相对的反击。他著有《药庵医学丛书》，认为“中西医之不同，乃由于中西文化之不同”，一方面阐明中医的价值，另一方面也主张“吸收西医之长，与之化合，以产生新中医”。他提出中西医学汇通应以中医为主，同时强调注重实际效果，在医疗实践和理论著述中力图兼采中西医各家之长。

2. 民国中医存废之争 在西方医学伴随着西方殖民主义扩张而向全球传播的过程中，各个民族国家原有的传统医学都受到不同程度的冲击。日本原本应用从中国传入的中医，称之为“汉医”，但在明治维新时期采取了废止汉医、转用“兰医”（指西方医学）的政策。世界其他传统医学如阿拉伯医学、印度医学等在西方医学的冲击下也日渐式微。而在近代新文化与旧文化之争中，中医作为传统文化的一员曾备受抨击。

民国时期，现代医学和公共卫生学在国家医疗卫生体系中的地位得到确立，中国的西医事业取得了一定的发展，但相对于中国的人口来说，西医所占的比例仍然极低。部分西医界人士认为传统医学观念影响西医的传播，提出“医学革命”，反对将中医纳入卫生体系，掀起中西医论争。其中最有代表性的是余岩的“医学革命”论。

余岩（1879—1954），字云岫，浙江镇海人。1905 年赴日本公费留学学习西医，毕业回国后曾任公立上海医院医务长，后自设诊所行医。他著有《灵素商兑》《余氏医述》（再版改名为《医学革命论集》），鼓吹旨在取缔中医的“医学革命”。《灵素商兑》称“岐黄学说乃自欺欺人之事，绝无学术上之价值”。他站在近代科学与西医的立场，对中医理论持彻底否定的态度，而且还坚决反对中西医沟通。基于此，余岩在各种场合建言政府取缔压制中医。1929 年，余云岫在南京国民政府卫生部第一届中央卫生委员会会议上提出了“废止旧医以扫除医事卫生之障碍案”，声称“旧医一日不除，民众思想一日不变，新医事业一日不向上，卫生行政一日不能发展”，提出消灭中医的 6 条具体办法，酿成近代史上著名的“废止中医案”事件。由于中医界奋力抗争及社会各界人士的反对，国民政府未正式采纳余云岫的主张，还相继成立中央国医馆，颁布《中医条例》，逐步将中医纳入卫生行政体系。但民国时期的很多政策始终仍采取歧视中医的态度。

3. 中医科学化思潮 在近现代中国的社会文化重大变革中，中西医的问题已经超出了医学领域，成为社会文化争论的焦点之一。在“科学主义”和西医冲击的双重压力下，出现了以“中医科学化”为代表的改良中医思潮。

在 20 世纪 30 年代，中国的科技界发起“以科学的方法整理中国固有的文化，以科学的知识充实中国现在的社会，以科学的精神光大中国未来的生命”为主旨的“中国科学化”运动，一定程度上得到政府的支持。相对相言，“中国科学化”比五四运动时的“打倒旧文化”要温和，部分中医响应这一口号，提出了“中医科学化”的主张。近代陆渊雷、谭次仲、谢仲墨、施今墨、叶古红、叶橘泉、余无言等中医学家，都是中医科学化的倡导者。

陆渊雷在其著作《生理补正》的绪言中说：“国医所以欲科学化，并非逐潮流，趋时髦也。国医有实效，而科学是真理……今用科学研求其实效，解释其已知者，进而发明其未知者，然后不信国医者可以信，不知国医者可以知，然后国医之特长，可以公布于世界医学界，而世界医学界可以得此而有长足之进步。”不过当时的“中医科学化”有忽视中医传统理论的倾向，如陆渊雷为中央国医馆拟订“中医学术整理大纲”时提出“统一病名”，即用西医病名取代中医病名；而谭次仲也主张以西医理论代替中医理论，认为“病理又岂有中西之异哉?”“若要解释，若讲原理，就不许有丝毫的离开科学的立场多讲半句话。”“今若不曰气化而曰生理、病理、药理，不曰风而曰脑，不曰湿而曰胃肠，即所谓科学化矣。”这些主张忽视了中西医在学术上的实质性差异，遭到中医界的普遍反对。因此所谓“科学化”在民国时期也停留在论争阶段，未有实质性的进展。

第三节　现当代西方科学文化对中医的影响

第二次世界大战结束至今，是西方文化的现当代时期。科学技术的发展日新月异，推动着新的工业革命和全球化浪潮，科学对社会的影响有增无已，但同时也出现了各种反思科学的思潮。现当代的西方科学文化，与近代相比有重要的转变，对中医的影响也有不同的特点。

一、现当代西方科学文化的发展

（一）现当代科学技术的发展

20世纪中期以来，现代科学革命的帷幕以相对论和量子力学的一系列突破性进展为先导，现代自然科学在广度和深度上、在思维方式和研究方法上、在学科体系结构上、在科学与技术及科学与社会的关系等方面都出现了质的飞跃。

20世纪中后期，科学技术研究的对象领域得到极大拓展。科学在微观方面深入到了原子、电子、基本粒子、基因层次及量子领域、纳米尺度，在宏观方面扩展到星系、黑洞和宇宙的爆炸。在技术领域，20世纪后半叶以来，微电子技术、信息技术、新材料技术、新制造技术、激光技术、生物技术、航空航天技术在内的整个技术群系实现了整体突破。科学技术不断向纵深领域推进，增强了科学技术的专业分工和学科分化。与此同时，学科之间又不断交叉、渗透、融合，跨学科研究新领域和交叉边缘学科不断产生，从而使学科关系更为复杂，学科边界更加模糊。科学技术全面进入“大科学”阶段。

科学技术的发展，使科学文化出现了新的特征。一方面，科学技术作为第一生产力的作用日益突出。自动化、信息化、智能化成为当代主导的生产方式，科学技术创新成为经济社会发展的基本推动力量。科学技术的迅猛发展和广泛应用深刻改变了传统的经济发展方式，提高了产业的技术水平，推动了产业结构的变革，科学技术越来越成为推动产业进步和经济增长的基本动力。特别是在20世纪下半叶，以知识和信息为基础的产业快速发展，成为推动经济增长的引擎，经济发展方式正在向充分依靠科学技术应用的创新驱动型的方向转变。经济社会的发展在当代已经迈进知识经济阶段。另一方面，现代社会在科学技术促进之下呈现出高度科技化的特征。科学技术在社会生活、生产、管理等各领域的应用促进了社会环境、社会面貌的深刻变革，社会生活对科技产品的依赖性越来越强，社会生产的科技含量越来越高，社会管理也越来越依赖科学技术手段的运用。科学技术的发展和应用深刻地影响着人们的思想观念和生活方式。

（二）科学认识论的多元化

面对科学技术的迅猛发展，20世纪60～70年代西方兴起了科学哲学，它对科学的界定、知识的分类、科学的进化等问题有深入的研究，产生了巨大的影响。

科学哲学家中，英国的卡尔·波普（Karl Popper）堪称宗师，他创立了证伪主义的科学观。其核心思想包括3点：①反对归纳方法，提倡演绎方法；②提出证伪的主张，认为科学知

NOTE

识的命题不可能被证实，而数量极少的特殊却可以证伪该命题；③证伪是科学理论发展和完善的过程。波普的证伪理论，在方法论和科学评判等方面影响深远。随后美国科学哲学家托马斯·库恩（Thomas Samuel Kuhn）提出“科学革命”理论。他认为科学发展的形式是“范式转换”，范式指学科普遍性和基础性的观念，某学科中被人们普遍接受的共同观念和理论，在发展中总会出现很多新问题是原有的范式所无法解释的，问题逐渐增多，就会出现更好的理论来竞争性地取代，进而成为新的范式。另一位英国科学哲学家拉卡托斯（I. Lakatos）则提出“科学研究纲领”学说。他认为一种学术研究的范式，可以分为硬核和保护带两部分，其中硬核部分是最基本的理论假设及该范式特有的方法、规范、范例等等，保护带则是针对特殊问题外部的边界条件、辅助假设。如果理论在检验中被证明有错，但其内核即理论核心是不轻易放弃的，可以改变辅助假设。实践中可以有几个理论解释，互相竞争，看哪个理论能够解释说明的事实比较多，哪个理论能够预测一些新的实验，它就可以保留，这个研究纲领就比较优越。

科学哲学对人们认识什么是科学进行了更深入的思考。尽管人们对其尝试以理论形式等外部因素来判决某一学科是否“科学”有所争议，但其对知识进化、学科属性等的讨论对探讨中医药学科的特点很有参考价值。

（三）科学思想的复杂化

现代科学技术的迅猛发展不断刷新着人类的知识观念，使现代科学思想变得更加复杂和丰富。相对论打破了以经典牛顿理论为代表的机械、形而上学观；近代数理科学追求控制、量化的观念在现代科学那里不断受到挑战。生命科学、环境科学的进展，信息论、控制论、系统论、耗散结构理论、混沌学和非线性科学等新型横断学科的发展，也充分说明了自然界的复杂性和不可完全控制性。

复杂性科学的出现意味着西方现代科学文化有了新的重要发展，开始摒弃寻求单一因素的线性思维，而重视研究宏观、系统和动态情况下事物的特点。在这方面产生了很多新学科，形成了一系列学科群。系统论是其中最重要且影响较大的一支。系统论科学的创始人是美籍奥地利人、理论生物学家 L. V. 贝塔朗菲。他将系统定义为“由若干要素以一定结构形式联结而构成的具有某种功能的有机整体”。系统论的基本思想方法，就是把所研究和处理的对象，当作一个系统，分析系统的结构和功能，研究系统、要素、环境三者的相互关系和变动的规律性，并运用系统观点看问题，世界上任何事物都可以看成是一个系统，系统是普遍存在的。系统论的任务，不仅是认识系统的特点和规律，更重要的是利用这些特点和规律去控制、管理、改造或创造一个系统，使其存在与发展合乎人的目的需要。

另一个重要学说是控制论。20 世纪 30 年代，美国生理学家坎农（W. B. Cannon）阐明机体具备内稳态的特点。十几年后，数学家维纳和坎农的助手罗森勃吕特提出了内稳态的保持机制，即“负反馈调节”，维纳《行为、目的和目的论》一书建立了控制论和信息论的原理。控制论认为，无论自然、人体还是社会，都可以看作是一个自动控制系统。整个控制过程是一个信息流通的过程，控制是通过信息的传输、变换、加工、处理来实现的。反馈对系统的控制和稳定起着决定性的作用。

20 世纪 70 年代出现的耗散结构论，进一步阐明了系统的特性。该理论认为，对于孤立系统来说熵是增加的，总过程是从有序到无序；而对于开放系统来说，则由于通过与外界交换物质和能量，可以从外界吸取负熵来抵消自身熵的增加，使系统实现从无序到有序、从简单到复

NOTE

杂的演化。

结构主义是现代科学中重要的一支，也属于复杂性科学的一个门类。结构主义科学学派强调系统作为一个“结构”具有整体性，结构的各个部分通过某种规则联成整体，而且结构具有“自身的调整性”等。

（四）西方医学模式的转变

随着科学技术的不断进步，现代医学的发展也是日新月异。20世纪中期以来，科学技术越来越加速发展。1953年英国科学家沃森和克里克发现了DNA的双螺旋结构。现代生物技术迅速推动着分子生物学的进展，1997年世界上第一只用体细胞无性繁殖的绵羊“多利”诞生。20世纪90年代以来，由美国率先提出并开始实施“人类基因组计划”，基因治疗技术开始进入临床。医院拥有越来越复杂的诊断治疗仪器和设备。电镜、内窥镜、超声诊断仪、CT扫描、核磁共振成像等诊断技术具有精确化、动态化的特点，透析机、起搏器、人工脏器等显示了新技术和新材料在临床治疗中的作用。外科手术不再仅仅是切除与缝合，而是向着越来越微创、精细的方向发展。

技术的进步已经影响到医学临床。诊疗技术的不断发展，导致医生花费更多的时间在实验室，诊断上更依赖仪器，而不是在患者床边聆听患者的陈述和与患者交谈。医疗技术的进步通常是解决躯体的问题，这使医生更加忽略患者的心理、情绪等因素。同时，科技也是一把双刃剑。20世纪曾出现过多次严重的药物副作用事件。例如1953年由联邦德国一家制药公司合成了一种治疗早孕期间孕吐反应的药物“反应停”，当时实验认为该药对孕妇无明显的毒副作用，相继在51个国家获准销售。然而不久医学工作者就发现，很多服用此药的孕妇产下畸形胎儿。到此药副作用被证实而被停用为止，6年间全世界30多个国家和地区共报告了畸胎1万余例，各个国家畸形儿的发生率与同期“反应停”的销售量呈正相关。“反应停”事件是20世纪最大的药物灾难之一。

另一方面，后工业时代西方社会的疾病谱有了很大的改变。随着传染病和其他急性病威胁的减少，以及人口寿命的延长和老龄化，各种慢性疾病明显增加，如关节炎、疼痛、糖尿病、高血压、心脏病和癌症等。在治疗手段上，细菌性传染性疾病可以被不断更新的抗生素克服；但新药研发的模式面对开始占据疾病谱前列的肿瘤、糖尿病等慢性病及心身疾病等，却迟迟不能有新的突破。

由于现代医学在发展中有诸多难以解决的问题，世界医学界在重新思考传统医学观念的现代价值，并出现向传统回归的潮流。美国罗彻斯特大学医学院精神病学和内科教授恩格尔1977年在《科学》杂志上发表了题为“需要新的医学模式：对生物医学的挑战”的文章，批评了现代医学即生物医学模式的局限性，提出了一个新的医学模式，即生物－心理－社会医学模式，要求医生必须考虑社会和心理因素及生物学因素所起的相对作用。这一模式是受到各种传统医学理念的启发提出来的，但它并没有改变西医学以生物医学为主体的基本特征。与此同时，许多国家不得不重新审视传统医学在临床上的价值，承认必须给予患者选择传统医学疗法的权利。1977年世界卫生组织第30届大会通过了一项历史性决议，敦促各国政府“充分重视利用它们的传统医学，以合适的章程满足全国的卫生需要”。

目前，西方国家通常把各类传统医学、民间疗法统称为补充医学或替代医学。美国国立卫生研究院在1992年设立了研究室，1998年又升级为国家补充替代医学研究中心，并出版了

NOTE

《替代医学与补充医学》杂志。西方社会中越来越多的人选择一种或多种补充医学治疗疾病，医疗保险公司也开始将它们纳入保险范围。补充和替代医学也进入了西方医学教育课程和住院医生培训计划。

新的科学思想加上新的信息科学技术、数据处理技术的应用，使现当代科学文化观念与近代有了很大的不同。从复杂性思维看待传统中医，有更多的共通性。西方医学的新模式也与传统医学有更多相似性。

二、现当代西方科学文化对中医的影响

（一）现当代中医发展概况

中华人民共和国成立后，随即确定了“团结中西医”的卫生工作方针，之后又正式确立了扶持和发展中医药的政策。1958 年毛泽东批示：“中国医药学是一个伟大的宝库，应当努力发掘，加以提高。”这成为之后中医药工作的重要依据。1982 年《中华人民共和国宪法》正式写明要“发展现代医药和我国传统医药”。2003 年《中华人民共和国中医药条例》正式颁布，党和人民政府进一步明确了“中西医并重”和“扶持中医药和民族医药事业发展”的方针。中西医并存发展的局面从此得到巩固，并成为我国医疗卫生事业的一大特色。

经过数十年的发展，现代中医已经形成了新的发展模式。

首先，院校式教育成为中医人才的主要培养方式。新中国成立后，中医教育得到政府的支持，大力创办高等教育院校和各类中级学校、函授学校等。1956 年北京、上海、广州、成都四地建立了中国第一批中医高等院校。随后全国各省纷纷建立中医学院，高等中医教育逐渐在全国普及。院校教育具有社会化和规模化的特点，有着相对固定的教材、教学大纲、课程和学时等规定，并安排一定的西医学及自然科学课程的学习。院校教育培养出来的中医，其知识结构与学术能力有别于师承和家传式的中医。

其次，中医理论学科分化。中医的学术研究形式与内容都发生了转变，不再局限于传统的注经式理论文献研究和以个案总结为主的临床研究。在现代科学和西医学术形态的影响下，中医出现了基础学科的分化。传统中医学术原本没有基础与临床的明显划分，近代以来通过参考西医基础学科的特点，同时也为了开展中医教学的需要，在整理中医古代理论的基础上，明确了中医基础学科的主要内容，像阴阳五行、藏象学说、诊断学、治则治法等。同时也参照现代学术规范，建立和发展了新的基础学科。中医基础、中医经典等学科不断向与其交叉的信息学、民族学、文化学、哲学、实验医学等学科扩展。新的学科如中医药信息、民族医学、中医病理生理学、中医心理和情志学，中医文化学、中医体质学、中医美容学、中医男科学、中医实验动物学、中医思维方法学、中医学标准、中医药学规范、中医药学管理等出现。随着新的专业研究领域的拓展，中医学术的研究内容更为广阔和深入。

第三，新的中医临床体系建立。近代开始，中医开始创办了不少中医医院，按卫生行政要求引入护理、消毒、检验等现代医院制度，而且开展各类临床治疗统计和死亡统计等。医院成为发展中医临床学术的一种新形式。新中国成立初期，通过成立联合诊所、吸收中医进医院等措施，取消了大部分的中医诊所。此后国家扶持和发展以医院为主体的中医医疗机构，基本建立了以中医医院为主体而覆盖城乡的中医药服务网络。中医医疗机构借鉴现代医学的模式，临床分科日益精细，除分化出中医的心脑、肝胆、脾胃、肾、肺病专科外，又出现了中医治疗免

NOTE

疫、神经、肿瘤等现代疾病的专病专科。同时各种现代检验手段的应用成为中医专科常规。中医在防治常见病和治疗多发病、重大疑难疾病、传染病的过程中，形成了较为完整的疾病诊疗规范，显示出独具特色的临床疗效。

（二）中西医结合与中医现代化

新中国成立后较短一段时期内曾轻视、歧视和排斥中医药。1953 年底开始，在纠正初期的中医政策错误后，对传统中医采取了保护和发展的方针，同时也提出了中西医结合的思想，并作为卫生政策加以实施。

中西医结合是中西医两种医学碰撞与交流的产物。毛泽东提出“把中医中药的知识与西医西药的知识结合起来，创造我国统一的新医学、新药学”的远大目标，既不同于以中医为主吸收西医知识的中西医汇通，也不同于旨在将中医融入“科学”的中医科学化。从 20 世纪 50 年代开始，国家有关部门举办了各种西医离职学习中医班，鼓励掌握现代科技的医学家加入研究中医的队伍，并在临床上鼓励中西医生协作，用中西医两种方法治病。1960 年国家又确立中西医结合作为卫生方针之一。1977 年卫生部首次制定《1976—1985 年全国中西医结合十年发展规划》，提出要以在教学、医疗、科研方面将中西医结合作为中国医学发展的主流。但由于中西医结合研究无法在短期内取得突破性进展以取代自成体系的中、西医学理论，这一提法脱离了医疗卫生事业的实际。1980 年卫生部召开全国中医和中西医结合工作会议，改为提出中医、西医和中西医结合“三支力量都要大力发展，长期并存”的方针。随后，全国性的中国中西医结合研究会（后改称中国中西医结合学会）和各省市的中西医结合学会相继成立，《中西医结合杂志》（后更名为《中国中西医结合杂志》）等专业杂志出版，中西医结合在我国成为一支建制化的科研与医疗力量。

除了中西医结合外，中医药行业在 20 世纪 90 年代提出“中医现代化”，同样也注重结合现代科学技术和现代医学来研究中医。2003 年开始施行的《中华人民共和国中医药条例》第三条规定：“推动中医、西医两种医学体系的有机结合，全面发展我国中医药事业。”

新中国多年的中西医结合与中医现代化实践，在临床和科研上都取得了一定的成果。研究者运用现代医学技术证实中医基础理论的科学性，探寻某些中医理论（如阴阳、脏腑、经络、诊断方法等）的实质或物质基础。在基础研究方面，20 世纪 60 年代对阴阳学说和中医“肾”实质的实验研究引起广泛关注；20 世纪 80 年代后，实验研究方法在中西医结合研究中所占比重日益增大，阴阳、藏象、经络、气血、诊法、治则等基础理论的中西医结合研究日益活跃。在中医诊断方面，以电子工业技术为依托的脉诊、脉象测试向着更科学化、规律化的方向探索；舌诊以舌象研究为中心，通过对常见病的规律性分析，提高了诊断的准确性和临床意义。中西医结合的综合疗法被推广到临床各科各病种，很多疾病在明确西医诊断的基础上运用中医辨证治疗，观察和总结疗效，进而研究中药作用机理，逐步确立了西医辨病与中医辨证相结合的诊治方法和研究方法。中西医结合治疗急腹症和骨折，针刺麻醉的成功等，都是产生了重大影响的中西医结合早期临床研究成果。后来的血瘀证和活血化瘀研究也产生了很大影响。当前临床研究向多中心、大样本、随机双盲对照研究及引入循证医学的方法发展，特别是一些大型临床科研类的项目就更为规范和典型。中医药在治疗中医优势病种，如病毒类疾病、心脑血管疾病、代谢性疾病、肿瘤、自身免疫性疾病的作用进一步明确。

中药的现代研究更取得举世瞩目的成果。从传统中药青蒿中发现和提取出抗疟新药青蒿素，

NOTE

该项成果获2015年的诺贝尔生理学或医学奖。此外，治疗急性早幼粒性白血病的有效药物三氧化二砷的研究和开发等，都是现代科学知识方法与古代用药经验相结合而取得的科研成果。

（三）中医药现代发展中的问题

中医药的上述发展，虽然体现了适应时代进步的生命力，但也带来了传承方面的忧虑。

在外部环境方面，在科学主义占据社会思想主流的情况下，中医药学作为现代社会的一份子，在许多方面都需要适应现代社会、现代科学设定的规则，包括法律法规、社会道德和学术规范等。例如传统中药中部分来源已经被确定为濒危品种和国家保护动植物的，就必须停止应用和寻找替代品；传统中成药产品的生产和出口，必须接受当地的质量标准和成分检测；传统中医、针灸、按摩等治疗，必须注意卫生和严格消毒等。在此过程中，一些传统制剂、药物品种或医疗方法，由于经济、技术或社会文化等多种原因可能失去了生存空间，一定程度上会影响中医的临床疗效。这些都是中医药学在当代发展必须要适应和解决的问题。

在内部学术思想上，传统与现代化的矛盾仍然存在。例如中医既要现代化、标准化、规范化，又要保持传统中医特色，两者如何协调一直存在争议。对中医理论概念的“实质”研究、“物质基础”研究，是不是真正意义的中医现代化，也有不同声音。许多中医和中西医研究成果缺乏广泛认可度，而具有中医自身特色的理论创新发展滞后。在实践中，中医院校培养的中医人才数量虽然有所增长，但质量并没有相应地提高，尤其中医诊疗能力的培养有明显欠缺。同时存在中医医疗机构中传统特色受到冲击，医疗阵地不断萎缩的状况。

这些问题出现的背景，正是近现代中国社会日益受西方文化的深入影响，而中国传统文化的土壤严重缺失。甚至在理论层面，当代仍存在着对发展中医持不同意见的声音。一些人士持狭隘的科学文化观念，主张取消中医，甚至曾经在社会舆论中造成公共话题热点。对此，除了要很好地发展中医理论与临床之外，还需要从文化层面进行研究与解析。假如只有科技上的创新，而没有文化上的传承，假如只是被动地接受西方文化，而没有主动影响并参与到现代科学文化的建构中去，中医药的发展将缺乏真正的生命力。

第四节　中西文化差异与中医文化自觉

经过一百多年理论与实践的比较，人们对中西医在科学与文化上的巨大差异认识得越来越充分。面对差异，合理定位，以文化自觉树立学术自信，这是中西医文化比较带来的启示。

一、中西医文化的差异

（一）文化基因的差异

基因是现代生物学的术语。在生物体内，基因通过复制可以遗传给子代，对生物体的功能、结构起着重要作用。20世纪50年代，美国人类学家克罗伯和克拉克洪就开始提出了“文化基因”的设想。1976年，英国人理查德·道金斯出版的《自私的基因》一书，提出了一个新概念meme，有的中国学者将其译为“文化基因”，大致意思是指文化传递的基本单位，它是某种文化中最重要的信息元素，决定了此文化不同于彼文化的基本特征。

NOTE

中医文化和西医文化各有其文化基因，这是它们分别从东西方文化传统中继承下来的不同特征。在形式上，主要体现为本体论、认识论、方法论和思维方式等的差异。

1. 本体论的差异　东西方文化的自然观，主要体现为元气论和原子论的不同。中国传统文化的元气论，主要内容包括：气是构成万物的本原；气可以分为阴阳之气或五行之气；阴阳二气的升降交感，以及五行之气的交互作用，产生了宇宙万物并推动着它们的发展与变化。在这种哲学文化中，气是无形的、连续性的整体性物质，弥漫于整个空间，没有明确的空间范围和空间界限。由此，在气一元论思想下，认识世界注重整体性和运动性，需要在整体背景下认识局部，在运动中观察气的分化与相互作用。

在元气论的影响下，中医着眼于对人本身的统一性及与外界环境之间的相互联系和相互协调关系研究。中医始终将人体看成是一个有机整体，认为人体各个组织器官在结构上相互沟通，在功能上相互协调、互为所用，在病理上相互影响。人与外界环境也有着密切的联系。《黄帝内经》提出："人与天地相应也。"人与天地之间所以能够"相应"，就在于"气"的共通性。在中医的生理、病理、诊法、辨证、治疗等方面，均体现元气论的影响。如中医认为气是人体的物质基础，是人体生成的条件，"气聚则形存，气散则形亡"。人的疾病是"气"的不正常所导致的，故《黄帝内经》说"气相得则和，不相得则病""气乱则病""气治则安"，即生理功能正常及相互关系和谐则健康，不和谐则可导致疾病。人的形体是气物质化的结果，其功能则可通过气的运动形式反映于体表，因此诊断可以"以表知里"。万物均由气构成，因此自然界物质中相类的气可以干预人体之气的异常。

西方文化的原子论源自古希腊时代，其主要观点认为：原子是世界万物的本原，它没有质的差别，只有大小、形状的不同；无数的原子永远在虚空中向各个方向运动着，相互冲击，形成漩涡，从而产生各种各样丰富多彩的现实世界；原子是事物不可分割的单元，有形的原子和万物彼此之间存在着虚空，是间断的。因此，在物质概念上，西方哲学表现为强调物质的不可入性和注重结构观念。现代西方科学的发展虽然已经远远超越了古希腊时代，但依然延续着这些基本观念。

原子论对西医的形成和发展也产生了重要影响。西方医学认为，人同样是由构成物质世界的最小单元原子所构成的，其构成方式类似于"机器"，把疾病视作机件失灵，由此西方医学始终把注意力集中在寻找失灵的机件上，着眼从部分细节和微观机制上研究和诊治疾病。西医遵循还原论思维方式探讨疾病，并随着技术手段的进步而不断深入。沿着人体的层次结构，从器官水平、细胞水平、分子水平进而到量子水平；从宏观领域深入到微观领域，对各个层次上的病理解剖、病理生理机制进行广泛的研究。

2. 认识论的差异　在不同的本体论支配下，东西方文化的认识论也有很大的区别。中国传统文化将人与自然看作一个整体，并且认为同为"气"所构成的万物可以相互感应和相互影响。因此，主要采用整体观察和关系构成的方式来认识自然界与人类社会。中国传统的整体思维就是将天、地、人及社会看作是整体，它们之间具有密切的联系，认为天地人我、人身人心都处在一个整体系统之中，各系统要素之间存在着相互依存的联系。《吕氏春秋》说："人之于天地也同，万物之形虽异，其情一体也。"强调通过了解天、地来推知人事，因为天和地的规律是很容易被发现并且能够在长期的实践之中被掌握。耗散结构的创始人普里戈金在《从存在到演化》一文中指出："中国传统的学术思想是着重于研究整体性和自发性，研究协调与协和的。"

NOTE

中医学是最能体现整体思维特色的学科。它将人与自然看作一个整体，强调“天人相应”，又将人的形体与精神、全身与局部都看成不可分割的整体。尤其在“形神统一”方面，《淮南子·精神训》说：“夫形者，生之舍也；气者，生之充也；神者，生之制也。一失位则三者伤矣。”《灵枢·九针论》说：“心藏神，肺藏魄，肝藏魂，脾藏意，肾藏精志也。”在生理病理状态下均注意人的身心统一性。同时，中医的临床诊治基本特征是辨“证”。证是中医学特有的概念，是在患者所有身心症状的基础上综合而成，反映病人的总体生命状态，能够全面、深刻和准确地揭示疾病的本质。

而西医学作为西方科学的一个分支，主要采用抽象思维和分析还原方法，注重对人体物质构成的研究。现代科学将分析还原方法发挥到极致，实验研究方法在认识事物的过程中，将生命的丰富性、生动性、整体性舍弃，将复杂、个性的生命整体简化为实体单元。因此，它长于把握静态的类别，难于把握动态的个别；长于分析局部形体结构上的疾病，忽略难以分析的感觉和情感等。现代西医的医学模式虽然进行了转型，从单纯的生物医学模式发展为生物－心理－社会模式，但基本的分析还原论基因特征仍然十分明显。特别是诊治方面注重辨“病”，“病”的概念是在临床上经过大样本研究，从动物实验、临床观察到流行病学调查，再经过统计学处理而形成的，在这一过程中对次要因素和个体差异往往忽略不计，最终使“病”成为一种脱离具体患者的抽象的疾病模型，治疗原则也是注重对“病”的客观指标的调整，而往往忽略个体患者的反应。

3. 方法论的差异 在方法论上，东方文化重视调和，而西方文化强调对抗。东方文化重视调和的思想又称为“中和思维”，是指在观察分析和研究处理问题时，注重事物发展过程中各种矛盾关系的和谐、协调、平衡状态，不偏执、不过激的思维方法。中和一词，最早见于《礼记·中庸》：“中也者，天下之大本也；和也者，天下之达道也。致中和，天地位焉，万物育焉。”在中国哲学中，“中”即中正、不偏不倚，是说明宇宙间阴阳平衡统一的根本规律，以及做人的最高道德准则的重要哲学范畴；“和”即和谐、和洽，是说明天、地、人和谐的最佳状态，以及人类所共同向往的社会理想境界的哲学范畴。中和思维的基本特征是注重事物的均衡性、和谐性，行为的适度性、平正性。平衡和不平衡是事物发展过程中的两种状态，处在均势、适度、协调、统一的状态，也就是处于中和的状态；反之就是不平衡，就是背离中和状态。

中医学中和思维体现在许多方面，如阴阳五行的动态平衡、阴阳失调的发病机制、调和致中的治病原则等。在养生防病时，特别注重调和阴阳、饮食有节、起居有常、清心寡欲、精神内守，旨在使人与自然环境和社会环境保持和谐统一的关系。《素问·生气通天论》云：“凡阴阳之要，阳密乃固。两者不和，若春无秋，若冬无夏。因而和之，是谓圣度。”其中一个重要方面是人与自然的和谐。因而中医学讲求“天人合一”的整体观念，注重“法天则地”，顺应自然，以此作为中医治病养生的一大原则。

西方文化重视人的个性，人类社会中过于张扬的个性往往形成过多的冲突。在人与自然的关系方面，也往往体现为“天人对立”的思想。他们强调人是自然界的主宰，不是把人类单纯地看作有机自然的构成部分，而是视为自然界的对立物，为了人的福利而不断去增强认识自然、改造自然的力量。西医的治疗观，强调通过对抗或补充手段消除外因来克服和战胜病邪。在科学技术的推动下，西医治疗手段不断发展，用手术疗法割除甚至替换病变部位，用抗生药

NOTE

物征服令人生畏的生物病源体以控制传染病和寄生虫病，取得了许多进展，但同时也存在诸多手术后遗症、化学药物副作用、抗生素失效等负面后果。

（二）不可通约的理论体系

“不可通约”是现代科学哲学的术语。通约本来是数学术语，科学哲学用来说明不同科学理论之间的关系，本质上不相同的两种科学，即不可通约。

由于中医和西医都是研究人体生命与健康的学科，因此人们一直认为两者是可以相通的，中西医汇通的思想即以此为基础。但经过一百多年来的讨论，人们发现中西医两者的文化基因不同，很难在保持各自基本特征不变的情况下融汇互通。因而许多学者根据科学哲学的理论，指出中西医两者具有不可通约性。

1. 研究对象不可通约 表面上中西医研究的对象同为人体与疾病，但其内涵有本质区别。中医研究的具体对象，是以活的整体状态的人为中心而扩展的。所谓活的整体状态，包括生理和病理的两个方面。因此，中医医生通过望、闻、问、切四诊所获取的自然流露于外的机体反应状态，即中医学所说的证候。证候不仅仅反映患者的身体状况，可能还涉及患者所处的社会条件、自然环境气、文化素养、性格特征等因素，也就是完整的“人”。而西医从其文化基因出发，其诊“病”主要看客观结构的变化，从组织、器官水平到细胞水平，又从细胞水平到分子水平，力求在最微细的水平上研究机体的结构与功能。通俗地说，中医以“人”为对象，西医以“病”为对象。现在西医虽然也提出生物－心理－社会模式，但其心理、社会和生物医学三者实质上是不相融合的三个医学分支，观察的仍然不是完整的“人”。

2. 研究方法不可通约 中医用整体综合的方法研究人体与疾病，在研究方向上，对整体了解得最多，或者说收集诊治对象的信息越全面，就越有利于辨证。相反，西医寻找“病”的客观指标，只需要精准的局部定位或具体的单一指标，其他大多数信息，往往当作无关信息加以忽略甚至丢弃。由于方法的不同，诊断价值和治疗标准就大相径庭，很难取得一致的认识。

3. 基础理论不可通约 中医的基础理论，如阴阳五行，具有理论模型的意义，这一模型具有动态可变的特点，人体内具体的某一组织或功能在不同情况下可能被赋予不同的属性，这与西医理论概念的确定性有很大不同。中医的脏腑，更多的是功能意义的概念，它们虽以心、肝、脾、肺、肾、大肠、小肠、胃、胆、膀胱等名称命名，带有粗浅解剖的影子，但随着中医理论的发展已经不完全是西医所指的脏器。中医的藏象，甚至还包含有天人相应的信息，如恽铁樵在《群经见智录》中称中医的五脏是“四时之五脏，而非血肉之五脏”。此外，像中医的气血、经络，也是在特有的认知方式下形成的概念，在西医理论体系中无法找到完全对应的概念。要想保持各自的理论形态来进行沟通融汇，只会带来认识上的混乱。

4. 病机理论不可通约 在中医看来，疾病的发生是外在的自然、社会因素与内在的精神情志、机体状况共同作用的结果，对于疾病的机理，中医归纳为风、寒、暑、湿、燥、火、痰、瘀、毒等病邪，以及阴、阳、表、里、虚、实、寒、热等证型。这些术语都是信息性病机模型，而不是实实在在可以找到的客观特质。因此，西医药理论下发明的药物无法针对它们进行治疗。反之，中医这些概念可以容纳西医的各种疾病，但不具备西医理论下的精准特性，也不能直接指导西药的应用。

中西医理论体系的不可通约，源自两者文化基因的差异。所谓“不可通约”并非说两者

NOTE

不可比较或不可并存，只是说明两者不可能既保持原有的形态，又能互相诠释。如果互相融汇，必然有一方，或者两方都要损失自身体系的完整性。而在近代以来的一百多年中，由于西方文化的相对强势，实际上在从汇通到科学化的多次实践中，受损的都是中医。因此，阐明中西医理论体系的不可通约性，可以使人们吸取历史经验和教训，在中西医结合方面注意不要急于求成，以免重蹈覆辙。

二、树立中医文化自觉

中西医文化存在不可通约的差异，但又并存且共同为民众健康服务，这是其他科学领域所没有的现象。对此，应从文化自觉的角度，正确认识这一现象。

"文化自觉"是著名社会学家费孝通提出的概念，他在思考全球化高度发展的时代各种不同文明如何相处时，提出与美国学者亨廷顿的"文明冲突论"不同的"文化自觉"思想，通过"文化自觉"达至"各美其美，美人之美，美美与共，天下大同"的理想图景。他提倡重新认识中国传统文化，将其中的新资源作为新文化的发展基础，使中国达到自主转型的目标。在科学文化和医学文化的领域内，提倡中医的文化自觉尤为重要。

（一）从科学认识论谈文化自觉

科学认识论认为，客观世界的真理应当是一元的，人类的科学不断进步，就越来越接近真理。中西医并存的状况，并非对科学认识论知识观的否定，而只是科学认识过程中的特定阶段。

中西医学都是研究生命与健康问题的学科，客观上其研究主体是一致的。但是以对真理的认识来说，中西医学两者都在发展的过程中，都未能穷尽生命科学的真理。很多医学家都认为，中西医本质上是可以相通的，只是由于双方有不同的发展轨迹，带有各自的文化基因，因而形成不可通约的理论体系。在各自的理论体系中，中医和西医分别用自己的理论模型来认识世界，并分别取得了不能互相替代的成就，可以说二者在不同角度上揭示了真理的部分面貌。

在未来的医学发展中，中西医的不可通约性存在消解的可能性。中医理论体系由于重视整体，可以说从一开始就建立了博大的理论框架，只是它的建构过程是形而上的，带有思辨性，包括运用一些缺乏必然联系的非逻辑性思维方式，以最大程度地容纳实践经验知识，在发展中它需要有效的形而下的技术手段逐步验证与充实。西方现代医学以严格的实验研究作为基本研究手段，以严谨的逻辑思维构建知识体系，在形而下的研究方面不断地积累和发展，并逐渐在线性研究的基础上发展出系统科学和复杂性科学等新的科学认识，在很多方面进一步印证着中医的思想。中西医学双方在各自充分发展之后，认识上的差异必然会逐步缩小，但这可能是漫长的过程。因此，在生命科学发展过程中的相当长一段时期内，应当容许多种医学模式的并存。当然在现实中，不同国家有各自的科学文化背景，对医学采取不同的发展政策。中西医并存是中国近一百多年来的事实，中西医并重则是我国卫生事业独有的国策。中医在很多方面补充着现代医学卫生行政的职能。西方国家普遍以现代医学作为主流，而将包括中医在内的传统医药称为替代医学。而中国实行中西医并重的政策，则是必然的选择。因为中国作为中医药的原创国家，如果不加以保护和支持，中医药就将失去继续发展的可能，从而使生命科学的发展缺失有重要价值的认识角度。从科学文化的角度，中国必须要有自己的文化自觉，并坚持实施正确的发展中医政策。

NOTE

（二）从文化多样性谈文化自觉

文化多样性是人类社会发展到现代阶段的新理念。人类社会的历史，通常被认为是“文明冲突”的历史，各种宗教、民族等文化差异而引发的战争，给人类社会带来深重的灾难。现代西方社会经过深刻反思，开始注重“文化多样性”的观念，这其实与中国古代思想中的“和而不同”是一致的。各个民族的传统文化，是各自重要的精神力量源泉。只有摒弃“文明冲突论”，坚持“和而不同”的理念，多元文化才能够和谐共存。

在人类知识领域中，科学的客观性虽然具有巨大的影响力，但也不能完全代替人类心理、情感和文化的需要。医学是科学领域内最为特殊的学科，它面对有生命和情感的“人”，不仅需要科学手段，也需要人文关怀。因此，哪怕各民族的传统医学与现代科学最终能在客观知识方面达成一致，现实中可供选择的多样性医学模式共存可能仍有其价值。《后汉书·华佗传》曾记载古代名医华佗的一则案例：“又有一士大夫不快，佗云：‘君病深，当破腹取。然君寿亦不过十年，病不能杀君，忍病十岁，寿俱当尽，不足故自刳裂。’士大夫不耐痛痒，必欲除之。佗遂下手，所患寻差，十年竟死。”这一案例的启示意义是，在最终结局相差不大的情况下，医生和患者可以根据不同的情况选择不同的治疗方式。所以，不仅现代医学与中医学，世界其他传统医学与我国多种民族医学的存在与发展也都有其积极的意义。也正因此，“中医针灸”于2010年11月16日成功入选联合国教科文组织人类非物质文化遗产代表。

与世界其他传统医学相比，中医学也有着独特的优势。其中，中华文明的延续性是最重要的文化背景。中国作为一个政治实体，朝代虽有分合或更替，传统的思想学术和道德价值观一直得到延续，未曾为外来因素所中断。相比之下，古希腊文明和古印度文化都有明显的中断，来自其他文化的继承者并不能在思维和文化上完全地传承原有文明。而中国传统文化始终是传统医学的发展基础，文明的稳定性为医学经验的长期积累和医学理论的创新提供了良好的基础。在理论形态上，中医的阴阳五行体现出深刻的辩证精神，与古印度的三原质说和古希腊的四体液说各有千秋，而在技术和经验的积累方面更胜一筹，包括中医方剂君臣佐使、七情和合的系统理论，在独一无二的经络学说基础上的针灸疗法等，其独特性都得到世界公认。

三、中医文化的现代价值

由于中华文化和中医药学的特殊生命力，在近代西方文化全球扩张的浪潮中，能够在积极应变中保持着自身的完整性，并且体现出重要的现代价值。

首先，传统中医学的医学思想为现代医学回归“大医学”观念提供借鉴。医学作为维护健康的学问，就其职能来说是包容广泛的。人是生物机体、心智道德和社会角色的统一体。医学应当治人，而不仅仅是治病。近代以来，生物医学的进步过于将医学局限在机体方面，这种缺憾已在其应用中充分体现出来。中医药以“天人合一”的整体观为依据，将人的社会属性与自然属性、精神活动与生理活动视作不可分割的整体来对待，因而体现了人文与科学相融合的特征。在健康和疾病的问题上，中医学主张防重于治，注重养生，养生的方法以心理卫生和心的调摄为首要，把人与自然、心理与生理、道德修炼与治疗保健很好地统一起来。而这些正是在科技高度发达的现代，中医药学仍然受到广泛欢迎的原因之一。以预防为例，现代医学很重视预防，但中医所说的“治未病”内涵更为深刻。它实际上强调将预防疾病的选择权和主动权交到患者手上，而不是被动地完成医生的要求。进一步深化“治未病”思想，形成系统

NOTE

有效的方法体系，将会对社会整体带来更大的贡献。

其次，传统中医学的整体认知思维与分析还原法互为补充。在认知上，西方的分析还原思维是把复杂事物分解成为简单的基本单元，然后找出这些基本单元的规律，再用逻辑通过这些基本单元推出整个复杂系统的规律。近代以来，生物医学代表的分析还原方法取得了较大的成就，但这并不意味着传统中医学的直觉认知方法所取得的成就已经过时。中国古代科学方法重视从宏观、整体、系统的角度研究问题，认知思维融直觉认知、形式逻辑和推理于一体，一开始就从整体上来认识复杂事物。例如中医强调天人合一，把人置身于天地自然的运动中来审视；中医的辨证，与西医致力于寻找致病因子不同，着重于分析人体对致病因子的反应，将影响人体的外界因素，宏观地归纳成一定的刺激模式，如六淫、七情或饮食起居等，人体在接受这些因素影响时，其反应通过一定的症状或机能的改变而体现出来，中医通过"以表知里""司外揣内"的方法，结合临床经验的印证，总结出人体与外环境相对应的关系方式；中医的治疗，与西医着眼于特异病因的消除、局部病灶的去除不同，而着重针对"证"的调节和控制。在古代社会的条件下，中医的认识思维超越了技术手段的制约，绕过了因果链的部分具体细节，直接把握了因果联系两端的关系。从这种角度获得的认知与西方实证主义的分析法获得的结论完全不同，而又可以互相补充。

第三，传统中医学可以与最新的科学思想结合。现代科学的观念也处于不断的革新中，而每一次革新都促进了人们重新认识中医的价值。20 世纪 70～80 年代的新技术革命，系统论、信息论和控制论等新学科给中医以重要的启迪，科学界懂得了以黑箱、信息—反馈等观念来看待中医的人体观与诊疗学，打破了近代以来单纯从解剖生理角度评价中医的立场。20 世纪 80 年代开始，科学观又出现了以复杂性科学为特征的转变。人体就是一个复杂性的系统，而中医理论也体现出与复杂性科学相通的特点。最新的科学思想对中医药学整体观和重视平衡协调的特点有了新的认识。中医学始终把人体及人体的健康与疾病作为复杂系统来对待和处理。把对疾病的诊断与治疗放在各种复杂性关系中进行，并且具有与复杂性科学极为相似的研究方法与研究特点。例如，中医的"气—阴阳—五行"模型作为理想化的整体性、模糊性模型，具有高度的自相似性、自组织性，这与系统科学、复杂性科学的部分原理或原则相吻合；中医的"藏象"思维模型，不同于实质解剖的脏器，而适用于系统复杂性的研究；中医的证候，综合了多方面的自然与人体因素，注重因时因地因人制宜，不能简单地定量化，需要多变量非线性系统的控制方法等多学科协作来进行探索。复杂性科学着重研究系统集成的方法对整体性质的影响，以及各个部分之间的关系对整体性质的影响。中医的认知方法与此类似，是在实践中总结概念，升华为原理，再运用到实践中去进行证明。这些表明，形成于古代的中医学思想，与现代最新的科学发展方向有共同点，有着久远的生命力。

此外，在具体医学观点上，传统医学还为医学科学提供了丰富的思想源泉。传统医学疗法的优点，正昭示着医学科技发展的广阔空间。例如传统医学经常采取因势利导、调节平衡的方法，重视人体的基本康复能力。中医的扶正祛邪，就是帮助和发挥人体的抗病能力，然后通过因势利导的方法把有害物质排出体外，从而调整人体的内环境。中医传统的治疗思想给现代医学很多启发。有的学者指出，在现代的消费型社会里，与医药相关的工业产业总在有意无意地误导人们，让人们无止境地追求和消费高技术，相信人类能够消灭疾病。实际上，追求"消灭"疾病不仅不可能，而且导致过度医疗和浪费卫生资源，合理和适度的"妥协"——亦即

NOTE

中医的“和”文化也许更有意义。在应用技术上，传统医学也有诸多优点。例如与现代药物有较多的副作用相比，传统医学的药物由于通常是直接应用天然动植物入药，其毒性含量一般比较低，而且经过长期的临床应用，作用和副作用都已经了解得比较清楚，复方中药物的毒副作用也能互相制约，因而严重的危害不容易发生。中药方剂的复方组成理论，蕴含着数千年来对药物配伍关系及药证对应关系的深刻认识，能较全面地综合调理患者的机体状况。针灸、气功、拔罐、水疗等非药物疗法，更是能够在积极发挥镇痛、调节内分泌紊乱、调节神经功能等作用的同时，不存在任何药物的体内代谢和残留，理应受到人们的重视。

可见，从人类文化多样性的角度树立文化自觉，保护和发展中医药学，是我们必然的选择。过去有一段时期曾把传统文化视为负担与阻力，这是缺乏民族自信与创新勇气的表现；令人欣慰的是，这一思想产生的特定社会历史时期已经过去了。现代文明倡导多元文化和谐共存，最重要的是如何合理定位，优化中西医学的资源配置，更好地共同为人类健康服务。

【复习思考题】

1. 试述近代中西医论争的文化背景。
2. 如何理解中西医学的文化差异？
3. 试述如何树立中医文化自觉。

第十章　中医文化的传播

传播，是指人类传递或交流信息、观点、感情或与此有关的交往活动。从信息学角度来说，传播是社会信息的传递或信息系统的运行。从文化学角度来说，传播是文化的本质特征之一，二者互为依存，相互渗透，相互促进。

中医文化是中华优秀传统文化的典范。中医药绵延数千年的学术体系及对大众日常生活的广泛指导，昭示着中医文化的巨大生命力和影响力，形成中医文化得以传播的前提条件。中医文化也正是在传播的过程之中，不断得以发展与提升，成为构筑中华民族健康理念的基石。作为打开中华文明宝库的钥匙，中医文化的传播具有强烈的现实意义，是时代的迫切要求。当前，随着国家对传承和弘扬中华优秀传统文化的倡导，中医文化的传播得到了大力支持。在2016年8月国家中医药管理局发布的《中医药发展“十三五”规划》中，已明确将“弘扬中医药文化”列入重点任务之一，包括加强中医药文化宣传和知识普及，实施中医药健康文化素养提升工程，丰富传播内容和方式，建设中医药文化传播人才队伍，加强中医药文物设施保护和非物质文化遗产保护传承等。在政府主导和政策保障之下，中医文化的传播正在多元化、多方位、多层面地向前推进。

第一节　中医文化传播的历史

中医文化的形成和发展不是孤立的、片面的，它不仅源于中医医疗活动中，更根植于中国传统文化中。无论是中国各个历史时期的文献典籍、文学及艺术作品，还是中国人的民俗和生活习惯，无不深深被中医文化所浸染渗透。

一、先秦时代中医文化的传播

先秦时代涵盖了漫长的原始社会时期及夏、商、西周、春秋、战国等历史阶段。这一时期，是中国传统文化的孕育期，中医亦处于萌芽阶段，夏代出现了酒，商代发明了汤液，西周时代开始有食医、疾医、疡医、兽医的分工，中医逐渐发展壮大起来，中医文化也随之开始传播。

（一）甲骨文与中医文化传播

商代甲骨文已是相当成熟的文字形式，绝大多数是当时的卜辞，其中有大量反映当时疾病和医疗水平的资料。据统计，已发现并释读的甲骨文卜辞中，记载疾病的有323片，415辞，包含身体生理结构、卫生保健、生育现象等医药卫生词汇，以及针刺、灸疗、按摩等医疗卫生行为等。甲骨文作为早期中医文化的重要载体，真实反映了当时的健康和医疗状况，并将信息

NOTE

传递至今，为我们提供了宝贵的一手材料。

（二）神话传说与中医文化传播

神话是一个民族的文化基型，叙述了人类原始时代的事件和故事。对于中医药的起源及神医治疗疾病的传说，上至史书、下至民间，历代相传，如伏羲制九针、神农尝百草等，使得神话传说成为中医文化传播的重要方式之一。

（三）文献典籍与中医文化传播

文献典籍是传统文化传播的重要载体。虽迄今未发现先秦时期的专门医药典籍，但在当时的文献中却有大量医药内容的记载，尤以药物为多。

《诗经》是我国最早的一部诗歌总集，收集了自西周至春秋时期大约五百多年的诗歌共305篇。其中记载了许多具有药用价值的动植物，本草类药物有60种，虫兽类药物20余种，矿石类药物10多种。此外，《诗经》还涉及病证名称几十种。

《山海经》是一部记载了大量上古神话传说的地理著作，内容包罗万象，反映了先秦时期人们对世界的认识和想象。其中记载药名353种，不仅描述了药物的形态、产地等，还说明其功用和服用方法，对传播医药学知识发挥了重大作用。

此外，在西周时期的典籍中，《周易》载有8种药名，《尚书》载有20种药名。春秋战国时期，《尔雅》记载本草及生物药621种，《庄子》记载药名18种，《管子》记载药名46种，《楚辞》记载药名50种。

近几十年来，各地考古发现了大量秦汉时期的简帛文献，其中不少为医药典籍。如马王堆汉墓出土的帛书《足臂十一脉灸经》《阴阳十一脉灸经》《五十二病方》等，阜阳汉墓出土的竹简《万物》，张家山汉墓出土的竹简《脉书》《引书》等。这些汉代初年入葬的简帛文献反映了先秦时期的医药学发展情况，为研究早期中医学术发展和传播提供了重要资料。

（四）诸子百家争鸣与中医文化传播

先秦诸子的学术思想也影响到了中医药学的形成与发展，在百家争鸣中扩大了中医文化的传播。儒家学说中，孔、孟崇尚心性修养，对医学理论的形成产生了重要影响。如《论语》强调饮食调养和精神修炼，主张“匹夫不可夺志”；《孟子》主张“养浩然之气”；《荀子》主张“制天命而用之”。道家的老庄学说重在养生。《老子》主张“道法自然”，《庄子》主张“恬淡虚无，守神如一”。法家重在说理革新。《韩非子》指出：“道者，万物之始，是非之纪也。是以明君守始以知万物之源，治纪以知善败之端。”“天有大命，人有大命。夫香美脆味，厚酒肥肉，甘口而疾形；曼理皓齿，说情而捐精。故去甚去泰，身乃无害。”善于将治国与治身之理结合。阴阳家以阴阳学说阐析医理。兵家思想重在谋变，对中医辨证之说尤为裨益。

（五）医学教育与中医文化传播

中国古代，师徒授受是医学教育的最主要方式，也是中医文化传播的主要形式。《史记·扁鹊仓公列传》中记载，长桑君授禁方于扁鹊，扁鹊带弟子子阳、子豹行医。《黄帝内经》亦反映出先秦时期多以师生问答方式传授医学知识的场景。马王堆出土简帛医书中的《脉法》开篇即言“以脉法明教下”，后又写到“脉之县（玄），书而孰（熟）学之”。由此可以推断，此类医学文献在某种程度上相当于当时的医学教材，在医学知识的传承中发挥着重要作用。

NOTE

二、秦汉至明清时期中医文化的传播

秦汉至明清时期，是中国传统文化定型及稳步发展的时期，也是传统中医药形成和发展的主要时期。在中国传统文化传播的方方面面都有中医文化元素的体现，极大地促进了中医文化的传播。

（一）借助史料和医学文献传播

秦汉而下，各类医学书籍和经史类典籍成为中医文化传播的主要载体。《史记·扁鹊仓公列传》不仅是我国最早的中医人物传记，也记载了现存最早的中医医案。《汉书·艺文志》中，将医籍分为四大门类，即医经、经方、房中、神仙。在汉代训诂要籍《说文解字》《方言》和《释名》中，共记载中医病名140种，训释医学名词572个，载录本草名296种。从汉代起，中医学理论逐步完善，中医诊疗技术不断提高，《黄帝内经》《难经》《神农本草经》《伤寒杂病论》等中医经典著作问世，促进了中医药学的迅速发展。此后，中医的四大经典著作历经传抄、刊刻、校印、丛刊，先后1000余种版本流传于世。

魏晋南北朝时期是充满战争动乱的三百多年。其间，伴随着民族的大融合及佛教和道教文化的兴起和广泛传播，中医文化的传播也独具特色。魏献文帝皇兴四年（470）颁布的《民病给医药诏》，是较早的通过官方行为为百姓医治疾病的文献记载，为中医文化的传播起到了积极的促进作用。此外，史书传记也是传播中医文化的重要途径。在《三国志》《魏书》《晋书》《南史》《北史》等正史中，先后为华佗、皇甫谧、葛洪、陶弘景、王显等26位名医立传，既肯定了这些医家的成就，也在不同层面弘扬了中医文化。这一时期，是我国医书创作的繁荣时期。很多医家对医药典籍进行了整理和注释阐发，极大地促进了中医的发展和传播。如三国时期太医令吕广注《八十一难经》，是注疏经典理论医著的开端。之后，王叔和整理《伤寒杂病论》，全元起注《黄帝内经》，陶弘景注《神农本草经》，皇甫谧以《素问》《灵枢》《明堂》三书为蓝本撰集《针灸甲乙经》等。这些都为日后的中医文化传播打下了坚实的基础。

隋唐两代是我国汉晋后的第一次大一统时期，唐朝也是我国古代最开放、最繁荣的时期。科技的发展促进了文化的传播，如雕版印刷术促进了医学书籍的出版印刷和广泛传播。唐代的《新修本草》是世界上第一部由中央政府颁布的药典，亦作为医学教材使用，是当时传播最广、影响最大的医药学文献。隋代巢元方编著的《诸病源候论》，孙思邈的《备急千金要方》和《千金翼方》，王焘的《外台秘要》等较大型的医药著作，都通过各种形式流传下来。五代时期的《蜀本草》《海药本草》反映出当时药物的交流传播情况。此外，20世纪初发现的敦煌卷子中的医药文献，亦是研究这一时期中医文化向外辐射传播的重要资料。

宋代中医药的发展与历朝皇帝重视医药事业有很大的关系。宋太祖赵匡胤命修《开宝本草》，宋太宗命修《太平圣惠方》，仁宗时期成立校正医书局，修《针灸铜人腧穴图经》，铸造针灸铜人，对历代重要医籍进行收集、整理、考证和校勘，为中医药的传播奠定了坚实的基础。宋金元时期皆设有医药卫生行政机构，重视医学教育。宋代开始，医学出版业得到发展，并由官方向民间延展。医家多有私人出资刊刻医书者。与官刻本相比，坊刻本具有名目新、刻印快、行销广的特点，民间书商对医书的刊印，出于赢利的目的，刻书数量较大，种类丰富，利于医书的流通与传播。

金元时期医学流派形成。先出现河间、易水学派，后又派生出攻下、补土、滋阴等不同学派，造就了一批名医。刘完素《素问玄机原病式》提出火热论，张从正《儒门事亲》提出祛邪理论，张元素《脏腑虚实标本用药式》创立脏腑辨证理论，李东垣《内外伤辨惑论》《脾胃论》阐述内伤学说及脾胃论，朱丹溪《格致余论》提出“阳有余而阴不足”论等。这些名医及其医学著作的出版、刊行，对中医药知识及文化的传播贡献巨大。

明清时期的大型文献整理，首推明代《永乐大典》和清代《四库全书》，二者都保存了不少前代珍贵的医学资料。《永乐大典》目前仅存残卷。《四库全书》保存较为完整，其中收录医学书籍191种，除了元以前的医学著作外，还收录了大量明清名家医著。在历代正史记载中，清史对医药文献的记载最多，如《清史稿》记载中医典籍212部，附有简介的中医文献有94部，并有“译书”，说明西方医学传入已经初具规模，这都为中医药的传播做出了巨大的贡献。明清时期，医药知识更加普及化，表现为医学普及读本增多，如刘纯《医经小学》、汪机《医读》等。采用歌诀体裁、方便学习诵读的医籍也增多，如李时珍《濒湖脉学》、汪昂《汤头歌诀》、陈修园《医学三字经》等，扩大了中医文化传播的广度。

（二）借助文学和艺术作品传播

在中医文化的传播历程中，文人群体起到了重要的推动作用。虽然大多数文人不以医为业，但他们都或多或少对养生和医药知识有所了解，并在文艺作品中反映出来。这些文艺作品的传播，同时带动了中医文化的传播。

汉代文人以辞赋家居多，出现了司马相如、东方朔、刘向、杨雄、张衡、蔡邕等著名文人，他们的作品中论医之辞，以养生为多，或涉及医理杂论。如蔡邕论四时月令之杂气，张衡论生物本草与心理别志等。此外，西汉至东汉大约400年间创作了大量的诗歌作品，其中有文人创作，也有民间歌谣。由于汉代受神仙方术的影响，这些诗歌中大都体现出了对植物药性的认识和对健康长寿的美好愿望。汉代帛画盛行，现存帛画均出自汉墓考古发掘，其中与医学相关的最著名帛画为马王堆三号墓出土的《导引图》，共有图像四十余幅，细腻地描绘了各种呼吸和运动姿势，以及对各种疾病的预防与治疗，并附有导引名称。汉画像石内容丰富，取材广泛，反映了汉代的社会状况、风土人情、宗教信仰等。其中与中医文化相关的主要有两大类，一是仙药采制图，一是神医针灸图。另一个重要的形象就是鸟医图，我国东方沿海一带古称东夷，又称鸟夷，在出土的汉画像石中医者形象则为半鸟半人，作针刺或持药之状，据此可见医药文化在社会上的流传情景。

三国魏晋南北朝时期，文人多重服食养生，诗文创作的内容上涉及求仙长生、服食采药者蔚然可观。魏晋南北朝亦是笔记小说盛行的时代，在《世说新语》《搜神记》《神仙传》中，记载了很多名医的传闻逸事，包括治疗疾病和实施针灸等，也使得这些医疗事迹在传播中蒙上一层神化的面纱。

唐代是我国诗歌的大发展时期，不少著名诗人都兼通医理，如王勃善医药，李白懂丹术，杜甫明草药，白居易好养生，都具有鲜明的个人风格和时代特征。刘禹锡被白居易称为“诗豪”，亦通医药，著有《传信方》一书，其中的条目被历代方书如《证类本草》《普济方》等引用，流传至今。唐代还流行药名诗的创作，诗人借药名抒发内心情感，既体现了文人雅趣，又促进了中药名的普及与传播。唐人小说中涉及医药内容的记载也很多，如《酉阳杂俎》有大量篇幅涉及医药卫生知识，全书收载药物84种，其中外来药就有31种。

宋代以后，医家传承日渐依附于儒学，出现“儒医”的概念。医书开始广泛流传于民间，扩大了民众接触和学习医学的机会。大量儒生和文人尚医，像苏轼、沈括、欧阳修、王安石、陆游等均精通医药，他们把儒家的心性修养与医术结合，在诗词歌赋中表现中医药，实现了中医药学传播方式的多样化，促进了中医文化向普通民众推广和普及。这一时期，是药名诗发展的鼎盛时期，参与创作的诗人众多，如王安石创作的《和微之药名劝酒》、黄庭坚的《荆州即事药名诗八首》等诗歌。宋代最著名的药名诗人是陈亚，著有《澄源集》《药名诗》两部诗集。从总体看，宋代药名诗的创作内容与主题，以及艺术形式和表现手法方面，都比唐代有很大的发展，从而推动了中医药的普及和传播。

明清两代通俗小说极其丰富，著名的有《水浒传》《三国演义》《西游记》《红楼梦》《聊斋志异》《儒林外史》《镜花缘》、“三言二拍”等。这些作品中或多或少地都涉及疾病、医药及养生知识，尤以现实主义小说为多。以《红楼梦》为例，作者曹雪芹通晓医理，能将中医融入日常生活，彰显中医文化底蕴。书中人人谈医，从中医基础理论到临床各科诊疗康复，均有生动的描写，有案例可查，并体现了未病先防、养生延寿、食疗保健等思想，同时对当时的医疗行为进行评述、解析，对中医文化起到了推广和传播的作用。另外，清嘉庆年间的医药题材小说《草木春秋演义》“集众药之名，演成一义，以传于世”，虽为游戏之作，但延续了治身与治国相关的传统观念，其中的涉医部分可以看作是中医学科普的先驱，对医学知识的传播产生了积极作用。

（三）通过医学教育传播

作为中医文化传播的有效方式，中医教育在这一时期内得到进一步发展。魏晋南北朝时期的中医教育仍然以民间教育为主，主要是师徒传授和家世相传。随着社会及医学发展，魏晋南北朝时期开始出现政府举办的医学教育机构，为隋唐时代的医学教育高度发展奠定了基础。

隋唐时期是我国医学史上医学教育最为进步的时代之一，不但继续延续着家传和师徒相授的优良传统，更开创和发展了学校教育。其规模之大，课程设置之新，教学目标之高，考核之严，教育制度之完善前所未见。隋唐时代的医学教育继承并传播了中华民族的医学精华，为后世医学教育的发展起到了重要作用。

明清医学教育形式包括官办医学教育和民间教育。在明清时期，官办中医教育规模进一步扩大。明代的医学教育隶属太医院，内设医学提举司，负责中央与地方的医学教育工作。清代太医院设院使、左右院判掌考九科之法，主持考核和培训。民间医学教育形式灵活多样，包括书院、家传、拜师学徒等。民间医学教育仍是当时医学教育的主体，家传仍是中医学传承的重要形式，师授和自学是重要途径。明清时期书院事业繁荣，医学教育也随之发展出学术团体式的讲学、研讨方式，如清代最著名的医学学术团体“钱塘医派”。这种医学学术团体行医、讲学，开展医学研究和教育，是清代中医文化传播的重要方式。

三、近现代中医文化的传播

在近代中国剧烈的历史变革中，一些有识之士急于找到中国落后挨打的原因，寻求救国强民之道，开始把目光投向给自己带来创伤的西方世界，同时开始对传统的旧学体系进行检讨和反思。中医学是中国传统文化的载体之一，在社会政治和思想大变革的时代，革命者为了彻底否定旧政治、旧传统、旧文化，把中医也当作封建文化一并否定，致使中西医的学术之争带上了强烈的政治色彩。陈独秀、胡适、丁文江、鲁迅、周作人、傅斯年、郭沫若、梁漱溟等都曾

NOTE

批判中医，国民政府也曾多次颁布政令要废除中医。即便如此，中医药及其文化也并未在中华大地消亡，反而繁荣发展到今天，这足以证明中医药的影响之深远，根基之牢固。中医文化已经随着中国传统文化融入中华民族的基因里，是无法剔除的。

新中国成立后，党和政府高度重视中医药学的发展，在政策上给予高度扶持。1955 年起，根据毛泽东的指示，在中央人民政府卫生部的指导下，自上而下，有组织、有计划地开展了全国性西医学习中医的运动，并确立了“创造中国的新医学”的目标。1958 年 10 月，毛泽东肯定了全国第一届“西学中”班的成绩，并做出重要批示：“中国医药学是一个伟大的宝库，应当努力发掘，加以提高。”“西学中”运动提高了中医的社会地位和学术地位，有效地促进了中医学术的传承和发展。由此，中医药行业逐步纳入政府管理体制，得到了长期的支持和保障。目前宪法明确规定“国家发展医疗卫生事业，发展现代医药和我国传统医药”，为中医文化的建设提供了政策保障。

四、中医文化的国际传播

中医文化的国际传播与交流，早在先秦时代应已开始。从当前的文献记载来看，将中医文化传播到日本的前驱者当属徐福。徐福作为方士，相传精通医术，尤其是采药和炼丹，被日本人尊为“司药神”。如果徐福东渡日本之传不虚，必然推动中医文化在日本的传播。

两晋时代，随着印度佛教的东传，佛学中的医学内容也随之传入中国，如《龙树菩萨方》《婆罗门药方》《龙树论》等。我国医学也开始对印度医学产生影响，如公元 6 世纪高僧宋云在《行纪》中就介绍了华佗医术在印度的传播情况。我国药物在印度被誉为“神州上药”。562 年，吴地僧人智聪携《明堂图》共 164 卷到日本，对日本针灸医学影响巨大，促使了日本汉方医学的形成和发展。中朝两国的医学文化一向交流密切，据朝鲜《三国遗事》记载，当时去朝鲜的中国僧侣顺道、阿道、墨胡子等皆通医术，出入于宫廷，边传教，边治病。葛洪《肘后方》、陶弘景《本草经集注》等也相继传入朝鲜。

隋唐时期，中国医学是日本遣唐使们学习的重要内容之一。同时，中国学者亦远赴日本，曾经六次东渡的鉴真和尚就是其中的代表，他在日本讲授佛学的同时亦传授中医药知识，为中医在日本的传播做出了贡献。中朝两国的医药交流在隋唐时也颇为频繁，当时已有高丽、新罗学生来中国留学，同时政府也派遣使节来到中国。朝鲜国内有很多医学制度是模仿中国制定的。如公元 769 年，唐政府颁行《广利方》，令各州、府、县抄写流传，以备流行病的防治，朝鲜政府即派遣使节向唐政府请求得到此书。

中医文化的国际传播从隋唐至宋元日盛。阿拉伯人苏莱曼的《东游笔记》中，描绘了当时医药通过陆路和海路频繁交流的情况。公元 11 世纪，号称“中东医圣”的阿维森纳（Avicenna，980—1037）所编著的《医典》中有许多内容就是从中国医学里获得的，如脉象名称、诊断与治疗方法等，其中记载药物八百多种，有很多是产自中国。又据元人周处的《真腊风土记》记载，中国与柬埔寨之间商品货物、医药学术来往频繁。同时，这一时期中医海外传播的诸多史实，还可以从《马可·波罗游记》中得到印证。该书不仅记载了中药及其神奇功效，还记述了作者在苏杭亲历的名医、医术等，间接地把中国医药向欧洲做了一次介绍。

明朝最有代表性的中医文化海外传播，当属郑和下西洋。郑和曾先后七次下南洋和西洋，足迹到达欧、亚、非三大洲，给当地带去了不少中国药物，又带回许多新的动、植物品种，丰

NOTE

富了中国本草的内容，推进了中医药的交流和传播。这一时期，中医文化继续对我们的邻国发挥巨大的影响。被称为日本医学界“中兴之祖”的曲直濑道三是在研究朱震亨等中国名医的学术思想基础上有所建树的，而当时的竹田昌庆等日本名医也曾到中国留学。朝鲜在这一时期也经常派医生到中国学习，现存的《医学疑问》一书，就是朝鲜医生崔顺立和中国医生交流经验的记录。金礼荣等编著的《医方类聚》与许浚编著的《东医宝鉴》等都是中国医药学在海外传播、发展的重要成果。

清代，中医文化的传播范围更为广泛。除继续与东亚、东南亚各国保持密切联系之外，与西方世界之间的交流也更加频繁。17 世纪的波兰传教士和汉学家卜弥格是第一个将中国古代科学和文化成果系统地介绍给西方的欧洲人，其中的主要成就是介绍中国的中医。他著有《中国医药概说》《中国诊脉秘法》《中国植物志》等书，将《黄帝内经》《脉经》及中草药、针灸穴位等知识带到欧洲，开启了西方对中医的研究，推动了中草药的西传，为中医文化的传播做出了重要的贡献。从清代康熙年间起，俄国开始派留学生到中国学习，其中包括中医药知识，种痘、防痘的方法及接骨术等。18 世纪时，李时珍的巨著《本草纲目》先后被摘译成法、英、德、俄等各国文字，在欧洲国家广泛传播，对于世界医学的相互交流和促进产生了重要影响。

第二节　中医文化传播的形式

文化传播是一个复杂的现象，因不同社会、不同历史阶段，以及传播的具体内容、对象等因素，而有着不同的特点和表现形式。从中医文化传播的方向和途径来看，中医文化的传播往往从核心源出发，在空间上逐步向外扩散，在时间上逐渐向后传递。前者往往称为“文化扩散”，有时也等同于狭义的文化传播；后者即“文化传承”。在每个传播的关节点，信息可能重新被诠释和整合。这使得中医文化在传播过程中，既有着一脉相承的思想内涵，又有着时代化和个性化的形式与内容的创新。

中医文化传播具有不同的方向和层次。总体上看，其传播路径可分为对内和对外两个大方向，并由政府组织、专业人士、社会公众等主导，通过自身传播、人际传播、群体传播、组织传播、大众传播等多种类型和层面进行中医文化传播。

根据中医文化的特点和发展历程，我们将其大致分为业内传承、社会传播、跨文化传播三种形式。

一、中医文化的业内传承

传承，指对学问、思想、技艺等方面的继承、传续的过程。传承是一类具有特定意义的传播方式，也是传播在教育领域的代表形式，而教育是文化传播最重要的途径之一。它由“教师一学生”构成传播的主干，由教师作为传授知识的主体，以人的语言、行为（或书籍）作为传播媒介，以学生接受知识为目的。传统的传承过程，更重视传授内容的单向流动，传承的效果取决于学生是否完整地接受了教师传递的信息。学生向教师角色的顺利转换，保证了传承体系的延续性。

作为广义文化范围的中医药学，业内传承是其历史发展过程中的主流传播方式。传统中医药专业教育虽然不以文化为主要内容，但中医文化正是通过理论学习和技术实践，潜移默化地影响着被教育者，特别在医德伦理、思维方式等方面，能进一步促进学习者专业水平的提升。

中医文化业内传承的具体形式又可分为师承教育和院校教育两大类。

（一）师承教育

师承教育是最具中医文化特色的传承方式，也是历史上占主导地位的中医教育模式，迄今亦已成为中医制度文化的重要组成部分。虽然可再根据传授者和受传者的身份细分为家传和师徒传授，但二者本质上并无不同，都是以师长为知识传授者，晚辈或徒弟作为知识接收者，双方建立起针对性强的紧密联系，通过长辈口传心授的具体指导，将中医理论、临床技能和思想观念传递给后辈，而后辈弟子主要通过侍诊抄方等跟师学习的行为，掌握老师的思维方法和诊疗特色，从而继承学术思想，体悟中医文化。中医历史上多数名医都师出有门，如扁鹊传自长桑君、张仲景传自张伯祖、南朝徐氏家传世医等等。

师承教育在中医药事业传承中具有不可替代的优势。师徒双方往往目标明确，教与学的意向皆强，实践操作过程与学习过程叠加，使得徒弟的临床能力能够较快地得到提高，老师独特的临床经验和学术思想能够得以重视和传承。特别在中医文化的传承方面，老师的言传身教能起到“润物细无声”的效果，让学生在不经意中接受传统文化的熏陶，树立对中医的信心，培养良好的医德规范。

但师承教育也有明显的不足之处。比如培养规模较小，难以适应当今社会对于医药人才的大量需求；在教育内容上，完全受到老师能力的局限，导致培养水平的参差不齐；在学术上易受学派门户之见的影响，难以兼容并蓄，而致创新发展能力不强。所以，在当前，师承教育多作为院校教育的补充和提高，由政府和专业机构主导，建立高级师承教育培训班，为名老中医选择继承人，以跟师学习与经典研读为主要方式，注重实践感悟与医德医风的培养，以期更好地传续中医文化。

师承教育之中，还存在一种特殊的传承方式，即“私淑”，指没有得到某人的亲身教授，但敬仰其学，通过学习著作或与传人交流而传承其学术，并尊之为师。在中国学术的发展脉络中，私淑形式比比皆是，如孟子称“予未得为孔子徒也，予私淑诸人也”（《孟子·离娄下》）。中医文化传承中，不少名医即是通过私淑方式进入医门并成就卓著的，如金元四大家的张从正私淑刘完素，清代名医何梦瑶私淑明代医学大家王肯堂。还有许多古代知识分子受“不为良相，便为良医”的感召，学习《黄帝内经》《伤寒论》等经典并积极从事医药事业，自称岐黄或仲景门人，形成中医历史上具有代表性的“儒医”群体。他们的加入使中医文化内涵得以深化，广度得以拓展，有力地促进了中医文化的传承与创新。

（二）院校教育

中医院校教育古已有之。据史书记载，最早可追溯到南北朝时期刘宋政权建立的医学教育机构。唐代官办医学教育已趋完善，有中央和地方两级医学教育制度。宋代有翰林医官院和太医局等机构，负责医生的培养、选拔、考核等。但是这些官办医疗教育机构规模小，多为皇家和上层阶级服务，因此无论在医疗技术还是文化传播上，都没有形成重要的影响。明清时期，伴随着社会医学文化气氛的活跃，民间还出现了集讲学、临诊、著述、研究为一体的中医书院，代表性的如清代名医张志聪在杭州创立的“侣山堂”。中医书院集师承教育与官办教育的

NOTE

优势于一体，对中医学术和文化的传承有着不可磨灭的价值。

清末民初，由于政府腐败、国力衰退，西方文化涌入中国，传统文化面临数千年未有之变局。中医界的有识之士意识到，为救亡图存，传续中医药事业，必须汲取西方的先进思想、理念和方法，尤其是要改革中医药教育。20 世纪伊始，小规模的中医讲习所、中医专门学校等在全国各地陆续开办。据不完全统计，1904～1948 年，仅在上海一地，就先后创设中医教育机构 46 所。这些中医学校不仅开设传统中医教育的课程，还引进了西方医学和现代卫生学的知识，中医的思想文化与制度文化至此产生了一次大的变革，其影响效应直至今日。

新中国成立之后，中医院校教育逐步走向正轨。在政府制定的方针政策引导下，高等中医院校率先在北京、上海、广州、成都建立，中医药教育纳入国家高等教育体系，专业、学制、课程、教材也逐步在全国统一。中医的院校教育注重规模培养、规范运作，但也带来理论脱离实际、教学方式单一、忽视文化和素质教育等问题。因此，在院校教育中导入师承教育、加强中医经典和传统文化的学习，是在中医院校教育中促进文化传承的重要手段。

如果说以往的中医文化传承多以附着于中医药专业教育的形式进行，进入 21 世纪以来，文化的传承创新正式列入高等教育功能，中医文化学作为一个独立学科逐渐被承认，中医文化研究的队伍也在不断扩大加强，文化对于中医药发展的引领作用已经形成共识，中医文化的业内传承进入一个崭新的可持续发展时期。

二、中医文化的社会传播

中医文化的社会传播，是指在同一社会文化体系中，中医文化针对中医药行业之外公众人群的所有传播方式。与业内传播偏重于专业性、系统性不同，中医文化的社会传播更重视传播效果，即公众对于传播内容和方式的认可、接受程度。

在中国传统文化受到西方文化的冲击之前，中医文化作为传统文化的一部分，其社会传播并未作为问题进入研究视野，或者说，中医文化在此之前并未有意识地主动开展社会传播。因为中医无论作为医疗方式或是文化，公众没有更多的选择，而中医文化作为生活方式已经深入到社会的各个层面，民众对其认可与接受是理所当然的事情。但近现代以来，面对异质文化的强势挑战，中医文化必须奋起应对。大众对中医文化的认可和接受在某种程度上决定着中医药的发展前途，因此中医文化的社会传播成为一项重要而紧迫的任务。

从中医文化社会传播的性质和目的出发，大致可分为医疗服务传播、科普传播、商贸活动传播、民俗文化传播等几个方面。

（一）医疗服务传播

中医药的主要任务是开展社会医疗活动，为民众的健康服务。临床疗效是中医药存在的最重要理由，也是中医文化得以发展壮大的前提条件。因为中医虽有浓郁的文化属性，但绝不仅仅是文化，还是一门实用的科学技术。医生通过面对面的人际交流，向患者传递疾病情况，提供诊疗手段，指导生活方式，从而建立起高效、稳固、顺畅的传播渠道。医生作为传播者，所传播的信息针对性强，患者接收程度高，前者更能随时接收受传者的反馈。因此，中医诊疗活动是最直接、最有效的文化传播方式。这也要求中医药的从业者本身具有较高的专业水平和文化素养，能在准确诊断病情、提供最有疗效方案的基础上，从一言一行中体现出中医文化的韵味，使得患者对中医文化产生关注和认同。

NOTE

（二）科普传播

中医药具有科学技术的核心属性，理应属于科普工作的范围，而科普传播本身就是一种社会文化活动。因此，中医药科普既是在传播科学，又是在传播文化。

中医药科普应以宣传中医文化为目的，传播者当以能担当“意见领袖”的中医药专业人士为主，选择真实、有效、业内公认的中医药科学知识为主要传播内容，深入浅出，用公众易于理解、乐于接受和愿意参与的方式进行，同时注重文化创意和社会反响。切忌信口开河、歪曲事实、夸大其词、断章取义，或掺杂商业利益因素，更要杜绝伪科学和文化糟粕的介入。

科普传播是当前中医文化社会传播的主流，覆盖面广，形式多样，最常见的是各类报刊和网络上登载的科普文章、科普图书、科普宣讲活动，以及广播影视中的科普节目等。应该看到，目前的中医药科普传播与社会大众追求健康、深入了解中医文化的需求还有一定距离，如何让更多的专业人士加入中医药科普队伍，创作更多优质的中医药科普作品，同时加强监管与评价，是亟待解决的问题。

（三）商贸活动传播

商贸活动是中医文化传播的重要途径之一。从出发点看，商贸活动以物质和货币的交易为形式，以获取利益为最终目的，但伴随其过程，亦产生文化上的交流与传播，尤以物质文化、技术文化为明显，但在“物”的背后，还隐含着行为、制度甚至思想的影响和渗透。如东西方在古代通过丝绸之路的贸易活动，使得丝绸、茶叶、瓷器进入西方，同时输入大量香料药物，对我国中古时代的医疗产生了重大影响。

商贸活动在当今社会，与中医文化传播亦有着密切的关系。具体包括药品、器械、保健品等与中医药诊疗及养生保健相关产品的生产、推广与销售活动，中医药的产业化和中医药文化的产业化，中医药服务贸易等，大众在日常生活中经常接触到的有中药、保健品或诊疗器械的推销广告、医疗机构和医药企业的宣传材料等。它们在推销产品的同时，也向大众宣讲一些中医药知识和理念，在客观上有效地推进了中医文化的传播。但由于商贸活动的终极目的是盈利，因此在其产品和传播流程的监管上还需配套的法律法规来保障，也需通过科普工作使大众提高对优秀中医文化的甄别辨识能力。商贸活动对中医文化的传播效应还远远播散到跨文化传播领域，产生了全球化的广泛影响，值得我们进一步重视和发展。

（四）民俗文化传播

民俗指一个民族或社会群体的民众共享并传承的风尚习俗。它既是社会意识形态之一，又是一种历史悠久的文化。传统医药文化中有相当多的内容同时也是民俗文化的重要组成部分。当前，民俗文化更多以“非物质文化遗产”的表述形式进入人们的视野。2010 年，中国针灸正式进入联合国教科文组织的“人类非物质文化遗产代表作名录”。2011 年 6 月施行的《中华人民共和国非物质文化遗产法》中，传统技艺、医药和历法都被列入我国的“非物质文化遗产”而得到重视和保护。

与其他许多物质和非物质文化遗产不同的是，我国的传统医药文化至今在民间还有着强大的生命力，它不仅仅是陈列在博物馆中的收藏品，或仅得到少数人的了解和传承，而是作为一种生活方式深深扎根在民众的心底。比如因时因地因人的养生原则和方法、日常生活中的食疗食养、保健推拿的基本手法，在大众传媒中是最受欢迎的内容。

与其他文化传播相比，采用民俗文化方式传播中医文化，其传播过程更为纷繁复杂。有时并不能准确地追寻其信息源头，传播者和受传者的角色转化更为常见，传播更具多向性和多元化的特点，可以涵盖各层次人群，传播效果也比较理想。不足之处在于，信息在传递过程中容易因多次解读而产生歧义和误解，从而丧失部分准确性和真实度，因此仍需得到权威专家的参与、指导和提升，避免信息的偏差和讹误。

三、中医文化的跨文化传播

跨文化传播，是指处于不同社会文化背景中的个体、族群及国家之间的文化交流和信息传播活动。既包括日常生活层面中，来自不同文化背景的成员在互动中产生的冲突、交流、理解和融合，也包括不同文化系统之间进行交流和互动的过程及产生的影响，以及在这一过程中发生的文化融合、发展和变迁。

跨文化传播亦是文化横向扩散的一种方式，其传播范围较社会传播更为广泛，在传播方法上可以互通互用。在早期，人员迁徙和贸易活动是跨文化传播的主要途径。随着历史的发展和科技水平的提高，人、群体、国家之间的接触日渐频繁，信息交流日趋便捷，世界逐渐进入全球化时代。而中医文化作为我国优秀传统文化的重要组成部分，业已成为中国文化走向世界的一张“名片”，在跨文化传播中的地位和重要性也日益凸显。

（一）跨文化传播的条件

跨文化传播的前提条件是所传播的源文化存在某种程度上的优势和先进性。中医药具有自然科学和社会科学的双重属性，既蕴含着我国数千年来宝贵的医疗经验，又是优秀传统思想文化反映在科技领域的代表。作为中医文化基础的“仁”“和”“精”“诚”等思想理念，关注健康与整体的思维方式，身心结合、注重个性化的医疗模式，都能够弥补以技术医学为代表的西方医学的缺憾。加之中医药在临床实践中所具有的确凿疗效，使得中医文化的跨文化传播具有可行性。

（二）跨文化传播的路径

当前中医文化的跨文化传播主要指针对海外受众的国际传播，可以通过“引进来”和“走出去”两条路径进行。

“引进来”指通过内涵建设和扩大宣传，吸引国外人员到我国接受相关中医文化的体验与学习。目前开展时间较长、规模较大、运行较为完善的是在专业教育领域，即各类海外留学生至我国的中医院校学习。从学生的层次和学习目的可以划分为短期体验生、短期职业进修生、长期学位留学生、高层次研究访问学者等。各中医教育机构依据学生的不同需求，设置了不同的教学课程和临床实践，使其能达到满意的学习效果。除专业教育之外，我们还应注意在社会传播层面向来华生活、工作及旅游的国外人员宣传中医文化，让他们通过对中医的直观体悟，理解、接受传统中医药，并将理念散播到世界各地。

“走出去”指我们在海外通过开设中医诊疗机构、中医教育机构、合作进行中医药科研及产品开发等方式，将中医文化主动传播出去。由于中医药国际传播的对象是社会环境和文化背景迥异的不同个体、群体、组织及国家，因此传播的深度、广度等皆有不同程度的差异，传播模式亦不尽相同，必须因地制宜、因时制宜、因人制宜。其步骤大致包括两方面：一是通过实际效果让他人了解中医药的确切疗效，从而进一步认同中医药的诊疗方式及思想理念；二是寻求不同文化之间的契合点和相似性，如医学上的整体观念、人体的动态平衡观念、现代医学的

NOTE

生物－社会－心理模式等等，由此相同之处出发，使之对中医药的独特性和优势有所认识，从而理解、接受中医文化。

近年来，随着我国双向开放战略的实施，国家与地域之间的文化交流不断向纵深发展。我国在境外开设的医疗与教育机构由原来的个体化、小规模的行为，逐渐向高层次、多角度、全方位提升，中医药的传播已从民间自由分散传播阶段，发展到政府、组织、机构间主动合作阶段。其中以孔子学院最具有代表性。它已从单纯的语言文化传播机构发展为以各种中国传统文化为特色的教育机构。中医作为中国的国粹，集中体现了中华文化的特点，又可通过对中国传统医术的亲身体验与操作，感受到其实际效果，因此中医孔子学院特别受到海外学子的欢迎，成为跨文化传播的典型模板。此外，全国多所中医院校在海外积极开展合作办学、合作医疗与科研，这些机构皆成为中医文化对外传播的桥头堡。

（三）跨文化传播中的关键问题

中医文化的跨文化传播源远流长。古时它主要伴随着中华文化向周边扩散，使得我们周围的民族、国家多数自然而然地接受了中医文化的理念，代表性的如日本的汉医、朝鲜半岛的韩医，以及越南、泰国、马来西亚等地，都是在中医的基础上结合自身情况，逐渐形成了当地的传统医学，它们可以说是中医文化的支脉。但进入近代之后，中国传统文化遇见了势均力敌的挑战对象，开始了艰难的抗争和融合过程。加之交通的发达和信息传递方式的便捷，以前散布于全球的文化族群开始频繁、广泛地交流。在此背景下，要向全世界推动中医文化的传播，必将面临因语言、思维模式不同而造成的沟通不畅，以及缺乏自信而导致的话语权失落等问题。

解决中医文化在跨文化传播中的诸多问题是一个漫长的过程。当前我们可以采取的原则和策略主要包括：①求同存异，以“和”为本，在承认文化多元化并存的基础上，坚守中医文化的主体意识，增强文化自信。②传统与创新相结合，在充分继承优秀中医文化的基础上，利用和引进现代技术方法，使得中医文化保持持续发展的活力。③加强文化沟通，畅通传播渠道，尤其要加强中医语言的翻译。④传播中以实效性的技术为先导，但应同时注重文化、思想和理念的传播。⑤在全球化背景下开展中医文化的合作研究，在中医药标准化及相关法律法规的制定等方面掌握主动权，为中医文化的传播铺平道路。⑥加强中医跨文化传播专业队伍的培养。

中医文化与中华文化一样，向来是包容的、不断创新发展的。跨文化传播，促使了中医文化对自身的审视，更为中医文化的未来发展开拓了广泛的前景。

第三节　中医文化传播的要素

任何传播现象，都是由多个类型和层面构成的复杂网络。为了描述和解析这一过程，现代传播学设立了多种模式，代表性的有：①亚里士多德的演讲模式，指出传播的线性特点，以及传播者、讯息、受众、场合等因素；②拉斯韦尔的5W宣传模式，即将传播行为解释为谁（who）、说什么（says what）、通过什么渠道（in which channel）、对谁说（to whom）、产生什么效果（with what effect）五个环节，确定了早期传播学的基本框架；③香农－韦弗数学模式，以机械系统的运作方式描述传播过程，并强调了“噪音”这一影响因素；④奥斯古德－施拉

NOTE

姆循环模式，突破了以往对传播的直线性和单向性认识，注重传播的双向性和反馈；⑤丹斯的循环上升模式，强调了传播是一个动态发展的过程；⑥巴克的综合性传播模式，集合了直线模式和循环模式的优点，深化了对传播过程中诸要素的认识；⑦施拉姆的大众传播过程模式，突出了传播的社会性；⑧赖利夫妇的系统模式，更注重传播发生的社会系统环境。

可以看出，这些传播模式是基于对传播现象的认识逐渐全面和深化而逐步构建起来的，反映出现代传播理论的发展过程。透过这些传播模式，结合中医文化的现状和特点，我们可对中医文化传播过程中的关键因素进行如下分析和思考。

一、中医文化的传播内容

中医文化传播的基础是做好源头文化的建设，即从文化的角度出发，对中医药领域中的相关知识（基础理论、操作技能等）与理念（思想基础、思维方式等等）进行梳理与系统研究，同时深入挖掘中医药本身的文化因素，充实和完善文化传播的内容。

（一）中医文化传播内容的研究和提炼

传播内容是信息传递中的首要因素之一。中医药学作为我国传统文化的一大宝库，在其长期的发展历程中，原则上所有实践中积累的知识都可作为中医文化传播内容的来源。但是由于其内容过于丰富，又经过长时期的大众化自发性传播，不免泥沙俱下，夹杂着误读与曲解。因此在具体传播的过程中，我们必须在深入研究的基础上，根据具体情况和受众，对传播内容作具体分析、筛选和提炼，正本清源，使其更有针对性，同时尽量避免负面影响。尤其在跨文化传播中，注意寻求不同文化之间的契合点，进行不同语言之间的准确转换。

当前，中医药传播的内容从广义层次上主要包括依托于文化传播的哲学理念、思维方式、道德观念，以及依托于技术传播的诊疗方法、养生方法等，但二者在具体操作上可以互有交叉，如对传统养生方法的实践往往建立在对中医哲学理念的接受基础之上。

（二）中医药领域文化因素的挖掘和推广

中医药具有科学技术和社会文化双重属性。在中医文化具体传播的过程中，二者皆可作为文化传播的载体。在中医药技术的实践操作中，无不蕴含着深刻的文化底蕴，如望、闻、问、切四诊的过程，方剂的配伍原则，中药的采摘与炮制等。这些文化因素往往得到应用效果的支持，在不同群体中都能够取得良好的传播效果。

同时，我们必须对中医文化领域本身进行更深入的研究和挖掘，如中医核心理念和哲学思想的研究、中医历史文化研究、中医古籍文物研究、中医地域文化研究等，不仅可拓展中医文化的领域和范畴，更可深入文化学、史学、社会学等人文领域，为其补充相关内容和开拓新的研究方向，亦是中医文化深化内涵、进行高层次传播的重要途径。

二、中医文化的传播主体

传播主体主要指掌握传播工具和手段，对传播内容有着选择、取舍权力的传播者。传播者是整个传播过程的发起者，具有主观能动性，往往占据着主导地位，把握着传播方向。在中医文化传播领域，传播主体主要包括业内专家和相关组织机构。

（一）业内专家

中医文化传播中的专家，承担着信息传播中“意见领袖”的职责。专家具有双重属性，既是中医文化传播内容的承载者，又是传播过程中的首要环节，是正确信息的出发点。

中医文化的传播，应以德才兼备的业内专家为核心和发起者。他们应主要是具有中医药专业背景，来自中医院校、医疗和研究机构的人员。当前中医文化传播中存在的良莠不齐，甚至是非不分的问题，大多由于传播信息的出发点并非出自专业人士与权威机构，而是来自未经过正规教育的民间人士或亲朋好友的口耳相传。这些信息往往源于个人的体验，不具备科学性与严谨性，有时甚至直接以获利为目的，再经传播中的扭曲放大，最终面目全非，反而给中医药文化带来非常大的负面影响。因此，把握由“谁”来“说什么”的问题，是中医文化传播渠道的出发点和关键因素。

（二）组织机构

围绕着某一核心或目的形成的组织机构，在文化传播的过程中往往可产生比个人更高效、更权威的效应，对于传播内容的遴选、传播人员的专业素质及传播路径的畅通等方面，亦起到保障作用。在中医文化的传播方面，由政府主导的文化教育机构、企事业机构、大众传媒，以及相关民间团体、企业，都是中医文化传播的重要力量。

1. 文化教育机构　在当前环境下，文化教育机构，如高等中医药院校、科研院所、博物馆等文化基地仍是中医文化传播的主导。高等中医院校是承担中医药教学和科研任务的主体单位，也是中医文化的聚集高地和主要的信息传播源头。其引领作用主要体现在自身的校园文化建设和文化的辐射传播两个方面。校园的中医文化建设是培养中医药人才，持续发展中医药事业的保障；而培养的人才及所取得的研究成果又为中医文化的传播提供了专家团队和传播内容。尤其是高等中医药院校的教学科研人员和中医药专业学生，经过正规的系统教育，综合素质高，理论基础扎实，实践能力较强，在中医文化的传播过程中易被广大受众认可和接收。从其本身来看，充分利用自身条件进行中医文化传播工作，也有助于科研、教学成果的有效转化，帮助学生巩固所学知识、加强实践能力。当前，其传播方式仍多以传统型、内向型、平行或向上型传播为主，虽然具有绝对权威性，但对大众传播的影响力还有待进一步加强。我们应更加注重中医药科研院校的文化建设，并积极鼓励其主动参与到中医文化的传播和科普工作中来。

以中医文化为主题的博物馆近年来在文化传播方面功绩卓著。除原有高等中医院校与科研单位所建立的中医药博物馆之外，一些较大规模的中医医院、中药生产企业及地区政府、地方民间组织或个人也纷纷结合自身特点，建立了多所中医药或医史博物馆。此外，还有名医遗址及纪念馆、少数民族医学博物馆及各级各类中医文化展示机构等。这些场馆在中医传播方面具有受众面广、趣味性强、传播方式多样等优势，许多已成为当地重要的中医文化科普教育基地。

2. 中医医疗机构　中医医院和综合性医院的中医科室是具体开展中医诊疗的主体单位，也是广大人群首先接触到中医药的场所，主要是通过实践宣传起到中医文化传播的效果。如中医医院的文化氛围、医护人员的行为方式等，直接影响到患者的就医体验和对中医药的印象。加强中医医院的文化建设，提高医护人员的中医文化素质，即是巩固和提升中医文化传播的源头。医院应当在开展诊疗工作的同时，充分利用专家资源和技术优势，积极开展中医药文化普及与宣传工作。由于有着实际效用的支持，中医医院所进行的中医文化传播往往权威性更强，传播效果更好。

3. 中医药相关企业 中医药企业往往是对市场变化最敏锐的机构，也是能将信息的文化属性和商品属性密切结合的机构，在中医文化传播过程中能够起到推进和整合的作用。中医药相关企业传统上以中药企业为主，在对内传播中具有明显的优势，但近年来在对外传播中却面临不小的问题，主要在于技术标准与疗效评价的缺乏，导致国外对中药产品的不认同。当前的突破口一方面在于积极推进标准化建设，开展合作研究，打造信得过的代表性品牌，以实际效果得到广泛的认可；另一方面加强文化的建设和传播，尤其注意消除传播过程中的文化隔阂和语言障碍，促进中医文化的国际化传播。

除传统中医药企业外，近年来新兴的中医药文化产业亦成为中医文化传播的重要机构。但目前以中医文化作为专业产品开发的企业较少，往往附着于其他文化产品出现，且良莠不齐，大众认可度较弱。因此，中医药文化产业如何与权威机构相结合，面向市场，整合文化成果，并进行有效转化，是未来所要进行的重要工作之一。

三、中医文化的传播媒介

传播的本质是信息的传递。信息的传递必须通过一定的渠道、手段或工具来进行。这类在信息传递中起载体和桥梁作用的就是传播媒介。

媒介在古汉语中的原义为介绍，如《旧唐书·张行成传》云："观古今用人，必因媒介。"在现代应用中，传播信息的手段和进行传播的组织机构都可称为媒介，但在传播学意义上，传播媒介仅指传播信息的手段或工具，与媒介组织（即媒体）有一定的区别。在当前社会传播日趋网络化的背景下，传播媒介发挥着越来越重要的作用，也逐渐成为传播过程中最重要的环节。

中医文化与其他传统文化一样，随着历史的发展，经历了漫长的口语传播时代、文字传播时代和印刷传播时代；又伴随着现代科学技术的发展和全球信息化的浪潮，在短短三四十年间，快速进入了电子传播时代和数字传播时代。各类传播系统在发展中不是相互更替，而是一个重复叠加的过程，使得中医文化在当代的传播可以借助多重媒介进行，同时也为中医文化的发展带来了巨大的机遇和挑战。

中医文化传播的媒介按历史发展的脉络区分，大致可分为行为和语言、文字和图画、印刷媒介、电子媒介、数字媒介和融合媒介等方式。这些方式在当前的中医文化教育和社会传播中都在广泛使用。

（一）行为和语言

行为和语言是历史最悠久的传播媒介。在人类尚未产生文明的时代，就已经通过身体动作和简单的发音来传递信息。如处理伤口、尝试药草等行为，可以让他人仿效，从而产生信息的传递。距今4万~9万年前，人类进化出语言能力，由于语言所具有的符号性和系统性，使得信息的传递更为广泛，也加速了族群的凝聚，推进了人类文明的进程。迄今为止，语言仍是人类交流思想最重要的媒介。

在中医文化和技术的传承中，行为和语言是产生最早和应用最广泛的方式。传统中医的师徒传授过程，即是师父通过自己在医疗活动中的具体行动和语言，向徒弟传递知识和技艺的过程。在现代，中医从业者的行为和语言是体现中医文化的标志。比如医生能用传统中医理论向患者解说病情、认真给患者诊脉的行为，都在向患者传递着中医文化。当前，我们大力开展的

NOTE

非物质文化遗产保护与继承工作中，也有诸如中医民间诊疗技术、中药炮制等内容，这些往往都是通过传承人的具体操作和语言描述保存下来的，具有单线传播的特点。

但通过行为和语言所进行的文化传播具有一定的局限性和随意性，广泛性和稳定性不强，难免有言不尽意和理解偏差等问题出现，因此需要其他传播媒介的补充。

（二）文字和图画

文字和图画可看作是语言的进化，是一种书面的、可较长期留存的语言。目前认为，最早的文字产生在公元前三千年左右的两河流域，文字的出现，标志着人类进入文明时代。而图画的出现更早于文字，在世界各地，都发现了史前的壁画和器物上的刻画图案，最初的文字是在图画的基础上发展而来的。

文字使得信息传播产生了一次大的飞跃，它克服了口语和行为的即时性，打破了时间和空间的限制，使人类知识和经验的积累不再单纯依靠个人的大脑，使所传递的信息得到进一步的整合和深化。我们现在可以通过甲骨文来了解上古时代的先民如何认识身体和疾病，可以通过出土医学简帛和传世医书来梳理古代中医的发展历程，可以通过著名医家的医方案例来挖掘学习他们的学术思想……这一切都是通过文字反映的信息来实现的。同样，在中医文化传播中，图画一直作为文字重要的补充。古时“图书”并称，亦是强调图画的重要。如马王堆出土的医学简帛中，就有精美的“导引图”；后世医药典籍中，亦少不了人体经络脏腑图画、中药辨别与炮制图画、运气图说等。在文学作品和名人画作中，也不乏与中医药有关的内容。

即使进入现代社会，文字和图画也是信息传递最基本的载体，贯穿于传播系统的各个环节之中，对中医文化的广泛传播起着根本性的作用。

（三）印刷媒介

印刷媒介是文字和图画传播依托技术进步的发展形式，它使得信息的大量准确复制成为可能。中国是印刷术的发源地，唐代雕版印刷术就开始流行。宋代沈括《梦溪笔谈》中记载了毕昇发明泥活字印刷术，可惜没有得到广泛的应用。直至1456年，德国古登堡发明了金属活字印刷，使得印刷术的发展突飞猛进，史称“古登堡革命”。

印刷术和出版业的结合和持续发展，大大加快了传播的速度，拓展了传播的范围，使得知识和信息不仅仅在固定层面单一流动，也向各层次、多方面扩散，同时促使传播内容更加丰富，推动了文化的大众传播。医学文化也随大潮而动，在近五个多世纪以来得到了快速发展。

印刷媒介主要包括书籍、报纸和杂志（期刊）。在中国，医书的印行很早就得到政府和民间的重视。宋代官方设立“校正医书局”，开始大规模整理印刷医书。明清时代，江南等富庶之地文化气氛浓厚，收集、刊刻书籍成为风气，如我们目前所见的宋本《伤寒论》，即是明代著名藏书家赵开美整理刊刻的《仲景全书》中的一部分。但印刷媒介的跃升式发展始于晚清西方文化和科技大规模输入之时。随着印刷工业的引进，除书籍的印刷之外，报纸、杂志的出版印行也出现井喷式发展。对于中医文化的传播，最有代表性的当为民国时期大量中医药期刊的发行。从1897年创刊的《利济学堂报》开始，中医药期刊从浙江与上海发轫，逐渐遍布全国。据统计，至1949年止，共出版中医药刊物约389种（《中国医学百科全书》），其中包括学术期刊、行业综合期刊和知识普及期刊。这些中医药期刊在当时的中西医论争中起到了中流砥柱的作用，为中医文化的存续和发展开拓了道路。

在当前的中医文化传播领域中，书籍、报纸、杂志三者各擅其长。中医药书籍的印刷周期长，涵盖范围广，内容更具有稳定性和权威性；报纸的时效性最强，覆盖面广，发行量大，多用于中医文化的普及性传播；杂志种类繁多，可针对不同阅读人群，即时性位于书籍与报纸之间，专业上更强调创新性。三者互相结合、互相补充，是中医文化传播的主流力量。

（四）电子媒介

电子媒介的出现促进了信息传播的飞跃。从 1838 年莫尔斯发明了第一台实用电报机，1844 年第一条电报线路在美国开通起始，信息的传递终于脱离了人和交通工具的承载，传播的速度快速提升。在 19、20 世纪之交，广播、电影、电视接连发明并投入应用，从此，电子媒介飞速发展起来，并迅速形成了全球化的信息传递网络。中国电子媒介的发展也紧跟世界的步伐，尤其从 20 世纪 80 年代以来，广播和电视迅速深入到每个家庭，占据了信息传播的主要阵地。

中医文化利用电子媒介传播的时间不长，但普及性强，影响力较大，同时也伴随着鱼龙混杂、泥沙俱下的问题。如各地广播电台、电视台播放的养生类节目，在一定程度上对中医文化的普及起到了重要作用，但也掺杂了许多商业性广告，甚至假冒伪劣的“专家”和医药产品，对中医的声誉产生了负面影响。因此，如何利用好电子媒介这一渠道，使传播内容的科学性和通俗性相结合，打造大众喜闻乐见又可身体力行的文化产品，是当前中医文化传播面临的主要问题。

同时，中医文化的传播还应利用多种艺术形式，如影视剧、纪录片等。韩国电视剧《大长今》就为我们做了一个很好的榜样。我国摄制的大型纪录片《黄帝内经》《本草中国》也取得了良好的反响，有力地推动了中医文化的传播和普及。

（五）数字媒介

数字媒介是电子媒介的发展，亦属于广义的电子媒介。它是在电子信号的传输方式上，用数字压缩方式取代了传统的信号模拟方式，并与网络技术相结合，进行信息的传递。

1946 年，世界上第一台电子计算机在美国宾夕法尼亚大学问世，从此揭开了信息时代的序幕。短短半个多世纪，计算机和互联网迅猛发展，形成全球化的巨大网络体系。我国从 20 世纪 80 年代起也加入了计算机和互联网的领域。21 世纪以来，数字媒介后来居上，成为当前功能最强大的传播媒介。它的信息储存量巨大，方便快捷，形式丰富，选择性强，可集各种传播媒介于一体，并且打破了以往传播的单向限制，实现了传播双方的互动交流。但同时也容易造成信息的选择和甄别困难、个人信息泄露、信息安全受到威胁等不良后果。

中医文化的传播，必须紧跟上数字媒介发展的脚步。当前开展的中医古籍数字化工作、中医药资源的数据库建设，都是中医文化传播的基础工作。各地中医医疗和教育机构，大都建立了网站，介绍研究成果，并通过网络传递和交流中医知识和中医文化。各民间中医机构也纷纷通过互联网开展传播和推广工作。海量的信息资源和纵横交错的传播网络，给中医文化传播带来的既有机遇又有挑战。如何加强传播主体的建设，打造科学性与真实性结合的权威数字媒介，并及时针对传播效果进行反馈，把握中医文化传播的正确方向，是需要我们进一步开展并深入的工作。

（六）媒介融合

随着社会技术的进步，传播手段日益多元化。新媒体的出现，都是以数字技术为基础的，因此，各种媒介之间的互换性和互联性也逐步加强，体现出多功能一体化的趋势。据此，最早由美国马萨诸塞州理工大学的索拉·普尔提出“媒介融合”这一概念，即将报刊书籍等传统印刷媒介、电视等电子媒介及计算机、平板电脑、智能手机等新型媒体传播终端有效地结合起来，资源共享，集中处理，衍生不同的信息产品，然后通过不同的平台传播给受众。这个概念即是对以往所称的“多媒体”的延伸。

媒介融合是信息传播技术发展的大趋势。它汇合了文字、影像、网络等以往所有传播手段的优势，根据传播内容重新进行整合和分类，针对不同受众设置传播方式和承担角色，制定可选择的个性化传播方案，同时可监控传播网络中每个环节的反馈，进一步加强了传播双方的参与性和互动性。

当前，中医文化的传播已经广泛采取媒介融合的方式进行。我们可以通过电脑或智能手机浏览中医药古籍，可以通过网络查询信息或进行医疗咨询，可以通过网站、博客、微博、QQ群或微信群创作、阅读和转发相关信息和文章。在中医教育领域，传统的面对面的教学方式亦受到冲击，网络课程、微课、慕课等形式方兴未艾。媒介融合不仅使以往的传播活动发生了重大变革，亦对每个人的思想和行为方式产生了重大影响。

四、中医文化传播的效果与原则

（一）中医文化传播的效果

传播效果是传播行为的最终落脚点。决定传播效果的主动性因素主要包括以上所述的传播内容、传播主体和传播媒介，隐含因素还包括传播的接受者和传播环境等。传播的最终效果主要通过受传者的认知、态度和行为三个层面的改变表现出来，反映了效果的积累、深化和扩大的过程。中医文化传播的效果，首先反映在受众对中医药知识的关注和了解，其次反映在受众对中医药观念和价值体系的认可和接受，最终反映在受众对中医药的实践行动上，即在诊疗和保健活动中，求助中医药，主动宣传中医文化。

由于实际的传播过程是复杂多向的，受传者的身份可以随时向传播主体转化，信息在传播中也会不断被诠释和重构，因此，我们在中医文化传播中应及时接收反馈信息，评价传播效果，调整传播方案。要使得传播效果最大化，应通过完善传播过程中的各个要素，最终建立专业化、系统化的传播体系。

（二）中医文化传播的原则

据最新的中国国家形象全球调查资料，中医药被认为是最具文化代表性的中国元素。要充分发挥这种文化元素的表达效应，在传播过程中必须把握以下三个基本原则。

1. 符号化原则　中医文化传播一般通过可触知的物质实体作为表达的方式，在传播的媒介层面以符号化形式呈现。传统中医药符号是长期约定俗成的中医药形象表达，如《黄帝内经》《本草纲目》等中医药典籍等；中医药人物，如神医扁鹊、医圣张仲景等；中医药器具，如针灸铜人、制药工具等；中医药职位，如太医令、御医、医监等；中医药机构，如御医院、太医院等；中医药活动，如针灸、刮痧、按摩、煎药等。中医文化符号表达一般体现在与中医药相关的教育、诊疗、媒体等机构，以中医药为主题的博物馆、展览馆，以养生为主题的园林、餐厅、场馆、会所及旅游景点等经营机构，中药种植、栽培、生产、加工、销售相关场所的中医药文化硬件建设方面。中医文化符号化建设时需要考虑自身建设条件与可行性，本着主题明确、特色鲜明的原则进行，从而达到可通过文化符号来把握、感知中医药形象的目的。

NOTE

2. 特色化原则　几千年的中医文化，有其经历史沉淀的典型代表著作、故事、人物、形象，但表达的主题、主线、形象不可复制。保持其独有性、唯一性、代表性才是关键，不重复、不可复制的才具备特色。同一地域可能涉及相同的文化载体，但医药文化形象与内涵才是区别其他行业的关键；而相同医药机构的形象在不同地域的表达，才是区别于其他地域医药机构的文化特色。相同区域、相同医药机构的中医文化表达也必须整合各自的主题文化协同表达，各显特色地进行发展。

3. 效益化原则　首先，中医文化传播的主题应与国家政策、时事、社会热点等保持高度的关联性，借助热点问题展开传播能达到事半功倍的效果。其二，在传播策略的选择上应充分考虑到效益最优化。因为当前受众已经发生很大的变化，社会传播媒介也日益多样化、复杂化，应当充分利用媒介渠道和传播技巧，来达到理想的传播效果。中医文化传播同样需要考虑最大效益化原则，包括文化内涵外化、艺术形象设计、建设投入成本与建设机构影响等因素。其中选择最适当的外在形象，准确、完整地表达内在文化价值是促成整体建设最大效益化的关键。

第四节　中医文化传播的现状与展望

近年来，中医文化的传播取得了瞩目的成绩，但面对新形势、新任务，也遇到诸多挑战和困惑，急需我们对中医文化的发展做出正确的判断，在实践中创新，在创新中振兴。

一、中医文化传播的当前优势

（一）中医文化建设得到政策的大力支持

党和政府高度重视中医药的传承与发展，近年来，连续出台了《中医药发展战略规划纲要（2016—2030 年）》《“健康中国 2030”规划》《中国的中医药》白皮书等。其中，中医文化是重要的组成部分。2009 年下发的《关于扶持和促进中医药事业发展的若干意见》中，将繁荣发展中医药文化列为重要内容之一。2011 年 12 月，国家中医药管理局印发《中医药事业发展“十二五”规划》，提出中医药文化机构建设构想。2012 年 4 月，国家中医药管理局下发《中医药文化建设“十二五”规划》，提出加强中医药文化内涵研究。国务院印发的《中医药发展战略规划纲要（2016—2030 年）》也明确指出要大力弘扬中医药文化，推动中医药文化国际传播，发展中医药文化产业。2016 年 8 月的全国卫生与健康大会上，习近平总书记强调指出：“要着力推动中医药振兴发展，坚持中西医并重，推动中医药和西医药相互补充、协调发展，努力实现中医药健康养生文化的创造性转化、创新性发展。”2016 年 12 月 25 日，全国人大常委会发布了《中华人民共和国中医药法》，自 2017 年 7 月 1 日起正式施行。

在中医药发展上升为国家战略的推动下，各级政府积极落实，中医教育协同创新，中医科研空前活跃，中药企业积极响应，各种媒体宣传跟进，中医药振兴发展迎来了天时、地利、人和的大好时机，为中医文化的传播创造了良好的环境。

（二）海外掀起中医文化热

自 20 世纪 70 年代起，中医文化以针灸为先导，在海外掀起了新一轮的传播热潮。1973 年

NOTE

4月20日，美国第一个中医法诞生，中医针灸在国际上首次取得了合法地位，为中医文化赢得了国际声誉。据不完全统计，目前海外中医医疗机构至少已达10万余家，针灸师超过20万人，中医师超过2万名，全世界每年约有30%的当地人、超过70%的华人接受过中医针灸等传统医疗保健服务。2010年11月19日，联合国教科文组织将中国针灸列入非物质文化遗产，标志着国际社会对中国传统医学文化的认可，提高了国际社会对中医文化的关注和认识。

进入21世纪以来，中医药的对外传播从民间自由分散传播阶段，发展到政府、组织、机构间主动合作阶段，中医孔子学院即是一个良好的范例。一些国家的正规中医药教育亦已起步，如澳大利亚已有多所大学成立了中医专业。国际性、区域性的中医药相关学术团体不断建立，如世界针灸学会联合会和世界中医学会联合会，汇聚了100多个国家和地区的中医药团体，超过10万中医药从业人员参与，为中医文化的国际传播奠定了坚实的基础。目前，中医药已经传播到183个国家和地区，在国际上建立了1000多个中医药机构和民间学术组织，针灸已在大多数国家取得了合法地位，一些世界著名大学，如哈佛、斯坦福等建立了中药研究室。中医药诊疗、教育、制药、养生保健、中医旅游等发展势头强劲。中医文化的海外传播，使中医成了认识和了解中国的国家名片。2015年3月，国家发改委等部委联合发布了《推动共建丝绸之路经济带和21世纪海上丝绸之路的愿景与行动》，“一带一路”建设正式启动，必将进一步有力地带动中医文化的国际传播。

（三）中医教育进入改革发展的快车道

中医各级各类教育正在蓬勃发展。其中，高等中医院校是培养中医药人才的最主要基地。截至2015年，全国有高等中医药院校42所（其中独立设置的本科中医院校25所），另有200余所高等西医院校或非医院校设置中医药专业，在校学生总数达75.2万人。高等中医院校从中医事业、人才培养和社会需求等方面出发，加大中医教育改革创新的力度，更新中医药高等教育理念，推行现代教育与师承教育相结合的教育模式，优化中医药人才培养与教育体系，通过改革课程设置增加人文社科教育的内容，在中医文化教育方面发挥了决定性的作用。

同时，各级医疗机构及民间组织也积极参与到中医教育中来，对中医药传承工作起到了极大的推进作用。目前共建立全国名老中医药专家传承工作室1016个，全国基层名老中医药专家传承工作室200个，中医学术流派传承工作室64个。中医教育在多方面的协作之下，深化改革，与时俱进，使中医文化的传承与传播有了根本保障。

（四）中医文化在社会医疗和健康服务中得到重视与传播

当前，中医在社会公共医疗中具有不可忽视的地位和作用。截至2015年，全国有中医类医院3966所，其中民族医医院253所，中西医结合医院446所；中医类别执业（助理）医师45.2万人（含民族医、中西医结合医师）；中医类门诊部、诊所42528个。2015年，全国中医类医疗机构总诊疗人次达9.1亿。以上数据足可见中医文化的强大影响力。

除医疗工作外，中医的健康服务功能得到重视，成为中医文化传播的重点，并充分利用新媒体手段开展传播。伴随中医药健康文化素养提升工程的有效推进，中医药与广播影视、新闻出版、动漫游戏、旅游餐饮、体育健身等有效融合，中医文化开始进校园、进社区、进乡村、进家庭。中医文化以其自洽的理论、成熟的技术、通俗的形式和可靠的疗效，已经深深扎根于人民群众之中。特别是我国科学家屠呦呦以中医学为背景获得诺贝尔医学奖后，中医在广大人民群众中的地位更加巩固，运用中医知识和中医养生保健智慧，提高生命质量和健康水平更加

NOTE

深入人心。

二、中医文化传播的困境

当前，中医文化发展迎来了难得的战略机遇期，但由于中医文化传播中受着思想认识、传播机制、自身发展、大众心理和西医冲击等因素的影响，中医文化传播还面临困境和挑战。

（一）中医文化的认同存在危机

传统中医药是以古籍与文言文为载体，以中华传统哲学思想为核心的知识体系。现代人无法像古人那样感知、尊重、敬畏和理解自然。中医文化中的“天人合一”“阴阳五行”“藏象经络”，亦不能轻易得到从小接受西方数理化知识和逻辑思维教育的现代人所认可和接受。由于中国传统文化教育的缺失和断层，社会群体普遍缺少传统文化的知识素养，给社会民众对中医文化在理解和互动方面造成障碍，阻碍了中医文化的传播。

（二）对中医文化核心内容宣传不到位

中医文化是中国传统文化的优秀代表，在数千年的传承和发展过程中，形成了独具特色的中华民族的生命观、思想观、科学观和伦理观等。当前，中医药因其确切的疗效受到社会的广泛关注和重视，但中医文化的传播仅仅停留在养生保健等方面，忽略了其核心价值的本原探索，如以人为本的价值观、大医精诚的职业观、医乃仁术的道德观等，致使中医文化传播内涵不清，效果不尽如人意。

（三）中医药跨文化传播受到制约

东西方文化存在明显的差异。西方文化形态是结构式的，是逻辑、科学和实证的；中国传统文化的特征是宏观、思辨、抽象和模糊的。西医采用统一、普适、规范化和标准化的诊疗方法；中医运用辨证论治，进行个性化诊疗。中医文化的委婉含蓄与西方文化的严密逻辑推理，使得现代人对两种医学知识体系的差异难以融合理解。除文化差异外，语言沟通、平台建设、法律保障等方面也面临诸多挑战和困难，中西医文化交流也因而受到限制。

（四）中医文化传播机制不健全

近年来，国家中医药管理局等部门积极组织开展了各种形式的中医文化科普巡讲活动，但在机制上还是一种单向的以政府为主导的传播，突出了专业性、导向性及规范性，但社会其他组织和公众主动参与的热情尚未全面调动起来，缺乏政府、高校、社会组织和公众的双向和多向互动，使得传播效果大打折扣。

（五）中医药法律保护意识薄弱

当前，我国在建立层次分明、体系完整、主体明确的中医药法律法规体系方面还在起步阶段。第一部《中医药法》刚刚于 2016 年底经由全国人民代表大会常务委员会通过，自 2017 年 7 月 1 日起施行。一些民间秘方、名老中医的效验方等处于游离状态，没有被真正利用和保护，对于地道药材的保护和挖掘没有规范程序和保护措施，致使宝贵药材大量流失。大多数国家将中医视为“替代和补充疗法”，将中药视为食品补充剂或保健品，各种中医药团体、医疗机构与中药房多以公司或慈善机构为名注册，中医药在部分国家的合法地位仍是尴尬的。

NOTE

三、中医文化传播的展望

（一）从民族复兴高度，认识中医文化的战略价值

中医药学是我国传统科学技术中唯一能完整地保留至今并以自身独特的体系仍在继续发展的科学，是中华传统文化的精髓和代表。党的十八大报告中明确提出“建设优秀传统文化传承体系，弘扬中华优秀传统文化”的任务要求，并将大力扶持中医药和民族医药事业作为工作重点。传播中医文化对于弘扬中国优秀传统文化，构建社会主义核心价值观，增强国家文化软实力，培养现代人的大健康观念，都具有历史和现实价值。

（二）以政府为主导，多方协力普及宣传中医文化

中医文化的建设和传播涉及多个行业和专业，因此需要在政府部门的主导和协调下，多部门、多领域共同参与。以政府为主导，承担策划者、组织者、实施者的角色，可以有效地整合、调配及利用社会资源，形成多方合力，共同促进中医文化的传播工作。

（三）提高中医院校教育质量，加快中医人才培养

中医文化人才对于中医药的传承发展及中医文化传播起着关键性作用。要在中医院校办学思想、课程设置、培养目标等方面进行改革，遵循中医药教育规律，探索现代科学思维和中华传统文化相结合的共同点、师承教育与院校教育相结合的契合点，加强中医药传统文化教育，增强中国传统文化与中医文化课程的比重，培养中医思维。加强中医文化学科建设，加速具有新型知识结构的研究型人才培养，建设新时期需要的中医人才队伍。

（四）加强渗透教育，夯实中医文化的群众基础

要充分发挥中医文化的养生保健功能，促进人民健康生活水平的提升，把中医文化渗透到民众的日常生活中。要大力加强中医文化渗透教育，通过潜移默化和润物无声等特点让人们接受和认可中医药，提升中医文化的大众认同感，夯实中医文化的群众性基础。

（五）增强中医文化自信，创新跨文化传播

跨文化传播的本质是两种不同文化语境下的传播主体进行信息分享、交流与互动的过程。中西医文化之间的对话，不应限定在西方中心主义的立场上，应从美、和谐、生态、仁爱等普世价值角度向世界解释自我，加强中医文化的国家符号宣传，打破西方的话语垄断，在两种不同文化语境中进行信息分享、交流和互动。我们要深刻反思中医文化的民族性与世界性，创新中医文化跨文化传播的路径，站在异质文化圈中，进行基于价值适应的两者之间的对话。

（六）积极完善中医药立法和中医药标准化建设

中医药立法与中医药标准化建设是长期困扰中医药发展的瓶颈。当前，中医医生处方权和手术范围受到限制，“丸散膏丹”等自制中药品上市难，民间名中医无行医权，中医药药品和技能在国际市场得不到承认等现象突出。2017 年，《中医药法》正式实施，我们应凭借这一契机，继续加强在中医药专利、著作权、商标和商业秘密等方面的保护，制定中医药行业国际化标准，引领中医药国际发展秩序，从法律保障和行业发展角度保证中医文化传播顺利进行。

（七）建立中医非遗保护体系

非物质文化遗产是与时代、社会的发展相并行且不断发展的，具有“活态流变性”的基本特征。要使非遗传承下去，就必须把“发展”贯穿于传承的整个历史过程，在开放中保护非遗。在今天，应采取建立中医文化资源保护制度，继续积极申报世界级非物质文化遗产，将

NOTE

传承非物质文化遗产贯彻在中医文化传播中，吸收借鉴一切有利于中医文化非遗发展的成果，才能更好地弘扬中医药文化价值。

（八）加快中医药文化产业的发展

突出中医药的特色与优势，促进中医文化产业健康发展，形成独特的中医文化品牌，是持续提升中医文化竞争力的重要手段。品牌效应是一种无形资产，是标准和信任。如北京“同仁堂”，自1669年创办，至今已有300多年历史，享誉海内外，不但通过中医药提高人们的生命和生活质量，同时也弘扬了中医文化。发挥这些中医药老字号的品牌效应，打造中医文化国家品牌、行业品牌和社会品牌，形成人民群众信中医药、爱中医药、懂中医药、用中医药的浓厚氛围，对构建继承传统、富有创意、竞争力强的中医药文化产业体系具有重要的作用。此外，积极开发有益于身心健康的中医文化服务，如中医药养老、中医药旅游等，也是推动中医文化传播的有效手段。

（九）传统媒体与现代媒体相结合，加强新媒体建设

互联网时代的新媒体是报刊、广播、电视等传统媒体之后发展起来的新兴媒体形态。其通过语言、文字、图像、视频、音频等多种形式实现即时性、互动性和多元化，已成为公众特别是青少年获取信息的主渠道。借助新媒体传播中医文化已是大势所趋。以中医文化为主要内容，开发出广播电影电视、广告、音像、书刊、演出活动和动漫等中医文化产品，通过生活化、时尚化的创作，丰富中医文化传播的内容与形式，加强与大众的沟通互动，提升传播的亲和力，激起大众对中医文化的参与热情，满足人们对健康的迫切需求，是中医文化传播工作未来发展的重要课题。

总之，中医文化传播是一种社会活动，对中医文化的认同是传播的首要条件，传播机制是其中的关键，对传播媒介的监管是根本保障。同时，中医文化传播是一项系统工程，需要全社会的共同努力，社会民众、政府部门、媒体行业、高等院校、医药企业等多方协调一致，多管齐下，这样才能促进中医文化的传播，弘扬中医文化。

【复习思考题】

1. 通过中医文化传播的历史，我们可以从中得到哪些启示？
2. 请举一中医文化在社会传播中的具体实例，并分析在此传播过程中采用了哪些有效的方法和手段。
3. 你认为中医文化在当前的国际传播中面临着哪些问题？可以采用哪些应对措施来解决？
4. 你认为中医文化的传播对于中医药事业的发展具有怎样的意义？

NOTE

主要参考书目

1. 詹姆斯·乔治·弗雷泽（James GeorgeFrazer）. 金枝. 西安：陕西师范大学出版总社有限公司，2010.

2. 列维－斯特劳斯（Claude Levi－Strauss）著，李幼蒸译. 野性的思维. 北京：商务印书馆，1987.

3. 弗洛伊德（Freud）. 图腾与禁忌. 文良文化译. 北京：中央编译出版社，2005.

4. 何裕民，张晔. 走出巫术丛林的中医. 上海：文汇出版社，1994.

5. 马伯英. 中国医学文化史. 上海：上海人民出版社，2010.

6. 张紫晨. 中国巫术. 上海：生活·读书·新知. 三联书店上海分店，1990.

7. 任继愈. 中国哲学史. 北京：人民出版社，1985.

8. 李经纬，林昭庚. 中国医学通史. 北京：人民卫生出版社，2000.

9. 姚伟钧. 中国饮食文化探源. 南宁：广西人民出版社，1989.

10. 林乃燊. 中国饮食文化. 上海：上海人民出版社，1989.

11. 汤一介，李中华. 中国儒学史. 北京：北京大学出版社，2011.

12. 冯友兰. 中国哲学史. 重庆：重庆出版社，2009.

13. 尚斌，任鹏，李明珠. 中国儒学发展史. 兰州：兰州大学出版社，2008.

14. 皮锡瑞. 经学历史. 北京：中华书局，1956.

15. 杨伯峻.《论语》译注. 北京：中华书局，2006.

16. 梁启超. 清代学术概论. 夏晓虹点校. 北京：中国人民大学出版社，2008.

17. 张岱年. 中国哲学大纲. 北京：商务印书馆，2015.

18. 孙广仁. 中国古代哲学与中医学. 北京：人民卫生出版社，2009.

19. 方立天. 中国佛教哲学要义. 北京：中国人民大学出版社，2002.

20. 祁志祥. 佛学与中国文化. 上海：学林出版社，2000.

21. 李良松. 中华佛藏医药全集. 北京：宗教文化出版社，2016.

22. 郑洪新、吉文辉. 中医药文化基础. 北京：中国中医药出版社，2011.

23. 张其成. 中医哲学基础. 北京：中国中医药出版社，2004.

24. 吉文辉. 中医学文化基础. 北京：科学出版社，2005.

25. 张其成. 中国传统文化概论. 北京：人民卫生出版社，2009.

26. 薛公忱. 中医文化溯源. 南京：南京出版社，2013.

27. 蔡景峰. 岐黄之道：中医药与传统文化. 北京：学苑出版社，2013.

28. 许燕春，郑洪. 人文中医. 广州：羊城晚报出版社，2006.

29. 肖林榕，林端宜. 福建民俗与中医药文化. 北京：科学出版社，2010.

30. 孔健民. 中国医学史纲. 北京：人民卫生出版社，1988.

31. 王梅红，张继旺. 中医药法学. 北京：法律出版社，2012.

NOTE

32. 朱熹．周易本义．天津：天津市古籍书店，1986.
33. 黄寿祺，张善文．周易译注．上海：上海古籍出版社，2007.
34. 李浚川，萧汉明．医易会通精义．北京：人民卫生出版社，1991.
35. 邹学熹．易学精要．成都：四川科学技术出版社，1992.
36. 黄自元．中国医学与《周易》原理——医易概论．北京：中国医药科技出版社，1989.
37. 张其成．易道主干．南宁：广西科学技术出版社，2007.
38. 邢玉瑞．中医思维方法．北京：人民卫生出版社，2010.
39. 何敏，张继．医易会通研究．南京：南京大学出版社，2014.
40. 杨力．周易与中医学．第 3 版．北京：北京科学技术出版社，2002.
41. 贾成祥．中国传统文化概论．北京：中国中医药出版社，2013.
42. 孙广仁．中医基础理论．第 2 版．北京：中国中医药出版社，2007.
43. 钱穆．中国之科学与文明（第 2 册）．台北：台湾商务印书馆，1988.
44. 任继愈．中国道教史．上海：上海人民出版社，1990.
45. 牟钟鉴，胡孚琛，王葆玹．道学通论——兼论道家学说．济南：齐鲁书社，1991.
46. 曾召南，石衍丰．道教基础知识．成都：四川大学出版社，1988.
47. 卢国龙．道教哲学．北京：华夏出版社，1997.
48. 闵智亭．道教仪范．北京：宗教文化出版社，2004.
49. 薛公忱．儒道佛与中医药学．北京：中国书店，2006.
50. 盖建民．道教医学．北京：宗教文化出版社，2001.
51. 孟乃昌．道教与中国医药学．北京：北京燕山出版社，1993.
52. 何裕民．差异、困惑与选择——中西医学比较研究．沈阳：沈阳出版社，1990.
53. 祝世讷．中西医学差异与交融．北京：人民卫生出版社，2000.
54. 方汉文．西方文化概论．北京：中国人民大学出版社，2010.
55. 张慰丰．中西医文化的撞击．南京：南京出版社，2013.
56. 梁漱溟．东西文化及其哲学．北京：商务印书馆，1999.
57. 王明强，张稚鲲，高雨．中国中医文化传播史．北京：中国中医药出版社，2016.
58. 毛嘉陵．中医文化传播学．北京：中国中医药出版社，2014.
59. 郭庆光．传播学教程．北京：中国人民大学出版社，2011.
60. 许静．传播学概论．第 2 版．北京：清华大学出版社，2013.

NOTE